A. Blum ■ J.F. Kreusch ■ J. Bauer ■ C. Garbe ■ (Hrsg.)

Dermatoskopie von Hauttumoren

A. Blum J. F. Kreusch
J. Bauer C. Garbe (Hrsg.)

Dermatoskopie von Hauttumoren

- **Auflichtmikroskopie**
- **Dermoskopie**
- **Digitale Bildanalyse**

Mit interaktiver CD-ROM
von A. Blum, U. Ellwanger und S. Röhm

Geleitwort von G. Rassner

Mit 162 farbigen Abbildungen in 222 Einzeldarstellungen und 28 Tabellen

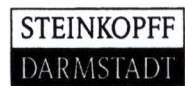
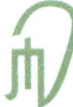

Priv.-Doz. Dr. med. ANDREAS BLUM
Universitätsklinikum Tübingen, Hautklinik und Poliklinik
Liebermeisterstraße 25
72076 Tübingen

Priv.-Doz. Dr. med. Dr. rer. nat. JÜRGEN F. KREUSCH
Bei der Wasserkunst 15
23564 Lübeck

Dr. med. JÜRGEN BAUER
Universitätsklinikum Tübingen, Hautklinik und Poliklinik
Liebermeisterstraße 25
72076 Tübingen

Prof. Dr. med. CLAUS GARBE
Universitätsklinikum Tübingen, Hautklinik und Poliklinik
Liebermeisterstraße 25
72076 Tübingen

Additional material to this book can be downloaded from http://extras.springer.com

ISBN 978-3-642-63268-6   ISBN 978-3-642-57446-7 (eBook)
DOI 10.1007/978-3-642-57446-7

Bibliografische Information Der Deutschen Bibliothek
Die Deutsche Bibliothek verzeichnet diese Publikation in der Deutschen Nationalbibliografie; detaillierte bibliografische Daten sind im Internet über <http://dnb.ddb.de> abrufbar.

Dieses Werk ist urheberrechtlich geschützt. Die dadurch begründeten Rechte, insbesondere die der Übersetzung, des Nachdrucks, des Vortrags, der Entnahme von Abbildungen und Tabellen, der Funksendung, der Mikroverfilmung oder der Vervielfältigung auf anderen Wegen und der Speicherung in Datenverarbeitungsanlagen, bleiben, auch bei nur auszugsweiser Verwertung, vorbehalten. Eine Vervielfältigung dieses Werkes oder von Teilen dieses Werkes ist auch im Einzelfall nur in den Grenzen der gesetzlichen Bestimmungen des Urheberrechtsgesetzes der Bundesrepublik Deutschland vom 9. September 1965 in der jeweils geltenden Fassung zulässig. Sie ist grundsätzlich vergütungspflichtig. Zuwiderhandlungen unterliegen den Strafbestimmungen des Urheberrechtsgesetzes.

http://www.steinkopff.springer.de

© Springer-Verlag Berlin Heidelberg 2003
Ursprünglich erschienen bei Steinkopff-Verlag Darmstadt 2003
Softcover reprint of the hardcover 1st edition 2003

Die Wiedergabe von Gebrauchsnamen, Handelsnamen, Warenbezeichnungen usw. in diesem Werk berechtigt auch ohne besondere Kennzeichnung nicht zu der Annahme, dass solche Namen im Sinne der Warenzeichen- und Markenschutz-Gesetzgebung als frei zu betrachten wären und daher von jedermann benutzt werden dürften.

Produkthaftung: Für Angaben über Dosierungsanweisungen und Applikationsformen kann vom Verlag keine Gewähr übernommen werden. Derartige Angaben müssen vom jeweiligen Anwender im Einzelfall anhand anderer Literatur stellen auf ihre Richtigkeit überprüft werden.

Herstellung: Klemens Schwind
Umschlaggestaltung: Erich Kirchner, Heidelberg
Satz: K+V Fotosatz GmbH, Beerfelden

SPIN 10857108   105/7231-5 4 3 2 1 0 – Gedruckt auf säurefreiem Papier

Geleitwort

Ein Geleitwort soll ein Buch nach seiner Fertigstellung mit Dank und guten Wünschen auf seinem weiteren Weg geleiten und begleiten.

Der Weg eines Buches hat zwei Wegstrecken:

Die erste Wegstrecke ist diejenige bis zu seiner Fertigstellung. Hier gebührt der Dank einem kompetenten Autorenteam. Aufbauend auf Autoren der beiden ersten deutschsprachigen Monographien (Kreusch und Rassner, 1990, Stolz, Braun-Falco et al. 1993, 2002) hat sich unter Hinzuziehung der beiden österreichischen Arbeitsgruppen aus Graz und Wien und weiterer Experten aus Deutschland, der Schweiz, Italien, Schweden und Australien ein einmaliges Kompetenzteam geformt, welches jahrelang gesammelte Erfahrungen und auch neue Ideen und Konzepte präsentiert.

Der zweite Wegabschnitt eines Buches ist der zu seinen Lesern und zu seiner Umsetzung und Anwendung in der praktischen Arbeit. Um diesen Wegabschnitt bewältigen zu können, muss ein Buch nicht nur gut sondern auch wichtig und notwendig sein. Für seine inhaltliche und formale Qualität bürgen Autoren, Herausgeber und der Verlag. Seine Wichtigkeit und Notwendigkeit begründet sich damit, dass das Buch nicht nur den aktuellsten Stand der dermatoskopischen Diagnostik und Differentialdiagnostik der Pigmenttumoren der Haut in übersichtlicher und praxisnaher Weise darstellt, sondern alle relevanten Arbeitsgruppen integriert und so einen Gesamtüberblick einmaliger Art darstellt.

Damit verdient das vorliegende Buch in vollem Umfang neben dem Dank auch die guten Wünsche für seinen Weg zu einer möglichst großen Leserzahl und zu einer erfolgreichen praktischen Umsetzung seines Inhalts zum Nutzen unserer Patienten.

Tübingen, im Februar 2003   Prof. Dr. med. G. RASSNER

Vorwort

Die Dermatoskopie (Auflichtmikroskopie, Diaskopie, Dermoskopie, Epilumineszenzmikroskopie, Vitalhistologie) ist eine nichtinvasive Technik für die Invivo-Betrachtung von melanozytären sowie nicht-melanozytären Hautveränderungen. Sie erlaubt eine bessere Visualisierung der Hautoberfläche sowie der unter ihr gelegenen Strukturen und stellt somit eine wichtige Unterstützung bei der Dignitätsbeurteilung von Hauttumoren dar. Die Dermatoskopie ist eine moderne diagnostische Methode und hat nach Einführung einer einheitlichen Terminologie, der Etablierung diagnostischer Kriterien sowie durch die Verbreitung von handlichen Geräten in den 1990er Jahren zunehmend an praktischer Bedeutung in der Dermatologie gewonnen. Von verschiedenen Arbeitsgruppen wurden Vorgehensweisen zur Differenzierung zwischen melanozytären und nicht-melanozytären Hauttumoren sowie teils komplexe Algorithmen bzw. Scores zur Dignitätseinschätzung der melanozytären Hauttumoren entwickelt.

Überwiegend auf der Basis der seit 1999 abwechselnd in Tübingen und Regensburg veranstalteten jährlichen Fortbildungsveranstaltungen über die Dermatoskopie entstand das vorliegende Buch. Es umfasst das gesamte Spektrum der Dermatoskopie: von der Entwicklung und den physikalischen Grundlagen, den sichtbaren Strukturen in Abhängigkeit von der jeweiligen Lokalisation, über die Musteranalyse und die weitgehend darauf basierenden verschiedenen Algorithmen bzw. Scores zur Dignitätseinteilung, die Darstellung von vaskulären Merkmalen von Hauttumoren bis zu Kriterien für die Diagnose von Melanommetastasen. Umfangreiches Bildmaterial und übersichtliche Tabellen sind ein wichtiger Bestandteil der jeweiligen Kapitel.

Die Dermatoskopie hat einen hohen und weiter wachsenden Stellenwert im Fachbereich der Dermatologie. Sie schließt eine Lücke zwischen klinischer Betrachtung und histologischer Untersuchung. Sowohl für den dermatoskopisch versierten Untersucher als auch für den Anfänger verbessert diese nicht-invasive Methode die Früherkennung von malignen Melanomen im heilbaren Stadium erheblich und unnötige Exzisionen von benignen Tumoren können deutlich reduziert werden. Durch diese Methode können nicht nur Patienten besser behandelt werden, sondern sie trägt ihren Teil zu einer Kostenreduktion im Gesundheitssystem bei. Diese Ziele erfordern für den Anwender eine entsprechende Aus- und Weiterbildung im dermatoskopischen Bereich.

Das vorliegende Buch ist nicht nur eine Einführung in die Dermatoskopie, sondern auch eine vertiefende Abhandlung aller wesentlichen Bereiche dieser Untersuchungstechnik. Somit ist es eine solide Grundlage sowohl für das Erlernen als auch die Erweiterung eigener Kenntnisse in dieser Methode.

Wir hoffen, dass dieses Buch einer großen Zahl von Dermatologen ermöglicht, sich in dem für die Dermatologie wichtigen Bereich der Dermatoskopie fort- und weiterzubilden.

Wir danken allen Autoren, die durch ihren Beitrag dieses Buch ermöglicht haben. Nur durch ihre motivierte und konstruktive Mitarbeit war es möglich, das Gebiet der Dermatoskopie so umfassend darzustellen.

Dank auch dem Steinkopff Verlag, insbesondere Frau Dr. G. Volkert, für das Interesse an der Thematik, für ihre schnelle, exzellente und qualitativ ansprechende Umsetzung des vorliegenden Buches.

Tübingen und Lübeck, im April 2003   ANDREAS BLUM
JÜRGEN F. KREUSCH
JÜRGEN BAUER
CLAUS GARBE

Inhaltsverzeichnis

Kapitel 1 ■ **Von der Dermatoskopie zur digitalen Bildanalyse**
C. Garbe, A. Blum 1

Kapitel 2 ■ **Physikalische Grundlagen der Dermatoskopie**
J. Bauer, C. Garbe, A. Blum 7

Kapitel 3 ■ **Geräte der Dermatoskopie**
A. Blum, J. Bauer, C. Garbe 11

Kapitel 4 ■ **Dermatoskopisch sichtbare Strukturen** 15
4.1 Grundlagen
A. Blum, J. F. Kreusch 15
4.2 Gesichtsbereich
R. Schiffner, W. Stolz 23
4.3 Akren
R. Hofmann-Wellenhof, H. P. Soyer 28
4.4 Nägel
J. F. Kreusch 31
4.5 Atypische melanozytäre Nävi (Clark-Nävi)
R. Hofmann-Wellenhof, A. Blum, I. H. Wolff,
D. Piccolo, H. Kerl, C. Garbe, H. P. Soyer 35
4.6 Musteranalyse melanozytärer Hautveränderungen
H. Kittler, M. Binder, H. Pehamberger 39
4.7 Dermatoskopische Identifizierung kleiner,
atypischer Melanome
J. F. Kreusch 46
4.8 Melanommetastasen
H. Schulz 51
4.9 Pigmentierte Basalzellkarzinome
K. Westerhoff, S. Menzies 57
4.10 Vaskularisierungsmuster von pigmentierten
und nichtpigmentierten Hauttumoren
J. F. Kreusch 59

Kapitel 5	Histologisches Korrelat dermatoskopischer Bilder 67
	5.1 Grundlagen
	J. Bauer, G. Metzler, A. Blum, C. Garbe, H.P. Soyer .. 67
	5.2 Fallbeispiele melanozytärer Hautveränderungen
	M. Tronnier, J.F. Kreusch 78
	5.3 Beitrag der Dermatoskopie zur verbesserten histologischen Diagnostik
	J. Bauer, G. Metzler, C. Garbe, A. Blum 85

Kapitel 6	Differenzierung zwischen melanozytären und nichtmelanozytären Hauttumoren 89
	6.1 Differenzierung nach Kreusch
	J.F. Kreusch 89
	6.2 Differenzierung nach Stolz
	W. Stolz 99

Kapitel 7	Diagnostische Algorithmen bzw. Scores der Dermatoskopie 103
	7.1 Die ABCD-Regel für melanozytäre Hauttumoren
	W. Stolz 103
	7.2 Menzies Score für pigmentierte Hauttumoren
	M. Menzies 107
	7.3 7-Point-list für melanozytäre Hauttumoren
	G. Argenziano, G. Fabbrocini, P. Carli, V. De Giorgi, M. Delfino 109
	7.4 Vereinfachte ABC-Regel für melanozytäre Hauttumoren
	A. Blum 117

Kapitel 8	Muster benigner melanozytärer Nävi im Verlauf
	R.P. Braun, J.-H. Saurat 125

Kapitel 9	Automatische Bildanalyse dermatoskopischer Bilder zur Melanomdiagnose
	S. Menzies 133

Kapitel 10	Teledermatologie am Beispiel angewandter Teledermatoskopie
	S. Grinschgl, I.H. Wolff, R. Hofmann-Wellenhof, H.P. Soyer 137

Literaturverzeichnis 141

Sachverzeichnis 157

Autorenverzeichnis

Dr. med. GIUSEPPE ARGENZIANO
Department of Dermatology
Second University of Naples
Via Pansini 5
80131 Napoli, Italien

Dr. med. JÜRGEN BAUER
Universitätsklinikum Tübingen
Hautklinik und Poliklinik
Liebermeisterstraße 25
72076 Tübingen

Prof. Dr. med. MICHAEL BINDER
Universitätsklinik für Dermatologie
Allgemeines Krankenhaus
Währingergürtel 18–20
1090 Wien, Österreich

Priv.-Doz. Dr. med. ANDREAS BLUM
Universitätsklinikum Tübingen
Hautklinik und Poliklinik
Liebermeisterstraße 25
72076 Tübingen

Dr. med. Ralph P. BRAUN
Dermatologische Klinik
Kantons- und Universitätsspital Genf
24, rue Micheli-du-Crest
1211 Genf 14, Schweiz

Dr. med. PAOLO CARLI
Department of Dermatology
University of Florence
Via Degli Alfani
Firenze, Italien

Dr. med. VINCENZO DE GIORGI
Department of Dermatology
University of Florence
Via Degli Alfani
Firenze, Italien

Dr. med. MARIO DELFINO
Department of Dermatology
University Federico II of Naples
Via Pansini
80131 Napoli, Italien

Prof. Dr. med. CLAUS GARBE
Universitätsklinikum Tübingen
Hautklinik und Poliklinik
Liebermeisterstraße 25
72076 Tübingen

Dr. med. STEFAN GRINSCHGL
Universitätsklinik für Dermatologie
und Venerologie
Auenbruggerplatz 8
8036 Graz, Österreich

Dr. med. GABRIELLA FABBROCINI
Department of Dermatology
University Federico II of Naples
Via Pansini
80131 Napoli, Italien

Prof. Dr. med.
RAINER HOFMANN-WELLENHOF
Universitätsklinik für Dermatologie
und Venerologie
Auenbruggerplatz 8
8036 Graz, Österreich

Prof. Dr. med. HELMUT KERL
Universitätsklinik für Dermatologie
und Venerologie
Auenbruggerplatz 8
8036 Graz, Österreich

Prof. Dr. med. HARALD KITTLER
Universitätsklinik für Dermatologie
Allgemeines Krankenhaus
Währingergürtel 18–20
1090 Wien, Österreich

Priv.-Doz. Dr. med. Dr. rer. nat.
Jürgen F. Kreusch
Bei der Wasserkunst 15
23564 Lübeck

Scott W. Menzies MB BS, PhD
Sydney Melanoma Unit
3rd Floor Gloucester House
Royal Prince Alfred Hospital
Missenden Rd
Camperdown NSW 2050, Australien

Dr. med. Gisela Metzler
Universitätsklinikum Tübingen
Hautklinik und Poliklinik
Liebermeisterstraße 25
72076 Tübingen

Prof. Dr. med. Hubert Pehamberger
Universitätsklinik für Dermatologie
Allgemeines Krankenhaus
Währingergürtel 18–20
1090 Wien, Österreich

Dr. med. Domenico Piccolo
Department of Dermatology
University of L'Aquila Italy
Via Vetoio-Coppito 2
67100 L'Aquila, Italien

Prof. Dr. med. Gernot Rassner
Universitätsklinikum Tübingen
Hautklinik und Poliklinik
Liebermeisterstraße 25
72076 Tübingen

Prof. Dr. med. Jean-Hilaire Saurat
Dermatologische Klinik
Kantons- und Universitätsspital Genf
24, rue Micheli-du-Crest
1211 Genf 14, Schweiz

Dr. med. Roman Schiffner
Dermatologische Klinik
der Universität Regensburg
Franz-Josef-Strauß-Allee 11
93042 Regensburg

Dr. med. Hans Schulz
Dermatologisch-allergologische Praxis
Louise-Schröder-Str. 20
59192 Bergkamen

Prof. Dr. med. H. Peter Soyer
Universitätsklinik für Dermatologie
und Venerologie
Auenbruggerplatz 8
8036 Graz, Österreich

Prof. Dr. med. Wilhelm Stolz
Abteilung für Dermatologie
und Allergologie
des Krankenhauses München-Schwabing
Kölner Platz 1
80804 München

Prof. Dr. med. Michael Tronnier
Städtisches Krankenhaus Hildesheim GmbH
Weinberg 1
31134 Hildesheim

Dr. med. Karin Westerhoff
Department of Dermatology/Hudkliniken
Kärnsjukhuset
54185 Skövde, Schweden

Dr. med. Ingrid H. Wolff
Universitätsklinik für Dermatologie
und Venerologie
Auenbruggerplatz 8
8036 Graz, Österreich

Warum brauchen Dermatologen die Dermatoskopie, warum ein Buch zu diesem Thema?

Jürgen F. Kreusch

Die Frage fordert eine polemische Replik heraus: Müssen Dermatologen absichtlich blind bleiben? Oder sachlicher: Genügt die Leistung des bloßen Auges, genügt die Lupenvergrößerung heutigen Ansprüchen an dermatologisch-diagnostische Genauigkeit?

Dieses Buch stellt die neuen Entwicklungen einer lange bekannten Methodik vor. Bereits in der zweiten Hälfte des 19. Jahrhunderts betrachtete man die Haut mit einer vergrößernden Optik, nachdem die Hornschicht durch Auftragen von Öl transparent gemacht wurde. Die Einsatzgebiete dieser Technik haben sich im Laufe der Zeit geändert: Anfänglich untersuchte man auf diese Weise Gefäße der Haut und bei entzündlichen oder infektiösen Hautkrankheiten, selbst psychische Erkrankungen glaubte man durch Hautmikroskopie besser diagnostizieren zu können. Heute sind die Hauttumoren, insbesondere die pigmentierten und zunehmend die nichtpigmentierten Formen, von Interesse. Für die Methode selbst waren und sind zahlreiche Bezeichnungen gebräuchlich: Auflichtmikroskopie, Dermatoskopie, incident light microscopy, epiluminescent microscopy, dermoscopy etc.

Dermatoskopisch werden in Hauttumoren Details sichtbar, die dem bloßen Auge verschlossen bleiben. Viele dieser Merkmale lassen sich aus den histologischen Befunden erklären, auf denen auch die endgültige Diagnose begründet ist. Dementsprechend läßt sich die Dermatoskopie in ihrer Aussagekraft zwischen klinischer und histologischer Diagnosestellung ansiedeln.

Es gibt somit Analogien zwischen der Dermatoskopie und der Histologie, aber derzeit auch Grenzen der Methodik. Während die Histologie als diagnostische Referenzmethode Befunde und Begriffe verwendet, die weltweit definiert sind und sehr einheitlich angewandt werden, ist dies bei der Dermatoskopie nicht der Fall. Hier sind die Standards noch nicht festgeschrieben. Der Einstieg in dieses Gebiet ist schwierig, da das Wissen weit verstreut in vielen Zeitschriften vorliegt. Zusammenfassende Darstellungen der Dermatoskopie/Auflichtmikroskopie in Buchform gibt es nur wenige – speziell im deutschen Sprachraum, obwohl gerade hierzulande die Methodik ihre erste und breiteste Anwendung und auch wesentliche Anstöße zur Wiederentdeckung erfuhr.

Hier setzt nun die Aufgabe dieses Buch ein, den Überblick über den Wissenstand zu geben. Es lassen sich mehrere Komplexe offener Fragen aufzählen, zu denen der Leser Lösungsvorschläge findet:

1. Auswahl des optischen Instruments (Dermatoskop/Auflichtmikroskop/Videomikroskop): Es ist unter Fachleuten noch nicht entschieden, welches Instrumentarium als optimal anzusehen ist. Man hat die Auswahl zwischen Geräten mit unterschiedlichen Vergrößerungen (Lupenvergrößerung bis ca. 400fache Vergrößerung).
2. Wahl des Beleuchtungssystems: Schräglicht auf Glasplatte mit Kontaktflüssigkeit oder Verwendung polarisierten Lichts.
3. Wahl des Bewertungsverfahrens für pigmentierte und nicht-pigmentierte Tumoren.

1. Natürlich sind Klassiker wie das „Dermatoskop" nach Braun-Falco und Stolz, seine Nachbauten, das Nachfolgeinstrument Der-

mogenius und ein kürzlich auf den Markt gekommenes Gerät mit polarisiertem Licht (DermLite®) weit verbreitet. Die rasche Entwicklung von videogestützten digitalen Systemen und das neu erwachte interesse für Stereomikroskopie sind aber Hinweis darauf, dass die Entwicklung noch nicht am Ende ist.

Als Instrument zum Einstieg und zur Basisdiagnostik sind die handlichen, leichten Instrumente vom Typ des Dermatoskops sicher die geeignetsten. Sie vergrößern allerdings nur 9,3fach, erlauben keine stereoskopische Sicht und keine Bildspeicherung zur Verlaufsdokumentation. Der geringe Beobachtungsabstand erschwert oder verhindert Untersuchungen an problematischen Körperregionen wie der Genital- und Analregion, der Mundschleimhaut sowie häufig an den Füßen. Andererseits sind viele der in diesem Buch beschriebenen Merkmale und Befunde auf die optische Leistungsfähigkeit dieses Instrumententyps bezogen. Es bleibt abzuwarten, ob der Einsatz stärker vergrößernder Optiken auch neue Merkmalsdefinitionen nach sich ziehen wird. Die Wahl des geeigneten Instruments muss den persönlichen Wünschen und den finanziellen Möglichkeiten des Dermatologen überlassen bleiben.

2. Die Verwendung von Optiken mit polarisiertem Licht ist noch recht jung. Vorteile sind der Verzicht auf den direkten Kontakt der Tumoroberfläche mit einer Glasplatte und der Wegfall der Kontaktflüssigkeit. Allerdings kann man mit polarisiertem Licht nur bei gedämpftem Tageslicht arbeiten, da ein Zutritt nicht-polarisierten Lichts die Bilder stört. Vor einer Kaufentscheidung zugunsten eines Instruments mit polarisiertem Licht muss man sich klar werden, unter welchen Bedingungen man das Gerät einsetzen wird.

3. Die Entscheidung, nach welcher Methode man dermatoskopische Befunde – vor allem pigmentierter Tumoren – bewertet und Diagnosen stellt, hängt sehr von der verwendeten Optik ab. In diesem Buch werden mehrere analytische Ansätze für pigmentierte Tumoren vorgestellt. Unstritig ist, dass zunächst die Entscheidung gefällt werden muss, ob ein Tumor melanozytären oder nicht-melanozytären Ursprungs ist. Das Vorgehen und die hierzu verwendeten Kriterien sind weitgehend einheitlich akzeptiert.

Für die Bewertung melanozytärer Tumoren unterscheidet man algorithmische Verfahren von der Methode der Musteranalyse. Letztere ist eng an das histologische Vorgehen angelehnt, bei dem – im Normalfall – der Untersucher die mit dem Auge erhobenen Befunde in ihrer Konstellation subjektiv bewertet. In die Beurteilung fließen Kenntnis der Anamnese, des Alters, der Herkunft und Hautfarbe des Patienten sowie der Lokalisation des untersuchten Tumors mit ein. Dieses Vorgehen erfordert Erfahrung, Kenntnis der topographischen Anatomie der Haut, und möglichst auch histologisches Wissen. Die Vergrößerung der Instrumente trägt zur Genauigkeit der Diagnosestellung bei. Die Musteranalyse kann auch Diagnosen für seltene und pigmentarme Tumoren liefern, sofern die Strukturen der Blutgefäße mit beachtet werden.

Die verschiedenen algorithmischen Verfahren bewerten Befunde, die regelmäßig in malignen Melanomen gefunden werden und weisen diesen gewichtete Punktwerte zu, die sich aus der Auswertung großer Fallzahlen ergeben haben. Durch Addition der gefundenen Punktzahlen ergeben sich Summen, die bestimmte Schwellenwerte über- oder unterschreiten, so dass aus dem Wert die Dignität des untersuchten Tumors abgeleitet werden kann. Diese Verfahren können natürlich nur auf Grundlage etablierter Befunde arbeiten. Sie erfassen seltene oder ungewöhnliche Tumorvarianten (z.B. amelanotische Melanome) nicht. Andererseits sind algorithmische Methoden leichter zu erlernen und daher für den Einstieg in die Methodik, in das „Sehenlernen" geeignet. Die computergestützten Systeme schließlich verwenden ebenfalls Merkmale aus algorithmischen Verfahren und werten sie mit verschiedenen statistischen Verfahren (z. B. neuronalen Netzen) aus. Auch hier ist das letzte Wort über das effizienteste Gerät noch nicht gesprochen.

Die erste großangelegte Studie zum Vergleich der verschiedenen diagnostischen Wege war das „Consensus Net Meeting on Dermoscopy 2000", dessen Ergebnisse im Februar 2001 in Rom vorgestellt wurden. Es zeigten sich gute, weitgehend identische Ergebnisse mit allen verwendeten algorithmischen Verfahren. Die Musteranalyse schnitt in ihrer diagnostischen Genauigkeit insgesamt etwas besser ab.

Noch stehen Untersuchungen aus, wie schnell und wie sicher jemand die eine oder die andere Arbeitsmethode erlernen kann, welche Ergebnisse nach Wechsel von der einen auf die andere Methode erzielt werden. Sicherlich gibt es Leser, die sich nur mit algorithmischen Verfahren anfreunden können, oder andere, denen die Musteranalyse näher liegt. Es empfiehlt sich dennoch für jeden, mit Hilfe der in diesem Buch gegebenen Anleitungen an Testfällen die Brauchbarkeit verschiedener Vorgehensweisen für sich persönlich zu erproben.

Die Dermatoskopie sollte nicht nur auf Hauttumoren beschränkt bleiben. Daher wurden auch Beiträge aufgenommen, die sich mit der Untersuchung von Hautanhangsgebilden wie den Nägeln befassen. Haare und Nägel werden herkömmlicherweise abgeschnitten und als Probe unter dem Durchlichtmikroskop untersucht. Eine ähnliche Arbeitsweise ist bei parasitologischen Untersuchungen gegeben. Bei Skabiesverdacht wurden bisher mühsam und mit unbefriedigendem Erfolg Parasiten aus der Haut entnommen und mikroskopiert. Es liegt nahe, nicht mit der Probe zum Mikroskop, sondern umgekehrt mit dem Mikroskop zur Probe zu kommen.

Die Dermatoskopie wird auch von vielen Lesern nur mit dem Begriff „Pigmenttumoren" assoziiert. Dieser Umstand dürfte wesentlich dazu beitragen, dass so wenig über Befunde an nichtpigmentierten, hautfarbenen oder rötlichen Tumoren bekannt ist. Dies verwundert um so mehr, als in der ersten Hälfte des 20. Jahrhundert vor allem Gefäßbefunde interessierten. Diese sind aber in pigmentfreien Tumoren fast die einzigen verwertbaren Befunde von diagnostischer Bedeutung. Mit geeigneter Untersuchungstechnik liefern Gefäßbefunde in Tumoren wichtige Information – auch hierzu wurde ein Beitrag aufgenommen. Nur am Rande erwähnt sei die Bedeutung der Nagelfalzkapillaroskopie in der Rheumatologie und bei der Diagnose schwerwiegender Erkrankungen wie der Sklerodermie, dem Lupus erythematodes oder der Dermatomyositis.

Ganz am Anfang stehen wir heute noch mit der digitalen Bildbearbeitung. Die Möglichkeit, Bilder zu erzeugen, die sich elektronisch leicht speichern lassen, leicht weltweit zu übermitteln sind, eröffnen ganz neue Perspektiven. Allerdings sind die Geräte, mit denen dermatoskopische Bilder gewonnen werden, bisher nicht standardisiert. Standards der optischen Konstruktion, der Qualität der Bildauflösung, Farbwiedergabe und der Weiterleitung an den Empfänger sind noch nicht definiert. Die Bewertung dermatoskopischer Bildung durch den Computer birgt Chancen und Risiken. Einerseits „behält" der Computer einmal Erlerntes auf Dauer, kann sogar dazulernen – aber er kann nicht besser sein als das, was ihm vorgelegt wurde. Ein Hauttumor, der nicht dermatoskopiert wurde, der nicht durch das menschliche Auge oder auch den Computer bewertet wurde, entgeht der frühzeitigen Entdeckung. Solange das Auge das Eingangsfilter darstellt, was genauer zu untersuchen ist, solange begrenzen seine Fähigkeiten die Ergebnisse noch so ausgeklügelter Maschinen. Dennoch ist die Möglichkeit, Bilder einem in weiter Ferne ansässigen Experten zur Beurteilung vorzulegen, faszinierend. Auch hierfür gilt, dass derart eingeholter Rat nur so gut und verlässlich sein kann, wie die Qualität der Auswahl und der Übermittlung der gewonnenen Bilder. Für diese Telemedizin fehlen noch die Standards der Bildübermittlung, aber auch die rechtlichen Grundlagen, was die Verlässlichkeit der Aussagen betrifft.

Von der Kosmetologie bis zur Tumordiagnostik spannt sich der Bogen möglicher Einsatzgebiete der Dermatoskopie, die Liste der Anwendungsbereiche ist damit noch immer nicht abgeschlossen. Hier seien die Leser ermutigt, ihr optisches Gerät auch auf Hautveränderungen zu setzen, die bisher nur mit dem bloßen Auge inspiziert wurden, zu experimentieren, zu suchen.

Um auf die eingangs gestellte Frage zurückzukommen: Manche Dermatologen meinen, sie könnten mit Erfahrung und klinischem Blick alles zuverlässig diagnostizieren. Sie begnügen sich freiwillig mit der beschränkten Leistungsfähigkeit des menschlichen Auges. Ihnen sei geraten, einmal mit einem guten Auflichtmikroskop die Berg- und Tallandschaft unserer Haut zu überfliegen. Es könnte die aufregendste Erfahrung ihres Berufslebens werden: Je mehr Wissen man für einen solchen „Flug" mitbringt, desto mehr sieht man. Die Dermatoskopie/Auflichtmikroskopie ist der Schlüssel zur Neubelebung morphologischer Methoden in der Dermatologie. Dazu soll dieses Buch eine Anregung sein.

KAPITEL 1 Von der Dermatoskopie zur digitalen Bildanalyse

C. GARBE, A. BLUM

Frühe Ansätze der Dermatoskopie

Bis zur zweiten Hälfte der 80er Jahre des 20. Jahrhunderts war die Dermatoskopie in der Dermatologie wenig bekannt und wurde kaum eingesetzt. Vereinzelte Versuche, ein Mikroskop direkt an der Haut einzusetzen, wurden vor mehr als 300 Jahren durchgeführt, ohne dass in diesem Zeitraum eine systematische Bearbeitung erfolgt wäre. Die erste Beobachtung des Nagelfalzes mit einem Mikroskop führte 1663 Kohlhaus durch [23, 27, 31, 46]. Zweihundert Jahre später vermochten Donders und Mitarbeiter die Hornhautgefäße mit Hilfe eines Mikroskops darzustellen. Bereits 1878 setzte von Abbe Immersionsöl zum „Durchsichtigmachen" der Haut beim Mikroskopieren ein. 1879 wurde durch Hueter die Cheilangioskopie mit der analytischen Betrachtung der Gefäße der Mundschleimhaut eingeführt. Der Begriff der „Diaskopie" wurde 1893 zum ersten Mal durch Unna geprägt, als dieser die Lupus vulgaris mit einem Tropfen Immersionsöl durch einen Objektträger untersuchte. 1913 empfahl Darier die Technik zur Visualisierung der Wickham-Streifen beim Lichen ruber planus. Durch Zeiss wurde 1916 das erste binokulare Mikroskop hergestellt. Auf dieser Basis sowie durch entscheidende Anregungen des Tübinger Internisten Müller wurde die mono- und binokulare Kapillarmikroskopie mit einer von schräg oben einfallenden Lichtquelle entwickelt und diagnostisch eingesetzt.

Saphier gilt mit seinen Arbeiten um 1920 als Begründer der Dermatoskopie [36], ohne dass eine konsequente Bearbeitung in den folgenden sechs Jahrzehnten erfolgt wäre. Einige Arbeitsgruppen entwickelten Apparaturen zur Visualisierung der Haut, ohne dass sich eines dieser Geräte auf breiter Ebene etabliert hätte. Saphier befasste sich ausführlich mit den morphologischen Grundlagen der Hautfarben [36]. Hierbei untersuchte er auch melanozytäre Nävi und beschrieb diese teilweise ähnlich den heute etablierten dermatoskopischen Kriterien. Differenzialdiagnostische Überlegungen zwischen benignen und malignen melanozytären Hauttumoren gab es noch nicht, da zu diesem Zeitpunkt der Begriff des „Melanoms" rein morphologisch gebraucht wurde und noch nicht einem Zelltyp zugeordnet war. Hinselmann verwendete 1933 ein Kolposkop für die Diagnose von kutanen Ulzera und Tumoren [22]. Goldman setzte 1951 verschiedene monokulare Dermatoskope zur Analyse von Nävi und Melanomen ein [17] und 1958 beschrieb er das erste tragbare Dermatoskop [16]. MacKie wies 1971 auf die Bedeutung der Dermatoskopie für die Differenzialdiagnose zwischen benignen und malignen melanozytären Hautveränderungen hin [29], ohne jedoch die gewonnenen Erkenntnisse systematisch weiter zu verfolgen.

Dermatoskopie pigmentierter Hauttumoren

Die grundlegende Entwicklungsarbeit für die Dermatoskopie wurde in Deutschland und Österreich geleistet, mit nachfolgender Verbreitung der Technik und Methode in anderen europäischen Ländern und in den USA.

Neben der Etablierung der Methode und Festlegung der einheitlichen Terminologie stand die Dignitätsbeurteilung im Vordergrund des wissenschaftlichen Interesses.

Im deutschsprachigen Raum beschäftigten sich mit der Dermatoskopie als erste Haas und Mitarbeiter in Berlin. Sie arbeiteten differenzialdiagnostische Strukturen zur Diagnostik melanozytärer Hautveränderungen heraus [20]. In Deutschland wurde die Dermatoskopie zur Differenzialdiagnose pigmentierter Hautveränderungen insbesondere von Kreusch et al. in Tübingen und von Stolz et al. in München weiterentwickelt [27, 46], in Österreich waren vor allem Pehamberger et al. in Wien und Soyer et al. in Graz beteiligt [34, 42, 45]. Für die Durchführung der Untersuchungen standen verschiedene aufwendige Apparaturen zur Verfügung (siehe Kapitel 2).

Pehamberger und Mitarbeiter aus Wien etablierten die in der zweiten Hälfte der 1980er Jahre die Musteranalyse für die pigmentierten Hautveränderungen [34, 42]. Mittels dieser Musteranalyse war eine diagnostische Einordnung pigmentierter Hauttumoren möglich geworden. Kreusch und Rassner (Tübingen) veröffentlichten 1991 den ersten Atlas zur Dermatoskopie [27], gefolgt von Stolz und Mitarbeitern (Regensburg und München) 1993 [46] sowie von Menzies und Mitarbeitern (Sydney) 1996 [31]. Soyer und Mitarbeiter (Graz) bearbeiteten die Korrelation der Dermatoskopie mit den histologischen Strukturen [44]. Die erste internationale Konsensus-Konferenz zur Festlegung der dermatoskopischen Terminologie tagte 1989 in Hamburg mit dem Ziel einer einheitlichen Kommunikation sowie Vermittelbar- und Erlernbarkeit [4, 5].

Anfang der 1990er Jahre erfolgte mit der Entwicklung und Einführung von kleineren, handlichen Dermatoskopen die Verbreitung und der Einsatz dieser Methode im breiteren Umfang auch in der Praxis [8]. Erst seit der zweiten Hälfte der 1990er Jahre wird die Dermatoskopie, gefördert durch zahlreiche Fortbildungen, von einem zunehmend größeren Teil der Dermatologen in der täglichen Praxis eingesetzt [37].

1991 bzw. 1992 entwickelten Kreusch und Mitarbeiter das taxonomische Vorgehen und Stolz mit seinen Mitarbeitern den mehrstufigen Algorithmus zur Differenzierung zwischen melanozytären und nichtmelanozytären Hauttumoren [28, 33, 46]. Basierend auf der Musteranalyse für pigmentierte Hautveränderungen [34, 42] wurde 1993 von Stolz und Mitarbeitern die ABCD-Regel zur Dignitätseinteilung von melanozytären Hauttumoren entwickelt [33, 46].

Ebenfalls auf der Grundlage der Musteranalyse führten 1996 Menzies und Kollegen einen Algorithmus [32], 1998 Argenziano und Mitarbeiter die 7-Point-List [2] und 1999 Dal Pozzo und Kollegen die 7-Features-for-Melanoma zur Beurteilung von benignen und malignen melanozytären Hauttumoren ein [11]. Ergänzend zu der ABCD-Regel führten Kittler und Mitarbeiter aus der Wiener Gruppe anamnestische Angaben von Seiten der Patienten über eine mögliche Änderung ein und verbesserten somit die Differenzierung zwischen Gut- und Bösartigkeit einer Hautveränderung [26].

Alles in allem ist die Dermatoskopie eine vergleichsweise jung etablierte diagnostische Methode in der Dermatologie. Erst mit der Einführung handlicher Geräte, der Vereinheitlichung der Terminologie und der Etablierung diagnostischer Kriterien hat die Dermatoskopie in den 1990er Jahren zunehmend an praktischer Bedeutung gewonnen. Regional veranstaltete Fortbildungsseminare trugen hierzu bei. Im Dezember 1999 wurde die erste Tagung zur Dermatoskopie mit allen führenden Gruppen aus dem deutschsprachigen Raum zum wissenschaftlichen Austausch und zur Fortbildung durchgeführt [7]. Argenziano, Soyer und Kollegen konzipierten die erste *Consensus Net Meeting Conference* (http://www.dermoscopy.org) zwischen Juli und Oktober 2000, deren Ergebnisse und Schlussfolgerungen im ersten *World Congress of Dermoscopy* in Februar 2001 präsentiert wurden [43].

Computerdermatoskopie

Ein entscheidender Nachteil der Dermatoskopie mit einem Handgerät bzw. einem Stereomikroskop ist die komplizierte Dokumentation von melanozytären Hautveränderungen. Zwar können entsprechende Photoapparate an die Systeme angeschlossen werden (siehe Kapitel 2), doch die Durchführung und patientenspezifische Archivierung ist umständlich. Aus diesem Grund wurden neue, gut durchführbare und einfachere Methoden zur Archivierung entwickelt. Bereits 1985 stellte Dhawan ein dreidimensionales „Nevoscope" vor [13]. Zu Beginn der 1990er Jahre folgten Remy, Kenet und Dummer jeweils mit ihren Mitarbeitern und berichteten über ein digitales Bildsystem, mit denen Hauttumoren aufgenommen und patientenbezogen gespeichert werden konnten [14, 24, 35].

Anfang der 1990er Jahre wurden die ersten CCD- (charge couple device) Kameras für die direkten Aufnahmen von Hauttumoren eingesetzt [9, 12, 18, 19, 25]. Die Bilder konnten ohne zusätzliche Filmbelichtung und -entwicklung sofort als binäre Daten patientenbezogen im Computer gespeichert werden.

Die Dokumentation der Aufnahmen mit dem Computer wurde im Laufe der Jahre vereinfacht und übersichtlich angelegt. Der Patient hatte die Möglichkeit, das aufgenommene Pigmentmal sofort am Bildschirm zu sehen und konnte weiterführende Entscheidungen besser nachvollziehen. Die Möglichkeit, Studien nach den durchgeführten Aufnahmen patientenunabhängig am Bildschirm durchzuführen, war somit gegeben. Ebenfalls wurde zu dem Zeitpunkt der Transfer der Bilder via Telefon zu Zwecken des Austausches, der Fortbildung und von Studien diskutiert [24].

Digitale Bildanalyse

Neben dem Problem der Dokumentation und der Archivierung stellte sich die Frage, inwieweit computergestützte Diagnosen von melanozytären Hauttumoren gestellt werden können. Dabei wurde das Hauptziel verfolgt, langfristig eine verbesserte und frühere Diagnose maligner Melanome zu erreichen und somit die Überlebenschancen für die Patienten zu erhöhen.

Bereits 1985 berichtete Dhawan, dass mit dem dreidimensionalen „Nevoscope" die Hautveränderung mittels einer Faseroptik durchleuchtet und die gewonnenen Bilder mit Hilfe eines Algorithmus analysiert wurden [13]. Der beschriebene Ansatz wurde kaum beachtet, zudem folgten keine weiteren relevanten klinischen Evaluationen. Cascinelli und Kollegen publizierten die ersten Ergebnisse auf der Grundlage von 20 Farbdiapositiven mit der Schlussfolgerung, dass dies zukünftig ein kosteneffektives Verfahren für die Erhebung der Differenzialdiagnosen von melanozytären Hautveränderungen sei [10]. Schindewolf et al. konnten 1993 bei mehr als 350 melanozytären Hautveränderungen mittels eines Computeralgorithmus eine korrekte Klassifikation bis zu 92% erreichen, wobei die klinische Genauigkeit nur bei 75% lag [39]. Mit Hilfe eines künstlichen neuronalen Netzwerkes erreichten 1994 Ercal und Kollegen in 80% eine korrekte Klassifikation [15].

In einer von Menzies und Kollegen im Jahre 1997 veröffentlichten Pilotstudie ihres Algorithmus bei 160 pigmentierten Hauttumoren lag die Sensitivität bei 93% und die Spezifität bei 67% [30]. Die niedrige Spezifität erklärten die Autoren damit, dass dermatoskopisch versierte Dermatologen die atypischen Nävi des Kollektives aufgrund der dermatoskopischen Kriterien exzidiert hätten. Bei Cascinelli und Kollegen lag die Effizienz des Systems bei 0,98, der positive Vorhersagewert bei 0,45 und der negative Vorhersagewert bei 0,95 [9]. Die Autoren schlossen, dass dieses System zukünftig für dermatologisch nicht versierte, klinisch tätige Ärzte verwendbar sei. Sie schränkten jedoch ein, dass ihr System Änderungen in einem bestehenden Pigmentmal nicht erkennen kann. Schindewolf und Kollegen berichteten 1994 von einer Sensitivität und Spezifität nahe 90% bei der digitalen Bildanalyse von 404 digitalisierten Farbdiapositiven und 309 direkt aufgenommenen melanozytären Hautveränderungen [38]. Green und Kollegen berichteten im selben Jahr über eine 89%ige richtige Klassifikation von 164 pigmentierten Hautveränderungen mit 18 malignen Melanomen [19].

Seidenari und Mitarbeiter berichteten 1998 bei 917 melanozytären Hautveränderungen über eine 93%ige Sensitivität und 95%ige Spezifität [41]. Hingegen lag bei dem gleichen Kollektiv die Sensitivität eines erfahrenen Untersuchers bei 81% und eines unerfahrenen Untersuchers bei 74% und die Spezifität bei 95% bzw. 75%. Binder und Kollegen analysierten digitalisierte Bilder mittels eines Algorithmus, der mit Hilfe eines künstlich neuronalen Netzwerkes erstellt wurde [6]. Bei 120 pigmentierten benignen und malignen Hautveränderungen lag die Sensitivität bei 90% und die Spezifität bei 74%. Gemäß den Autoren verbessert der Einsatz des künstlichen neuronalen Netzwerkes die Differenzierung zwischen den melanozytären Hauttumoren.

Seidenari und Kollegen publizierten 1999 eine Sensitivität von 100% und eine Spezifität von 92% mit dem von ihnen entwickelten Gerät und Algorithmus [40]. 424 Nävi und 37 Melanome wurden in ein Trainingsset (365 Nävi und 18 Melanome) und in ein Testset (59 Nävi und 19 Melanome) aufgeteilt. Handels und Mitarbeiter setzten zur Dignitätsbestimmung die Laserprofilometrie bei 44 benignen und malignen melanozytären Hauttumoren ein [21]. Mit Hilfe eines künstlich neuronalen Netzwerkes erreichten sie damit eine Sensitivität von 97,7% und eine Spezifität von 100%. Andreassi und Kollegen analysierten 147 pigmentierte Hauttumoren, davon 90 Nävi und 54 Melanome [1]. In der von ihnen gewählten Diskriminanzanalyse konnten sie mit Hilfe von 13 Variablen eine Sensitivität von 88% und eine Spezifität von 81% ermitteln.

Eine neue Entwicklung besteht in der Bereitstellung von Programmen zur Analyse digitaler Bilder für den Einsatz in der praktischen Diagnostik, nachdem experimentelle und wissenschaftliche Entwicklungen auf diesem Gebiet zu positiven Ergebnissen geführt haben. Drei Programme haben inzwischen im deutschsprachigen Raum und zum Teil auch im europäischen Ausland eine gewisse Verbreitung erlangt: der Tübinger Mole Analyser (TeachScreen, Bad Birnbach), das in Kooperation mit der Universität Regensburg und München entwickelte Programm DermoGenius (Rodenstock, München) und das in Kooperation mit der Universitäts-Hautklinik Bochum und der VISIOmed (Bochum) entwickelte Analysesystem. Diese Programme zeigen eine vergleichbare Sensitivität und Spezifität in der Diagnostik melanozytärer Hautveränderungen im Hinblick auf die Malignitätsdiagnose. Die Programme intendieren nicht, den Dermatologen zu ersetzen. Ihre Anwendung basiert hingegen auf der durch den Dermatologen vollzogenen Unterscheidung zwischen melanozytären und nichtmelanozytären Hautveränderungen und auf der richtigen Auswahl von verdächtigen Hautveränderungen. Die Computerdiagnose soll dem Dermatologen eine zweite, unabhängige diagnostische Meinung bieten, die dem diagnostischen Blick einen exakten Computeralgorithmus zur Seite stellt.

Bei der Entwicklung der beiden genannten Programme wurden unterschiedliche Wege beschritten. Das von Stolz und Mitarbeitern in Kooperation mit Rodenstock entwickelte DermoGenius Programm vollzieht die ABCD-Regel der Dermatoskopie am Computer nach. Insofern kann die Beurteilung der Hautveränderungen bei Dermatologen, die dem ABCD-Konzept folgen, und die Computerdiagnose eng übereinstimmen. Ein anderer Weg wurde bei der Entwicklung des Tübinger Mole Analyser verfolgt. Eine größere Zahl von Algorithmen digitaler Bildanalyse (insgesamt 63) wurde auf ihre Trennschärfe zwischen gut- und bösartig über-

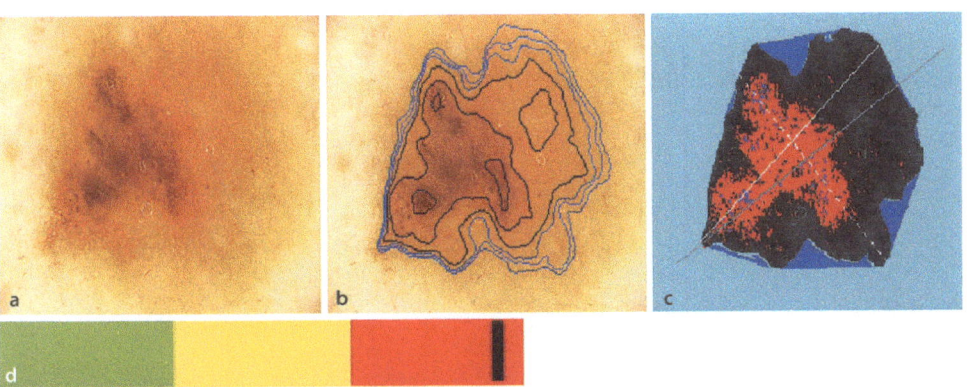

Abb. 1. Computerprogramm Tübinger Mole Analyser: Das Computerprogramm arbeitet in 4 Schritten: **a** Das Programm eliminiert vor der weiteren Analyse Störstrukturen wie Haare und Bläschen. **b** Das Programm sucht die Begrenzung der Läsion durch einen Algorithmus, der sowohl von außen als auch von innen Grenzstrukturen bestimmt. Die vom Programm gefundenen Grenzziehungen können manuell (vergrößern oder verkleinern) korrigiert werden. **c** Die Läsion wird vermessen, größter Durchmesser, 90°-Durchmesser und beste Symmetrieachse werden optisch eingetragen. Fläche, Umfang, Randstrukturen und innere Strukturen werden berechnet. **d** Der differenzialdiagnostische Algorithmus wird gestartet. Aufgrund der eingehenden Variablen wird ein Score errechnet. Die melanozytären Läsionen werden als gewöhnliche Nävi (grün), atypische Nävi (gelb) oder als Melanom-verdächtig (rot) eingeordnet. Die Ausgabe der Werte in der Form einer Ampel-Skala soll vor einer Überinterpretation und falsch verstandenen Wissenschaftlichkeit schützen

prüft. In einer multivariaten logistischen Regressionsanalyse wurden diejenigen Algorithmen ermittelt, die die Unterscheidung mit der höchsten statistischen Signifikanz vornahmen. Auf dieser Grundlage wurde ein diagnostischer Algorithmus entwickelt, der ganz auf Computersicht und Pixelanalyse basiert (Abb. 1 und 2).

Ausblick

Die computergestützte Diagnostik wird in der Zukunft eine zur Zeit noch kaum vorstellbare Bedeutung erlangen. Schon jetzt sind die besprochenen Computerprogramme für die Differenzialdiagnose melanozytärer Hautveränderungen zumindest so treffsicher wie erfahrene Dermatologen, die keine Experten für Dermatoskopie sind. Die diagnostische Treffsicherheit der Programme nähert sich zur Zeit bereits einer Größenordnung von 90% selbst bei den schwer einzuordnenden Hauttumoren, bei denen ein Verdacht auf Melanom nicht ausgeschlossen wurde. Deshalb ist die Einbeziehung der Computerdiagnostik eine gute Grundlage für die Weiterentwicklung und zum Ausbau der fachspezifischen Kompetenz.

Eine weitere Verbesserung der diagnostischen Genauigkeit der bildanalytischen Programme scheint nur noch in engen Grenzen möglich. Eine hundertprozentige Treffsicherheit ist auch mittels der Histologie nicht möglich. Der Entwicklung der oben besprochenen diagnostischen Algorithmen liegt bereits umfangreiches Datenmaterial zugrunde, eine Vergrößerung der analysierten Datensätze werden die Algorithmen wahrscheinlich nur noch wenig optimieren können.

Dagegen dürften weitere Anwendungen für das Screening melanozytärer Nävi in den nächsten Jahren entwickelt werden. So werden bereits erste Versionen von Computerprogrammen zur Identifikation neu entstandener melanozytärer Nävi erprobt. Auch automatisierte Ganzkörperaufnahmen mit in Serie geschalteten Kameras wurden bereits angedacht. Solche Systeme wären nicht nur

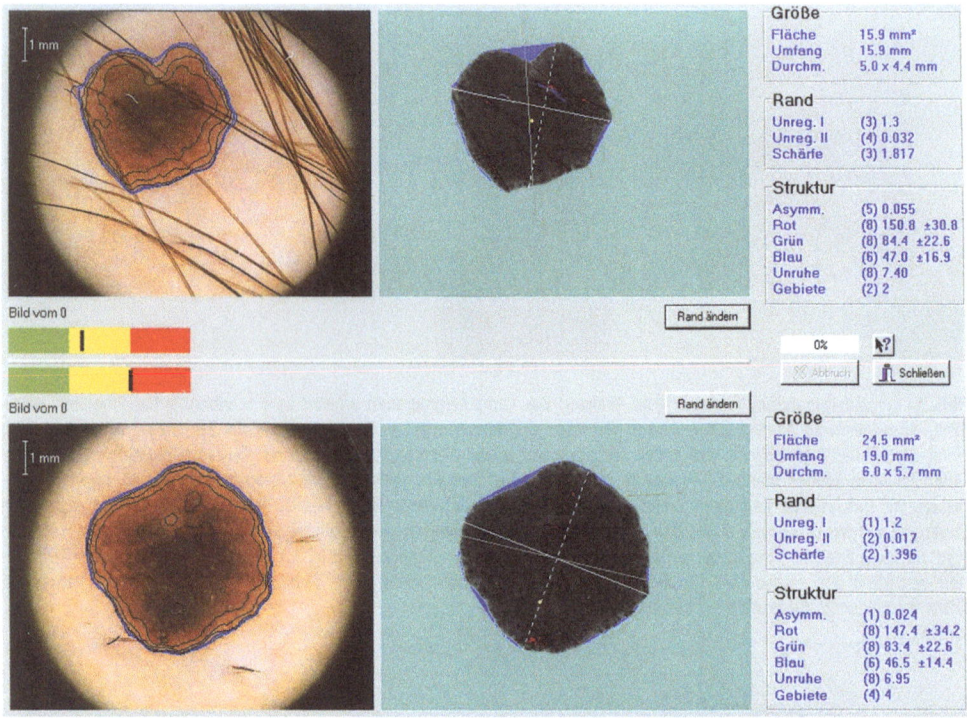

Abb. 2. Computerprogramm Tübinger Mole Analyser: Das Programm ist auf den Vergleich von zwei Bildern im Laufe der Nachbeobachtung ausgerichtet. Hier werden zwei Bilder desselben Pigmentmals im Abstand von 7 Monaten gezeigt. Es findet sich eine eindeutige Wachstumstendenz. Dieses wird durch die Maße der Läsion und damit für ihr Wachstum gezeigt. Ein Übergang von einem atypischen Nävus zu möglicher Bösartigkeit wird signalisiert. Die Hautveränderung wurde exzidiert und histologisch fand sich ein Nävus mit schwerer melanozytärer Dysplasie

für die Überwachung melanozytärer Nävi nützlich, sondern auch für die Verlaufsdokumentation einer Reihe von Hautkrankheiten. Die computergestützte Bilddokumention und Auswertung wird für die gesamte Dermatologie in Zukunft eine große Rolle spielen.

Kapitel 2: Physikalische Grundlagen der Dermatoskopie

J. Bauer, C. Garbe, A. Blum

Physikalische Grundlagen

Beim Betrachten einer Hautveränderung wird das Licht durch verschiedene Effekte am Übergang von der Luft zum Stratum corneum abgeschwächt und gestreut, von den in der Haut gelegenen Strukturen und Pigmenten reflektiert und dadurch der Blick des Betrachters eingeschränkt. Beim Auftreffen auf die Haut wird je nach Winkel bereits ein Teil des einfallenden Lichtes an der optischen Grenzfläche zwischen Luft (Brechungsindex 1) und Epidermis (Brechungsindex 1,55) unterschiedlich reflektiert. Vom auf die Haut eingestrahlten Licht werden 4–7% an der Grenzfläche von Luft zu Stratum corneum wieder reflektiert (Fresnel-Reflexion), was die glänzende Hautoberfläche erklären lässt [5]. Das in die Haut eingedrungene Licht wird im Gewebe durch Absorption, Streuung und Reflexion an weiteren Grenzflächen (Pigment, Blutgefäße und Kollagen) weiter abgeschwächt [1]. Folglich gelangt um so weniger Licht zum Auge des Betrachters, je tiefer die zu untersuchende Struktur liegt. Eine besonders große Streuung tritt im kollagenen Bindegewebe auf [1], so dass man mit der Dermatoskopie maximal das obere Stratum reticulare einsehen kann [5, 9].

Um möglichst optimale Bedingungen zur Beurteilung pigmentierter Hautveränderungen zu erhalten, wird in der Dermatoskopie eine Glasplatte (Brechungsindex 1,52) durch ein Kontaktmedium an die Epidermis (Brechungsindex 1,55) optisch angekoppelt. Die Angleichung der Brechungsindizes und die

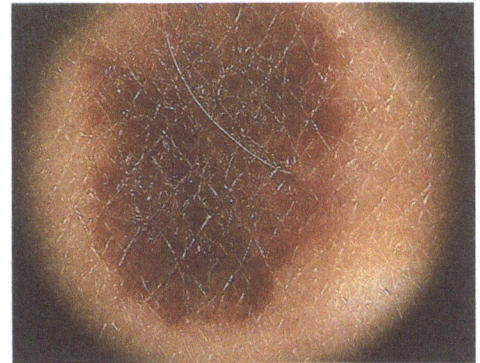

Abb. 1. Durch den hohen Brechungsindex des Stratum corneum von 1,55 und der unregelmäßigen Struktur der Hautoberfläche wird das Licht stark reflektiert und gelangt kaum in tiefer liegende Strukturen der Haut. Eine diagnostische Beurteilung ist nicht möglich

Glättung der Oberfläche für das einfallende Licht reduzieren die Reflexion und Brechung im Stratum corneum. So wird ein schärferes Bild und eine bessere Wiedergabe der Farben pigmentierter Hautveränderungen erreicht (Abb. 1 und 2). Zur Ankopplung finden vor allem Olivenöl [7], Paraffinum subliquidum [6] und Desinfektionssprays [9] Verwendung. Olivenöl und Paraffinum subliquidum brennen auf Schleimhäuten nicht und verbleiben länger auf der Haut, die Verwendung von Desinfektionssprays ist unkomplizierter und führt weniger zu Verschmutzungen an Kleidung und Dermatoskop. Einzelne Systeme reduzieren die durch das Stratum corneum bedingte Streuung mit Hilfe von polarisiertem Licht und Polarisationsfilter. Daher können diese auf die aufgeführten Kontaktmedien verzichten.

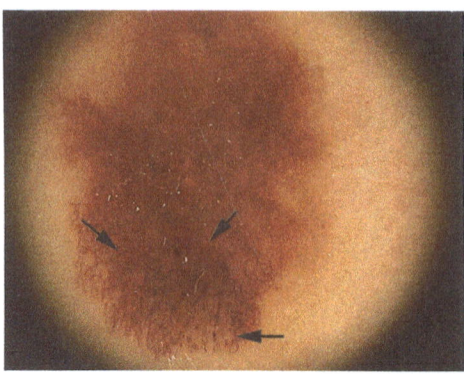

Abb. 2. Nach dem Aufbringen einer Ankopplungsflüssigkeit sind Streuung und Reflexion am Stratum corneum wesentlich reduziert. Licht gelangt in die tiefer liegenden Strukturen und wird an diesen reflektiert. Somit werden die für die Hauttumoren typischen dermatoskopischen Muster (*Pfeile*) sichtbar. Die dermatoskopische Verdachtsdiagnose des Melanom in situ bestätigte sich histologisch

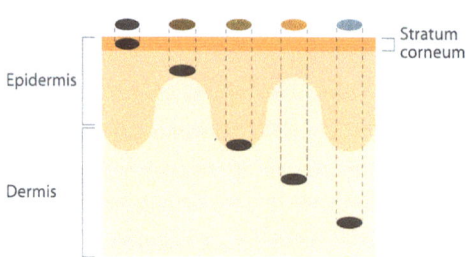

Abb. 3. Farbe von Melaninpigment abhängig von der Lage in der Haut

Tabelle 1. Farbtöne in der Dermatoskopie und ihr morphologisches Korrelat

Substanz	Farbe
Normale Epidermis	Gelblich
Akanthotische Epidermis	Opak gelbbraun
Hyperkeratotische Epidermis	Weißlich bis gelblich
Pseudohornzysten	Weißlich bis gelblich
Pigment in Basalzellkarzinomen	Opak gelbbraun, graubraun, grauschwarz, blaugrau
Melanin	Schwarz, braun bis stahlblau je nach Tiefe
Blut	Rot (arteriell), blaurot (venös) bis rotschwarz (Gerinnung)

Farbtöne pigmentierter Hautveränderungen

Die Farbe eines in der Haut gelegenen Pigmentes, wie wir sie bei der Dermatoskopie wahrnehmen, wird von der Dicke und der Beschaffenheit der darüberliegenden Schichten beeinflusst (Abb. 3). In Tabelle 1 sind die Farbtöne der normalen Epidermis und korrespondierender Veränderungen angegeben. Besonderes Interesse gilt in der Dermatoskopie den verschiedenen Tönen des Melaninpigmentes, da diese einen Hinweis auf die Tiefe und Morphologie einer melanozytären Hautveränderung geben und somit für die Diagnose von entscheidender Bedeutung sind. Melanin im Stratum corneum imponiert schwarz, in der Epidermis dunkelbraun und in der Junktionszone dunkel- bis hellbraun. Dermales Melanin erscheint im Stratum papillare blaugrau und im Stratum reticulare stahlblau [4, 8].

Charakteristische Strukturen

Das wohl charakteristischste, wenngleich nicht immer vorhandene Merkmal melanozytärer Hautveränderungen ist das sogenannte Pigmentnetz. Es kommt durch optische Überlagerung des junktional gelegenen Melaninpigments in den Keratinozyten und Melanozyten der steilen Anteile der Reteleisten zustande (Abb. 4) [6, 8, 9]. Die Netzmaschen entsprechen dabei den Papillenspitzen, die Netzstege den Reteleisten. Da eine Reteleiste an je zwei Papillen angrenzt, kann eine Doppelkonturierung der Netzstege entstehen. Bei normaler weißer Haut findet man in der Regel kein Pigmentnetz, bei benignen Naevi ein regelmäßiges, wabenförmiges Netz.

Neben dem Pigmentnetz finden sich in melanozytären Hautveränderungen als typisches Muster Globuli, kleine, runde, braune Strukturen, die ganzen Nestern pigmentierter Melanozyten in der Junktionszone entsprechen.

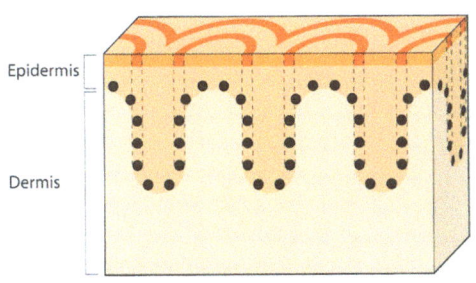

Abb. 4. Das Pigmentnetz entsteht durch optische Überlagerung des Melanins an den steilen Anteilen der Reteleisten

Kleiner noch als Globuli sind Dots, punktförmige, schwarze Pigmentierungen, deren histologisches Korrelat einzelne Melanozyten in den obersten Schichten der Epidermis, vor allem im Stratum corneum, darstellen. Die Gesamtheit der dermatoskopischen Strukturelemente werden in Kapitel 4 ausführlich beschrieben.

KAPITEL 3 Geräte der Dermatoskopie

A. BLUM, J. BAUER, C. GARBE

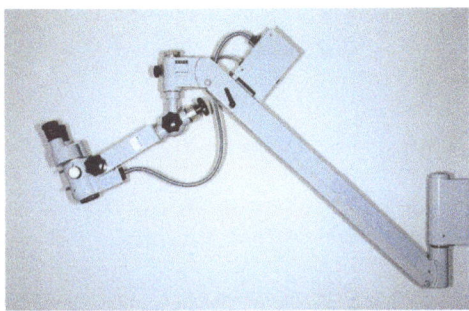

Abb. 1. Stereomikroskop mit Wandhalterung nach der Wiener Schule (Olympus, Carl Zeiss)

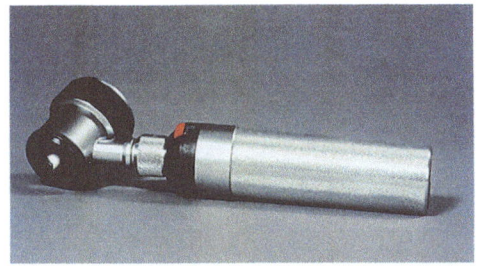

Abb. 3. Dermatoskop Delta 10 (Heine Optotechnik) erlaubt eine ca. 10fache Vergrößerung der unterschiedlichen Strukturen. Die Beleuchtung erfolgt mit einer Halogenlampe in einem Winkel von 20°

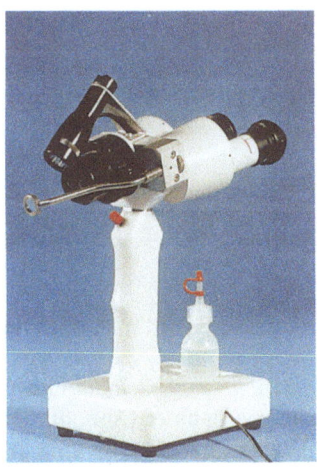

Abb. 2. Mobiles Stereomikroskop nach Kreusch (Fa. Lischke Medizintechnik, Altena)

Die unterschiedlichen und im deutschsprachigen Raum erhältlichen Instrumente für die Dermatoskopie als auch der Computer-Dermatoskopie werden in diesem Kapitel vorgestellt. Eine Tabelle mit den entsprechenden Herstellern ist ebenfalls aufgeführt, so dass sich der interessierte Leser gezielt für das jeweilige Gerät erkundigen kann (Tabelle 1).

Die Dermatoskopie kann mit unterschiedlichen mono- als auch binokularen Instrumenten durchgeführt werden. Die binokularen Instrumente (Abb. 1 und 2) sind teils kostspielig und die Untersuchungen können sehr zeitaufwendig sein, so dass sich die Dermatoskopie in der dermatologischen Praxis zunächst nicht durchgesetzt hat. Eine deutliche Verbesserung und den Durchbruch für die dermatologische Routinediagnostik pigmentierter Hautveränderungen brachte das monokulare Dermatoskop. Derzeit werden das Dermatoskop Delta 10 (Heine Optotechnik) (Abb. 3) und DermoGenius®basic von Rodenstock (Abb. 4), DermaLite® von Derma Instruments (Abb. 5) als einfache Handgeräte mit jeweils 10facher Vergröße-

Tabelle 1. Hersteller und Bestell-Adressen der verschiedenen Systeme

Dermatologisches Auflichtmikroskop nach Kreusch	Fa. Lischke Medizintechnik Mühlenberg 10 58762 Altena	Lischke.Medizintechnik.Altena@t-online.de
Dermogenius	Rodenstock Präzisionsoptik, Linos AG Osartalstraße 43 80469 München	www.dermogenius.de
Molemax II	Derma Instruments Nußdorferstraße Lände 29–31 1190 Wien Österreich	www.derma.co.at
Fotofinder	TeachScreen Software GmbH Aichner-Schmied-Straße 3 84364 Bad Birnbach	www.fotofinder.de
Heine	Heine Optotechnik GmbH&CoKG Kientalstraße 7 82211 Herrsching	www.heineopto.com
Olympus	Olympus Optical Co. GmbH Wendenstraße 14–16 20097 Hamburg	www.olympus.com
VISIOderm	VISIOmed AG Universitätsstraße 160 44801 Bochum	www.visiomed.de
Welch Allynn	Welch Allynn GmbH Zollerstraße 2 72417 Hechingen	–
Zeiss	Carl Zeiss Postfach 1380 73447 Oberkochen oder: Carl-Zeiss-Promenade 10 07745 Jena	www.zeiss.de

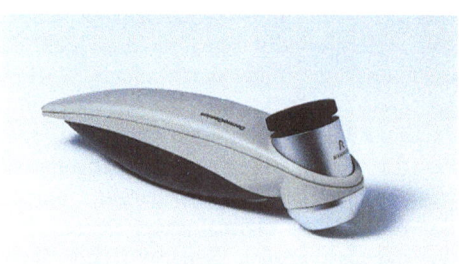

Abb. 4. Dermatoskop DermoGenius®basic von Rodenstock erlaubt eine ca. 10fache Vergrößerung der Hauttumoren und Diodenbeleuchtung sowie einer speziellen Asphärentechnologie

rung sowie das EpiScope von Welch-Allynn angeboten.

Für Dokumentation auf Kleinbildfilmen stehen z. B. Geräte von Bahmer (Abb. 6), der Dermaphot von Heine (Abb. 7) oder eine digitale Kamera mit Vorsätzen von TeachScreen (Abb. 8) oder Rodenstock (Abb. 9) zur Verfügung.

Die jüngste Entwicklung ist die Aufnahme mit Hilfe von Video- und Digitalkameras (Fotofinder Derma, TeachScreen; Molemax II, Derma Instruments; Dermogenius, Rodenstock; VISIOderm, VISIOmed AG), die

Geräte der Dermatoskopie

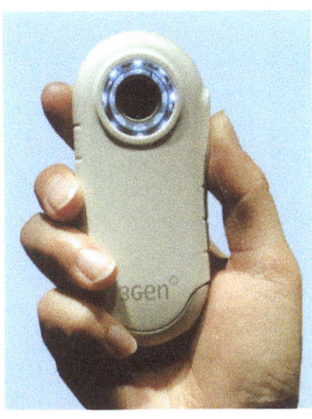

Abb. 5. DermaLite® von der Firma Derma Instruments mit nahezu 10facher Vergrößerung mit doppelt-polarisierter, tageslichtähnlicher Diodenbeleuchtung für eine Untersuchung der Haut ohne Benutzung von Öl oder Alkohol und ohne direkten Hautkontakt

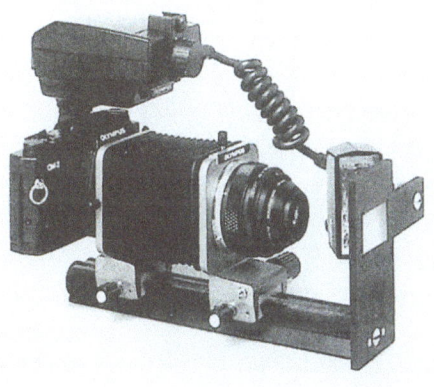

Abb. 6. Apparat zur Hautoberflächenfotografie nach Bahmer (Olympus). Das Gerät besteht aus einer Kleinbildkamera, einem Balgengerät mit Weitwinkelobjektiv, einer gläsernen Fußplatte und einer Beleuchtungsquelle. Die Fußplatte wird in Scharfstellung arretiert

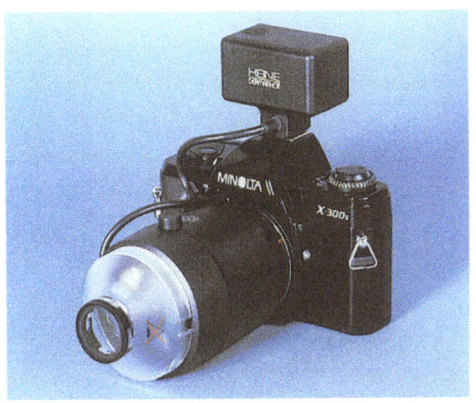

Abb. 7. Dermatophot (Heine Optotechnik) erlaubt eine ca. 10fache Vergrößerung der Hauttumoren

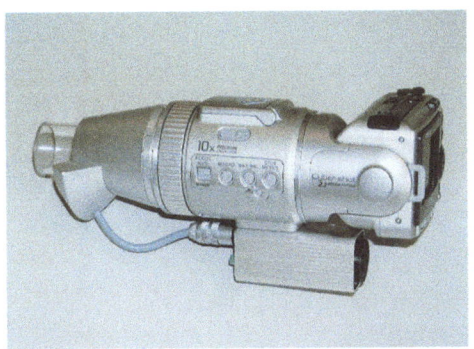

Abb. 8. Digitale Kamera mit dermatoskopischem Aufsatz (Digitalkamera Sony – DSC-F505V, TeachScreen Software GmbH)

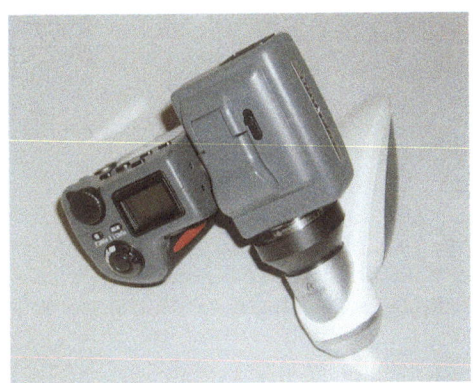

Abb. 9. Dermatoskop DermoGenius® basic von Rodenstock mit einer ca. 10fachen Vergrößerung und angekoppelter digitaler Kamera (Nikon)

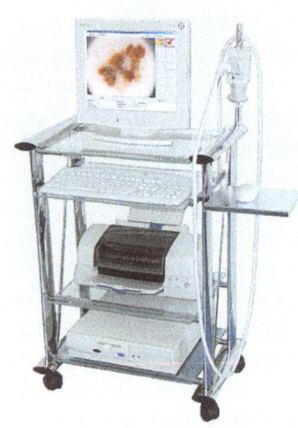

Abb. 10. Farb-Videokamera MediCamm 400 und Diagnoseunterstützung von Foto-Finder (TechScreen Software GmbH) sowie dem mobilen System und Drucker

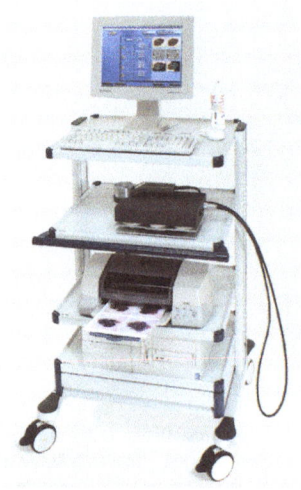

Abb. 12. System VISIOderm (VISIOmed AG) mit dem gesamten mobilen System und Drucker

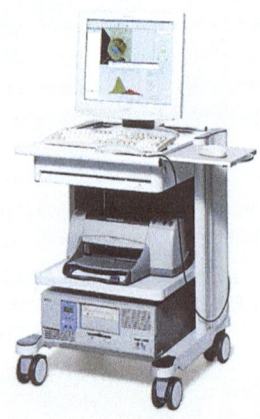

Abb. 11. DermoGenius® ultra mit 3CCD Digitaldermatoskop und Diagnoseunterstützung (Rodenstock) sowie dem mobilen System und Drucker

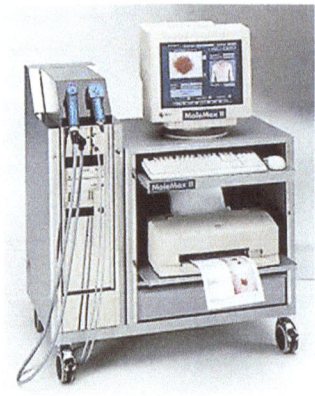

Abb. 13. MoleMax II (Edition 6) von Derma Instruments mit kompletter mobiler Fahreinheit für Computer, Drucker und Aufnahmesystem

eine einfache Archivierung bieten (Abb. 10–13). Digitale Bilder können zur Verlaufskontrolle herangezogen werden, bieten Arzt und Patient durch bessere Dokumentation mehr Sicherheit und stehen für Forschung sowie Ausbildung zur Verfügung.

KAPITEL 4 Dermatoskopisch sichtbare Strukturen

4.1 Grundlagen*

A. BLUM, J. F. KREUSCH

Für die Beurteilung von Hauttumoren mittels der Dermatoskopie pigmentierter wie nichtpigmentierter Hautveränderungen müssen unterschiedliche Aspekte berücksichtigt werden (Tabelle 1) [1–13]. Erst unter Einbeziehung aller zu analysierenden Anteile ist eine diagnostische Einteilung vernünftig und möglich. Teilweise werden diese Aspekte in anderen Kapiteln dieses Buches behandelt und es wird an entsprechender Stelle auf diese verwiesen.

Tabelle 1. Notwendige dermatoskopische Kriterien zur Bewertung von Hauttumoren

- Geometrie (Größe, Form)
- Differenzialstrukturen
- Farben
- Gefäße
- Topographische Lage

* *Anmerkung*: In diesem Text wird der Begriff „Dermatoskopie" verwendet. Viele der nachfolgend beschriebenen Befunde sind aber mit der 9.3fachen Vergrößerung eines „Dermatoskops" nicht ausreichend erkennbar. Sie wurden mit einem Auflichtmikroskop (Vergrößerung 30 bis 60fach) erhoben, sodass die Bezeichnung „Auflichtmikroskopie" angemessener wäre. Der Begriff „Dermatoskopie" wird nur im Interesse einer einheitlichen Nomenklatur innerhalb dieses Buches benutzt, darf aber nicht suggerieren, dass der damit bezeichnete Instrumententyp für alle hier behandelten Fragestellungen geeignet wäre.

Größe, Form und Farben

Jede zu beurteilende Hautveränderung muss auf ihre Größe, Form und ihre Farben klinisch und dermatoskopisch untersucht werden. Dermatoskopisch kann die exakte Größe angegeben werden, wenn die Kontaktplatte des Instruments mit einer Millimeterskala ausgestattet ist. Zugleich sollte die Form und der Rand des Tumors beschrieben werden, was für die weiteren Schritte in der Diagnostik wesentlich ist (s. Kapitel 6). Die Frage der Symmetrie bzw. Asymmetrie stehen hierbei im Vordergrund. Unregelmäßige Randbegrenzung bzw. atypische Randausläufer können Hinweis auf das Wachstumsverhalten der Tumorzellen geben. Zudem müssen auch die Formen und deren Größe innerhalb der Hautveränderung erkannt und beschrieben werden. Die Anordnung der Strukturen in symmetrischer bzw. asymmetrischer Anordnung ist hierbei von Bedeutung. Ein weiterer und wichtiger Gesichtspunkt sind die sichtbaren Farben und auch deren symmetrische bzw. asymmetrische Verteilung innerhalb des Tumors. Die Farben geben detaillierten Hinweis für die jeweilige Lage der Pigmentierung innerhalb der verschiedenen Hautschichten und sind somit für die Diagnostik von Relevanz (s. Kapitel 2).

Topographie

Die Kenntnis der Topographie und der typischerweise anzutreffenden dermatoskopisch sichtbaren Strukturen ist ebenfalls eine wichtige Voraussetzung für die diagnostische Beurteilung (s. Kapitel 7). Die Strukturen sind je nach Topographie unterschiedlich. Hingegen zeigen die Farben keine Abhängigkeit von der Topographie.

Im Gesichtsbereich trifft man nur bei ganz jungen Personen ein Pigmentnetz an. In älterer, durch Licht veränderter Haut ist die dermoepidermale Grenze fast plan, Reteleisten und dermale Papillen fehlen. Resultat müsste eigentlich eine gleichmäßige, unstrukturierte Pigmentierung sein. Tatsächlich beobachtet man aber pigmentfreie Aussparungen, die den Ostien der Haar- und Talgdrüsenfollikel entsprechen (sog. Pseudonetz).

An Hand- und Fußflächen findet man in allen Bereichen, die die typischen Hautleisten zeigen, dass die melanintragenden Strukturen sich an diesem Leistenmuster orientieren. Dadurch entstehen bizarr-zackige Pigmentstrukturen, oft durch Querstege miteinander verflochten (sog. „lattice-like pattern"). Auch die genannten Strukturen sind charakteristisch für melanozytäre Tumoren.

Oberflächenstrukturen

Ein Bestandteil der klinischen Untersuchung der Haut und ihrer Tumoren ist die Untersuchung der Oberflächenfelderung, das Erkennen von exophytischen Tumoren, atrophischen Arealen sowie von krustösen Auflagerungen. Die Analyse der Oberflächenstrukturen, insbesondere der Felderung, kann mittels der Dermatoskopie gut analysiert werden. Hierbei sollte das jeweilige Gerät ohne Kontaktflüssigkeit für das jeweilige Hautareal eingesetzt werden (s. Kapitel 2).

Pigmentstrukturen

Für die Beurteilung von Hauttumoren mittels der Dermatoskopie wurden im Rahmen eines Konsensus-Treffen der Arbeitsgruppe Analytische Morphologie der Arbeitsgemeinschaft Dermatologische Forschung von Bahmer und Kollegen einheitliche und verständliche dermatoskopische Kriterien definiert und publiziert [2]. Im Wesentlichen wurden diese auf der ersten Weltkonferenz der Dermatoskopie bestätigt, erweitert bzw. modifiziert [8]. Neben der verbesserten Kommunikation bestand das Ziel in einer einheitlichen Lehr- und Lernbarkeit. Im Folgenden werden die diagnostischen Kriterien mit Bildmaterial beschrieben. Alle dargestellten dermatoskopischen Fälle sind histologisch gesichert.

Strukturen melanozytärer Hauttumoren
(Tabelle 2)

Die Mikroanatomie der dermoepidermalen Grenze bestimmt zahlreiche der dermatoskopisch erkennbaren Strukturen melanozytärer Tumoren. Sofern eine Verzahnung von Epidermis und Korium durch dermale Papillen und Reteleisten gegeben ist – dies ist am Rumpf und den proximalen Extremitäten

Tabelle 2. Kriterien für melanozytäre Hauttumoren

Kriterium		
■ Pigmentnetz	Diskret	Prominent
	Regulär	Irregulär
	Engmaschig	Weitmaschig
	Feintrabekulär	Grobtrabekulär
■ Globuli		
■ Pseudopodien		
■ Radiäre Ausläufer		
■ Schwarze Punkte/„black dots"		
■ Weiße Schleier		
■ Grau-blaue Areale		
■ Hypopigmentierung		
■ Stahlblaue Anteile		

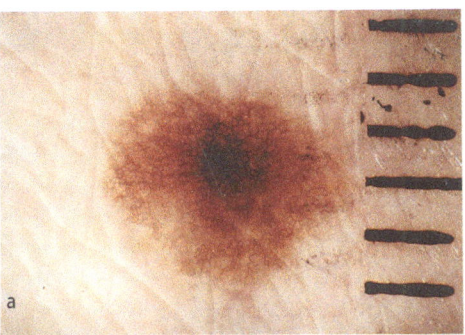
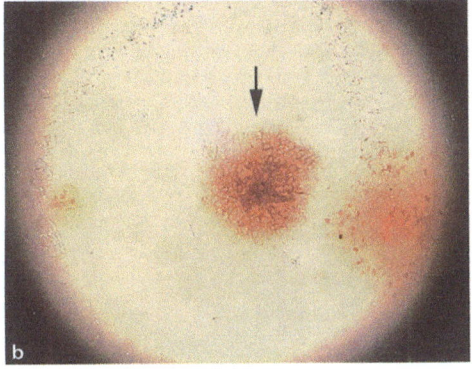
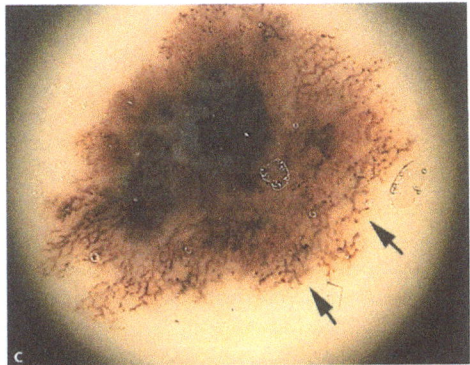
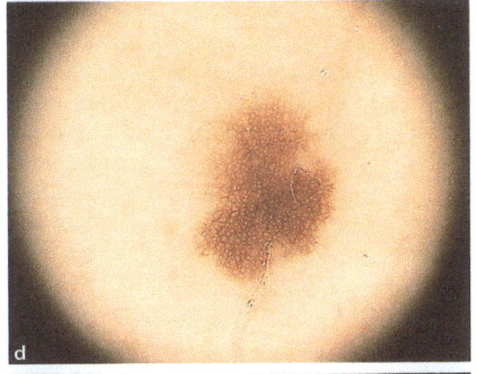
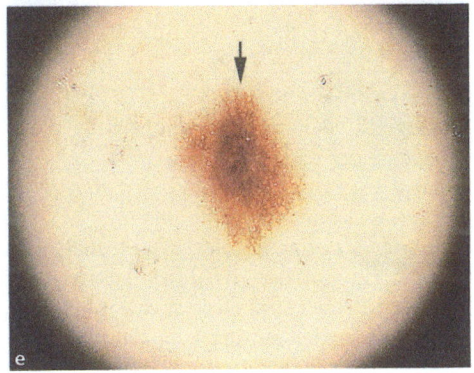

Abb. 1. a Diskretes Pigmentnetz spiegelt gering pigmentierte Reteleisten wider. Es ist ein Kriterium für Benignität in der Dermatoskopie (lentiginöser melanozytärer Nävus) (ein Teilstrich entspricht einem Millimeter). **b** Reguläres Pigmentnetz spiegelt regelmäßige Reteleisten wider. Es ist ein Kriterium für Benignität in der Dermatoskopie (melanozytärer Nävus vom Junktionstyp). **c** Prominentes Pigmentnetz zeigt sich bei stark prominenten Reteleisten und ist ein Hinweis auf einen dysplastischen oder malignen melanozytären Hauttumor. Irreguläres Pigmentnetz stimmt histologisch mit unregelmäßig verteilten Reteleisten überein. Dies lässt sich bei dysplastischen melanozytären Nävi und bei malignen Melanomen finden. Weitmaschiges Pigmentnetz zeigt histologisch auseinanderliegende Reteleisten; dermatoskopisch besteht der Verdacht auf einen dysplastischen melanozytären Nävus oder ein Melanom. Grobtrabekuläres Pigmentnetz gibt einen Hinweis auf einen dysplastischen melanozytären Nävus oder ein Melanom bei histologisch auffindbaren breiten Reteleisten (superfiziell spreitendes Melanom, Tumordicke 0,6 mm, Invasionslevel III). **d** Engmaschiges Pigmentnetz, das dermatoskopisch für Benignität spricht, zeigt sich histologisch durch eng aneinanderstehende Reteleisten (melanozytärer Nävus vom Junktionstyp). **e** Feintrabekuläres Pigmentnetz spricht für einen benignen melanozytären Hauttumor und zeigt schmale Reteleisten in der Histologie (melanozytärer Nävus vom Compoundtyp)

der Fall – findet sich die allgemein bekannte Netzstruktur. Ihr Aussehen erlaubt Rückschlüsse auf die Dignität des Tumors, ist aber inter- und intraindividuell höchst variabel. Außerdem ist die Intensität der Pigmentierung u. a. sehr von vorangegangener Lichtexposition und sonstiger Irritation abhängig. An andern Körperpartien (z. B. Hand- und Fußflächen, Schleimhäute) weisen melanozytäre Tumoren niemals ein Netzmuster auf.

- Ein wichtiges Kriterium bei der Bewertung von melanozytären Hauttumoren ist das Vorhandensein von einem **Pigmentnetz**, das wabenförmig die pigmentierten Reteleisten wiedergibt. Ein sichtbares diskretes Pigmentnetz zeigt sich bei gering pigmentierten Reteleisten und ist ein Kriterium für Benignität (Abb. 1a). Ein prominentes Pigmentnetz findet sich bei stark prominenten langen, basal intensiv pigmentierten Reteleisten, das eher ein Hinweis auf einen dysplastischen oder malignen melanozytären Hauttumor ist (Abb. 1c). Ein reguläres Pigmentnetz weist auf regelmäßig verteilte Reteleisten hin, welches ein Zeichen der Benignität darstellt (Abb. 1b). Ein sichtbares irreguläres Pigmentnetz stimmt histologisch mit unregelmäßig verteilten Reteleisten überein und lässt sich häufig bei dysplastischen melanozytären Nävi und bei malignen Melanomen finden (Abb. 1c). Dermatoskopisch spricht ein *engmaschiges Pigmentnetz* mehr für Benignität und es finden sich histologisch eng aneinanderstehende Reteleisten (Abb. 1d). Ein *weitmaschiges Pigmentnetz* zeigt histologisch weit auseinanderliegende Reteleisten; dermatoskopisch besteht der Verdacht auf einen dysplastischen melanozytären Nävus oder ein Melanom (Abb. 1c). Die Art der Maschen des Netzes ist jedoch auch abhängig von der jeweiligen Lokalisation: an den Beinen sind diese eher engmaschig, am Bauch eher weitmaschig sichtbar. *Feintrabekuläre Pigmentnetze* können für einen benignen melanozytären Hauttumor sprechen und zeigen schmale Reteleisten in der Histologie (Abb. 1e). Ein *grobtrabekuläres Pigmentnetz* gibt einen Hinweis auf einen dysplastischen melanozytären Nävus oder ein Melanom bei histologisch breiten Reteleisten (Abb. 1c).
- Ein weiteres klassisches Kriterium der Dermatoskopie von melanozytären Hauttumoren ist das Vorhandensein von braunen **Globuli**, die unterschiedlich intensiv

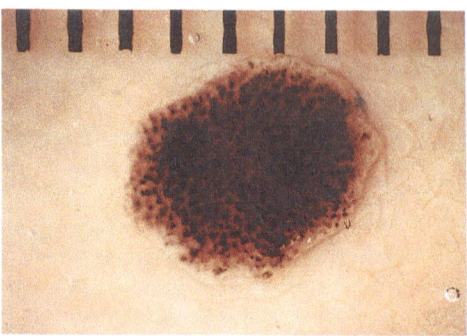

Abb. 2. Braune Globuli, regelmäßig auftretend, teilweise pflastersteinartig angeordnet, sprechen für einen benignen Nävus; unregelmäßige, asymmetrisch auftretende Globuli sind Hinweis auf ein Melanom. Histologisch zeigen sich in der oberen Epidermis oberflächlich pigmentierte Nester (melanozytärer Nävus vom dermalen Typ)

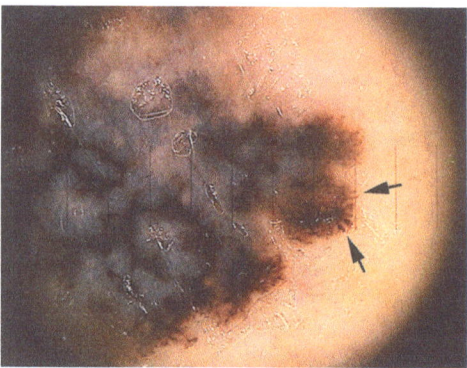

Abb. 3. Pseudopodien finden sich bei Melanomen mit histologisch konfluierenden pigmentierten junktionalen Nestern an der breiten Peripherie (superfiziell spreitendes Melanom, Tumordicke 1,10 mm, Invasionslevel IV)

pigmentierten Nestern von Melanozyten der oberen Dermis entsprechen (Abb. 2). Treten diese regelmäßig, teilweise pflastersteinartig angeordnet auf, spricht dies für einen benignen Nävus; unregelmäßige, asymmetrisch auftretende Globuli sind Hinweis auf ein Melanom.
- Der Nachweis von **Pseudopodien** findet sich bei Melanomen mit histologisch konfluierenden pigmentierten junktionalen Tumorausläufern an der breiten Peripherie (Abb. 3).

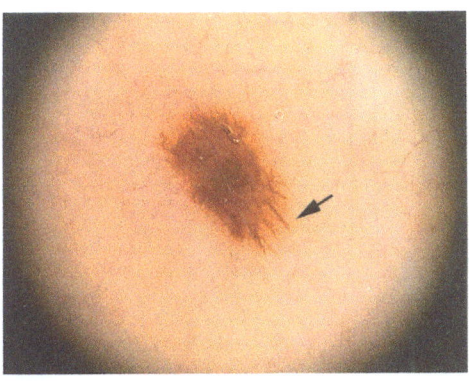

Abb. 4. Radiäre Ausläufer, asymmetrisch angeordnet, sprechen für ein Melanom, radiär symmetrisch angeordnete Ausläufer für einen pigmentierten Spindelzellnävus (Reed). Histologisch zeigen sich pigmentierte junktionale Nester (Melanoma in situ)

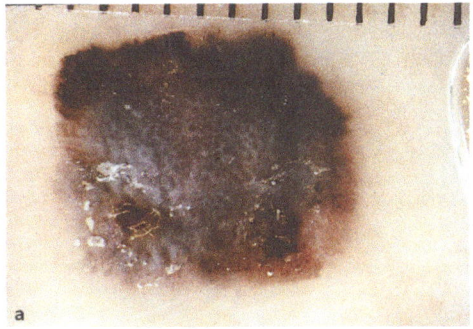

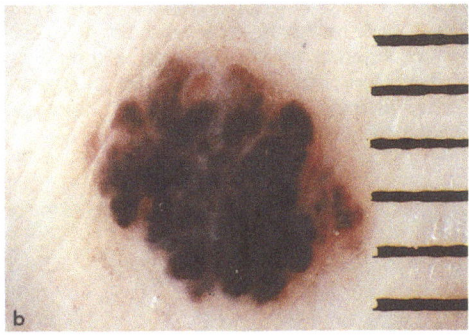

Abb. 6. a Weiße Schleier finden sich bei Melanomen. In der Histologie zeigt sich eine kompakte Orthokeratose und Hypergranulose (superfiziell spreitendes Melanom, Tumordicke 0,90 mm, Invasionslevel III). **b** Weiße Schleier lassen sich auch bei Hämangiomen finden (Hämangiom)

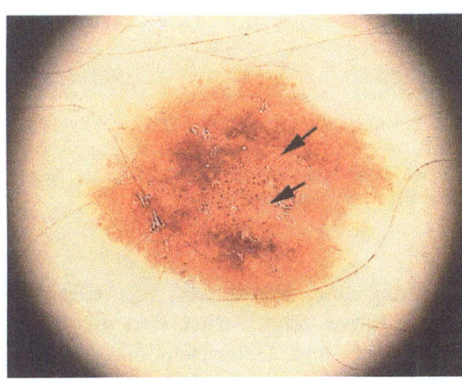

Abb. 5. Schwarze Punkte/„black dots" sind Hinweis auf einen dysplastischen melanozytären Nävus oder ein Melanom, insbesondere bei peripher gelegener, unregelmäßiger Verteilung. In der Histologie zeigen sich Aggregate pigmentierter Melanozyten im Stratum corneum (dysplastischer melanozytärer Nävus vom Compoundtyp)

- Ebenfalls sprechen asymmetrisch angeordnete *radiäre Streifen* für ein Melanom (Abb. 4). Liegen nahezu symmetrisch angeordnete radiäre Ausläufer (sog. „starburst pattern") vor, deutet dies bei Kindern auf einen pigmentierten Spindelzellnävus (Reed) hin, bei Erwachsenen ist stets die Diagnose des Melanoms zu bedenken. Histologisch zeigen sich pigmentierte junktionale Nester von Melanozyten.

- Das Vorliegen von **schwarzen Punkten/ „black dots"** spiegelt Aggregate pigmentierter Melanozyten oder stark melaninhaltiger Keratinozyten im Stratum corneum wider (Abb. 5). Sie sind Hinweis auf einen melanozytären Nävus vom Junktionstyp, einen dysplastischen melanozytären Nävus oder ein Melanom, insbesondere bei peripher gelegenen, unregelmäßig verteilten schwarzen Punkten/„black dots".
- **Weiße Schleier** finden sich vor allem bei Melanomen (Abb. 6a), können aber auch bei Hämangiomen gefunden werden (Abb. 6b). In der Histologie zeigt sich eine kompakte Orthokeratose und Hypergranulose.
- **Weiße narbenartige Areale** zeigen sich bei Melanomen mit Regression mit einer histologisch sichtbaren Melaninverminderung und einer teilweise stark ausgeprägten Fi-

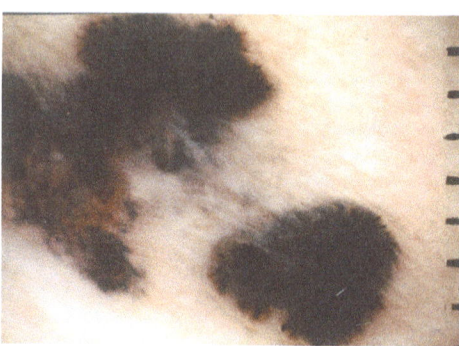

Abb. 7. Weiße narbenartige Areale zeigen sich bei Melanomen mit Regression bei einer histologisch sichtbaren Melaninverminderung und einer teilweise stark ausgeprägten Fibrose (superfiziell spreitendes Melanom, Tumordicke 0,75 mm, Invasionslevel IV)

Tabelle 3. Ursachen für Hypopigmentierung melanozytärer Tumoren

- Reifung gutartiger melanozytärer Nävi (dermaler Nävi)
- Haarfollikelostien (in Nävi)
- Narben, Traumata (in Melanomen und Nävi)
- Regressionszonen (zumeist in Melanomen, selten in Nävi)
- Hypomelanotische Zelllinien in Melanomen

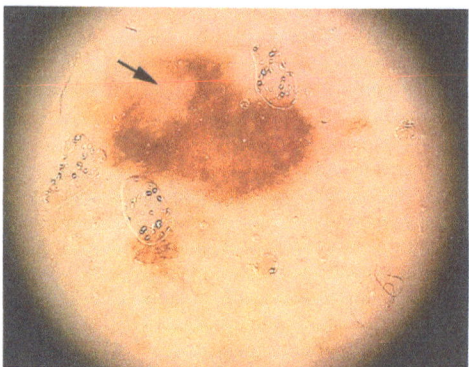

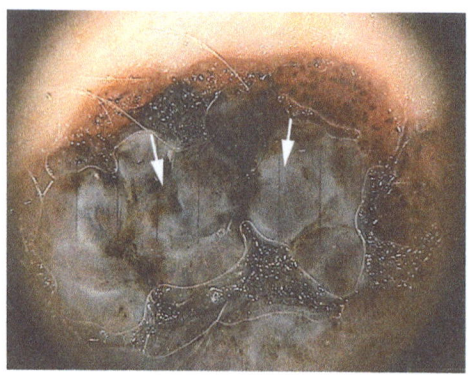

Abb. 9. Hypopigmentierung innerhalb von Hauttumoren können verschiedene Ursachen haben: Histologisch findet sich eine Verminderung von Melanin (dysplastischer melanozytärer Nävus vom Compoundtyp)

Abb. 8. Grau-blaue Areale finden sich bei Melanomen mit Regression oder sehr dicken Melanomen. Histologisch zeigt sich eine oberflächliche Fibrose mit Melanophagen (noduläres Melanom, Tumordicke 3,50 mm, Invasionslevel IV)

brose (Abb. 7). Regressionszonen sind in der Regel von Melanophagen durchgesetzt oder gesäumt.
- **Grau-blaue Areale** finden sich bei Melanomen mit Regression oder in sehr dicken, intensiv pigmentierten Melanomen. Histologisch zeigt sich eine oberflächliche Fibrose mit Melanophagen (Abb. 8).
- Eine **Hypopigmentierung** innerhalb von melanozytären Tumoren kann vielfältige Ursachen haben (Tabelle 3): Hypopigmentierung kann das normale Ergebnis der

Reifung eines Nävus sein, wie jeder dermale Nävus zeigt. Ferner sind die Ostien der Haar- und Talgdrüsenfollikel in Nävi stets hypopigmentiert. Narben in Nävi wie Melanomen sind melaninfrei. Regressionszonen von Melanomen sind mehr oder weniger pigmentfrei, je nach Dauer des immunologisch bedingten Abbaus des Tumors. Innerhalb und besonders am Rand der Regressionszonen finden sich Melanophagen als kleine graue Punkte. Sie sind das Hilfsmerkmal zur Unterscheidung von melaninarmen Zelllinien, die in Melanomen helle Zonen, meist Knoten, bilden können. Histologisch findet sich eine Verminderung von Melanin (Abb. 9).
- **Stahlblaue Areale** finden sich beim blauen Nävus; bei Anwesenheit von weiteren Kriterien eines melanozytären Tumors muss zwischen einem kombinierten Nävus und einem Melanom mit nodulären Anteilen

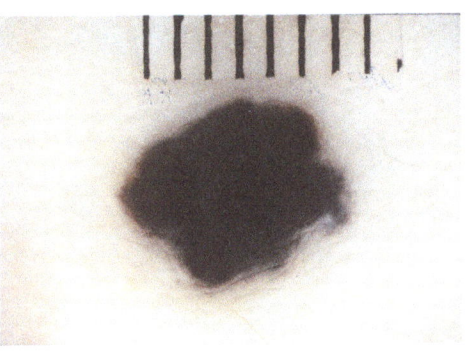

Abb. 10. Stahlblaue Areale finden sich beim blauen Nävus; bei weiteren sichtbaren dermatoskopischen Kriterien muss zwischen einem kombinierten Nävus und einem Melanom mit nodulären Anteilen differenziert werden. Histologisch zeigt sich eine homogene Pigmentierung in tieferen Schichten der Dermis (Kombination vom blauen Nävus und dysplastischen melanozytären Nävus vom Compoundtyp)

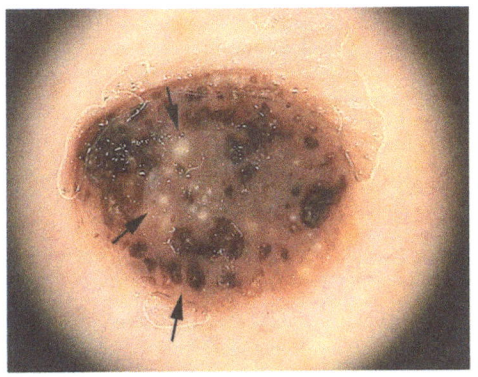

Abb. 11. Pseudo-Hornzysten finden sich bei seborrhoischen Keratosen und bei papillomatösen dermalen Nävi; vereinzelt auch bei Melanomen mit histologisch sichtbaren intraepidermalen Hornperlen (seborrhoische Keratose)

differenziert werden. Histologisch findet sich ein homogen pigmentierter Tumorknoten in tieferen Schichten der Dermis (Abb. 10).

Strukturen nichtmelanozytärer Hauttumoren
(Tabelle 4)

- **Pseudohornzysten** finden sich bei seborrhoischen Keratosen, bei papillomatösen dermalen Nävi sowie Nävi vom Compoundtyp und vereinzelt auch bei Melanomen, die an oder aus Nävi entstanden sind (Abb. 11).
- **Komedoartige Follikelöffnungen** kommen bei seborrhoischen Keratosen und bei papillomatösen dermalen Nävi vor. Histologisch finden sich intraepidermale Hornperlen mit Verbindung zur Hautoberfläche (Abb. 12).

Tabelle 4. Befunde in nichtmelanozytären Hauttumoren

- Pseudohornzysten
- Komedoartige Öffnungen
- Rötlich-schwarze Lakunen
- Teleangiektasien
- Ahornblattartige Pigmentierung

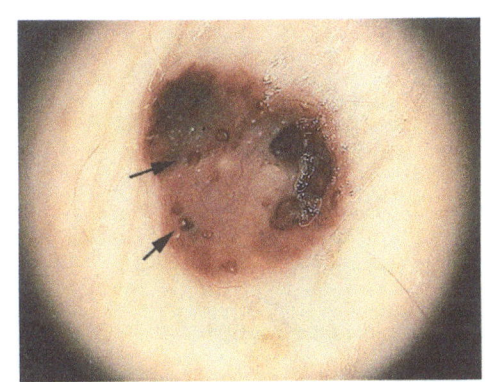

Abb. 12. Komedoartige Follikelöffnungen kommen bei seborrhoischen Keratosen und bei papillomatösen dermalen Nävi vor. Histologisch finden sich intraepidermale Hornperlen mit Verbindung zur Hautoberfläche (seborrhoische Keratose)

- **Rötlich-schwarze Lakunen**, die Bluthohlräumen entsprechen und zumeist oval bis rund sind, finden sich bei Hämangiomen und bei Angiokeratomen. In der Histologie zeigen sich größere Gefäßräume in der oberen Dermis (Abb. 13).
- **Teleangiektasien** finden sich bei Basalzellkarzinomen. In der Histologie zeigen sich erweiterte Gefäße in der oberen Dermis (Abb. 14) (s. Kapitel 4.9).
- Die **ahornblattartige Pigmentierung** findet sich beim pigmentierten Basalzellkar-

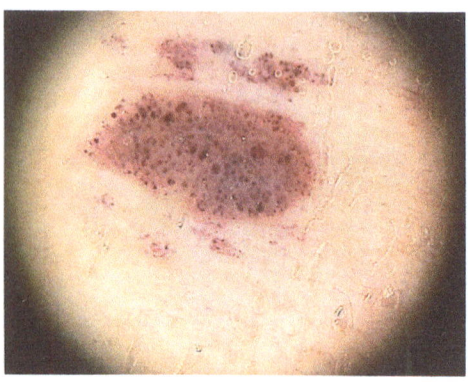

Abb. 13. Rötlich-schwarze Lakunen finden sich bei Hämangiomen und bei Angiokeratomen. In der Histologie zeigen sich größere Gefäßräume in der oberen Epidermis (Angiokeratom ohne Keratose)

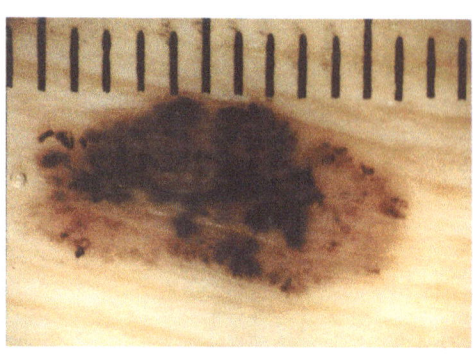

Abb. 15. Ahornblattartige Pigmentierung findet sich beim pigmentierten Basalzellkarzinom. Histologisch zeigen sich pigmentierte Epithelzellnester (Basalzellkarzinom)

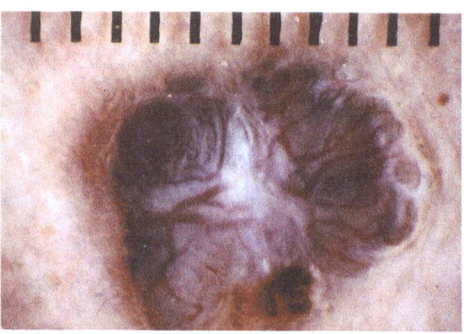

Abb. 14. Teleangiektasien mit unterschiedlichen Kalibern finden sich bei Basalzellkarzinomen. In der Histologie zeigen sich erweiterte Gefäße in der oberen Dermis (solides Basalzellkarzinom)

zinom. Histologisch zeigen sich pigmentierte Epithelzellnester (Abb. 15).

Gefäßstrukturen

Die Darstellung der Gefäße in der Dermatoskopie gewinnt zunehmend an Bedeutung, insbesondere bei der Erkennung von amelanotischen Melanomen (s. Kapitel 4, unten). Dieser Bereich bleibt dem Histologen weitgehend verschlossen, da nur bei Betrachtung der vollständigen Hautveränderung die Architektur der Gefäßversorgung erkennbar ist. Tumoren können aus der Tiefe oder aus der Peripherie mit Blutgefäßen versorgt werden, diese können unterschiedliche Lumina und Kaliberschwankungen in ihrem Verlauf aufweisen.

4.2 Gesichtsbereich

R. Schiffner, W. Stolz

Die Inzidenz einer Lentigo maligna oder eines Lentigo-maligna-Melanoms im Gesicht steigt mit fortschreitendem Alter an. Dies deutet auf eine Mitauslösung durch die langfristige Exposition gegenüber einer Umweltnoxe hin: die im Rahmen des gesamten Lebens akkumulierte UV-Strahlung [1–10]. Während der Altersgipfel für die Entwicklung einer Lentigo maligna zur Zeit jenseits des 70sten Lebensjahres liegt, könnte sich dies in den nächsten Jahrzehnten ändern. Insbesondere in den vergangenen Jahren konnten in breiten Bevölkerungsschichten – nicht nur bei Personen, die beruflich der Sonnenstrahlung ausgesetzt sind – Änderungen im Expositionsverhalten gegenüber UV-Strahlung festgehalten werden. So bewirken das noch aktuelle Schönheitsideal „der braungebrannten Haut", vielfältige „Outdoor-Freizeitaktivitäten" und die schnelle Erreichbarkeit von Urlaubsorten in stärker UV-exponierten Regionen der Erde eine Steigerung der kumulativen UV-Dosen. Diese Verhaltensveränderungen sind dabei nicht nur bei Erwachsenen, sondern bereits im Jugend- und Kindesalter festzustellen. Während zum Beispiel 1970 nur 1% der Deutschen ihren Urlaub in den Tropen verbrachten, waren es 1994 bereits 13%. Allein 1995 waren 30% der Bevölkerung über 14 Jahre in ihrem Urlaub „am Mittelmeer". Als wichtigste Urlaubsaktivitäten wurde dabei von 45% „Baden im Meer" und von 43% „Sonnenbaden" angegeben [11, 12].

In Zukunft ist daher mit einer Zunahme von Patienten mit UV-induzierten, gut- und bösartigen pigmentierten Hautveränderungen besonders im Gesicht zu rechnen. Die Entwicklung und Bereitstellung einer treffsicheren Frühdiagnostik zur Verbesserung der Prognose und Minimalisierung therapeutischer Eingriffe gerade bei jüngeren Patienten erscheint deshalb notwendig. Gerade die Diagnose einer initialen Lentigo maligna im Gesicht wird allerdings durch die mögliche Anwesenheit zahlreicher weiterer klinisch ähnlich erscheinender pigmentierter Hautveränderungen differenzialdiagnostisch erschwert.

Zahlreiche Studien konnten in der Vergangenheit die Überlegenheit der Dermatoskopie gegenüber der alleinigen klinischen Betrachtung von pigmentierten Hautveränderungen beweisen [13–20]. Dabei kann die Dermatoskopie sowohl zur Differenzierung zwischen melanozytären und nichtmelanozytären als auch zur Unterscheidung zwischen gut- und bösartigen melanozytären Hautveränderungen beitragen.

Während sich im Gesicht die dermatoskopischen Kriterien zur Diagnose (Tabelle 1) von pigmentierten Basalzellkarzinome (blattartige Strukturen, Pigmentierung hauptsächlich im Randbereich der Läsion, astartig verzweigte Gefäße, graublaues oder graubraunes Pigment) (Abb. 1), seborrhoischen Keratosen (fingerabdruckartige Strukturen, Pseudohornzysten, pseudofollikuläre Öffnungen,

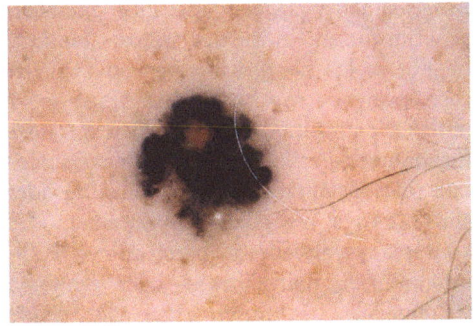

Abb. 1. Pigmentiertes Basalzellkarzinom. Typische blattartige Strukturen mit überwiegend randbetonter charakteristischer graubrauner Pigmentierung. In seltenen Fällen kann sich bei Basalzellkarzinomen wie in diesem Fall auch eine Pseudohornzyste finden

Tabelle 1

Diagnose	Kriterien
■ Pigmentiertes Basalzellkarzinom	– Blattartige Strukturen – Pigmentierung hauptsächlich im Randbereich – Astartig verzweigte Gefäße – Graublaues/graubraunes Pigment
■ Seborrhoische Keratose	– Fingerabdruckartige Strukturen – Pseudohornzysten – Pseudofollikuläre Öffnungen – „Gyri und Sulci" („Großhirnoberfläche")
■ Lentigo senilis	– Homogene hellbraune Areale unter Aussparung der Follikelöffnungen – Hellbraune symmetrisch pigmentierte Follikelöffnungen
■ Pigmentierte aktinische Keratose	– Hellbraunes perifollikuläres Pigmentrautenmuster – Rotes Gefäßrautenmuster
■ Lentigo maligna	– Dunkelbraune oder schwarze asymmetrisch pigmentierte Follikelöffnungen – Dunkelbraune oder schwarze rhomboidale Strukturen – Graublaue Punkte und graublaue Schollen

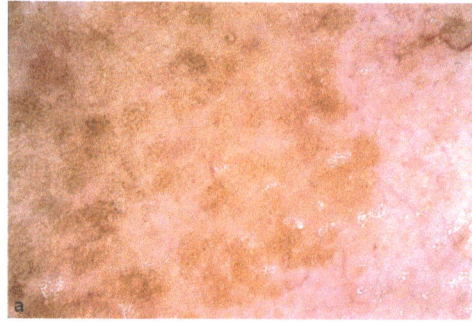

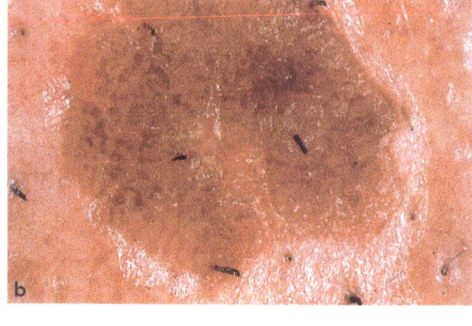

Abb. 2. a Seborrhoische Keratose. Bei dieser initialen und sehr flachen Läsion zeigen sich typische hellbraune fingerabdruckartige Strukturen. **b** Seborrhoische Keratose. Klassische Sicht auf eine „Großhirnoberfläche" mit unterschiedlich stark pigmentierten „Gyri" und dazwischenliegenden nicht pigmentierten „Sulci"

„Gyri und Sulci" entsprechend der „Sicht auf eine Großhirnoberfläche") (Abb. 2a,b) oder Lentigines seniles (homogene hellbraune Areale unter Aussparung der Follikelöffnungen, hellbraune symmetrisch pigmentierte Follikelöffnungen) (Abb. 3a,b) nicht von den Kriterien unterscheiden, die auch am übrigen Integument eingesetzt werden können, so gibt es bei der Erkennung von Frühzeichen malignen Wachstums im Sinne einer initialen pigmentierten aktinischen Keratose (hellbraunes perifollikuläres Pigmentrauten- und rotes Gefäßrautenmuster) (Abb. 4) oder einer Lentigo maligna (dunkelbraune oder schwarze asymmetrisch pigmentierte Follikelöffnungen, dunkelbraune oder schwarze rhomboidale Strukturen, graublaue Punkte und graublaue Schollen) (Abb. 5a–c) Unterschiede zwischen Gesicht und Körper.

Während am übrigen Integument zur Identifizierung malignen melanozytären Wachstums sehr gut die bisher entwickelten Analysemethoden (ABCD-Regel der Dermatoskopie, 7-Punkte-Liste nach Argenziano oder Menzies-Score [15, 16, 19, 20]) verwendet werden können, liegen im Gesicht besondere anatomische Verhältnisse vor: auf Grund sehr flacher oder nicht vorhandener Reteleisten finden sich oft keine dermatoskopisch erkennbaren Netzstrukturen, die allerdings in allen Diagnoseregeln wichtige Beurteilungsmerkmale darstellen. Wie unsere Untersuchungen gezeigt haben, finden sich darüber hinaus im Gesicht spezielle dermatoskopische Kriterien zur Erkennung von Frühzeichen malignen Wachstums, die nicht in den gängigen Diagnoseregeln integriert sind (dunkelbraune oder schwarze asymmetrisch pigmentierte Follikelöffnungen, dunkelbraune oder schwarze rhomboidale Strukturen).

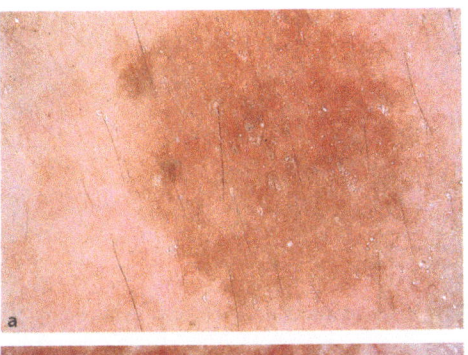

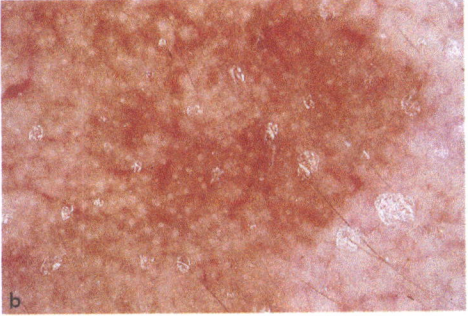

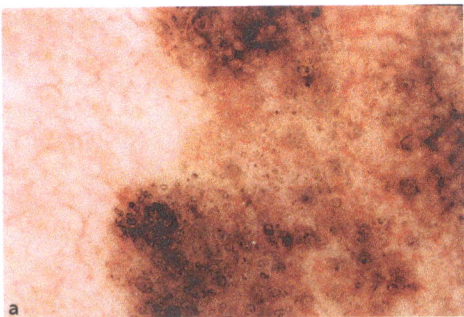

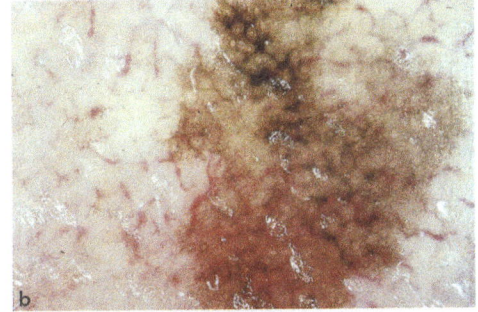

Abb. 3. a Lentigo senilis. Homogen hellbraun pigmentierte Läsion mit typischen hellbraunen symmetrisch pigmentierten Follikelöffnungen. **b** Lentigo senilis. Homogen hellbraune Pigmentierung unter Aussparung der Follikelöffnungen mit durch aktinische Schädigung erweiterten Gefäßen

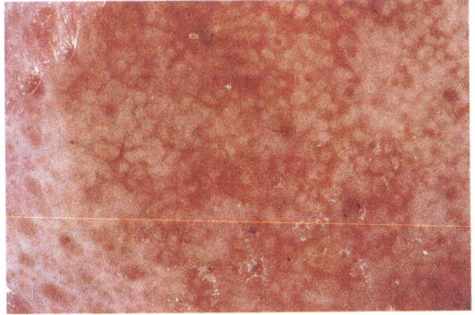

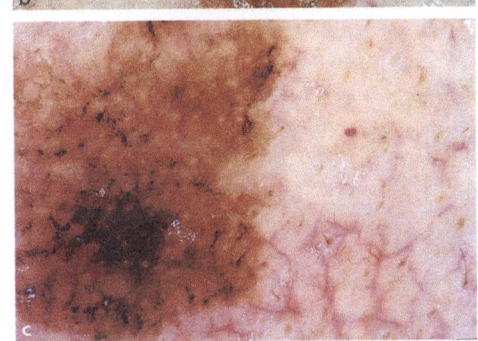

Abb. 4. Pigmentierte aktinische Keratose. Hellbraun pigmentiertes perifollikulär angeordnetes Rautenmuster, daneben initiales rotes Gefäßrautenmuster. Ein sehr wichtiges nichtdermatoskopisches Instrument der Diagnostik bleibt aber die tastbare rauhe Oberfläche bei aktinischen Keratosen

Abb. 5. a Lentigo maligna. Zahlreiche dunkelbraune asymmetrisch pigmentierte Follikelöffnungen als Hinweis für Malignität, daneben auch symmetrisch pigmentierte Follikelöffnungen wie sie auch bei Lentigines seniles gefunden werden können. **b** Lentigo maligna. Initiale dunkelbraune rhomboidale Strukturen und dunkelbraune asymmetrisch pigmentierte Follikelöffnungen. Im Randbereich vom Aspekt her an eine Lentigo senilis erinnernd. **c** Lentigo maligna. Dunkelbraune asymmetrisch pigmentierte Follikelöffnungen und unregelmäßig verteilte graublaue Punkte und Schollen

Im Folgenden wird die Identifikation und Entwicklung dieser gesichtsspezifischen dermatoskopischen Diagnosekriterien kurz dargestellt [21]: 87 pigmentierte Hautveränderungen von konsekutiven Patienten, die sich in der Dermatologischen Klinik und Poliklinik der Universität Regensburg vorgestellt hatten, wurden für diese Studie verwendet. Der Datensatz beinhaltete Aufnahmen von 37 histologisch verifizierten malignen (17 Lentigines malignae, 20 frühe Lentigo-maligna-Melanome) und 50 gutartigen Läsionen (12 seborrhoische Keratosen, 38 Lentigines seniles/solares). 27 dermatoskopisch erkennbare Kriterien, die unterschiedliche Strukturen oder Struktur- und Farbkombinationen beschrieben, wurden in jedem Fall nach ihrem Vorkommen analysiert. Die univariate Analyse erbrachte folgende Merkmale als Zeichen für malignes melanozytäres Wachstum: dunkelbraune oder schwarze rhomboidale Strukturen, die sich nur bei Lentigo maligna oder Lentigo-maligna-Melanomen fanden, sowie dunkelbraune oder schwarze asymmetrisch pigmentierte Follikelöffnungen und blaugraue Punkte bzw. blaugraue Schollen. Die drei letztgenannten Kriterien fanden sich in der Mehrzahl bei bösartigen melanozytären Hautveränderungen, daneben allerdings auch in einigen Fällen von gutartigen Läsionen. Das Vorhandensein dieser Kriterien macht eine melanozytäre Hautveränderung somit zwar verdächtig, kann eine Lentigo maligna aber dermatoskopisch noch nicht beweisen. Für die Praxis allerdings ist von Bedeutung, dass eine Probebiopsie dann unbedingt aus einem dermatoskopisch verdächtigen Areal entnommen werden sollte. Die Ergebnisse der multivariaten Analyse (logistische Regression) ergab in dem untersuchten Datensatz eine Klassifikationsrate von 93% sowie eine Sensitivität von 89% und eine Spezifität von 96% mit den oben genannten vier Kriterien.

Die Ergebnisse dieser Untersuchung stellten die Grundlage zur Entwicklung eines Wachstumsmodells für eine Lentigo maligna dar (Abb. 6). Dieses Modell kann natürlich nicht den „wahren" Wachstumsverlauf einer Lentigo maligna bei einem bestimmten Patienten oder den genauen Zeitrahmen des Wachstums vorhersagen, aber eine mögliche exemplarische Stadienabfolge aufzeigen. Da die Diagnose einer Lentigo maligna im Spät-

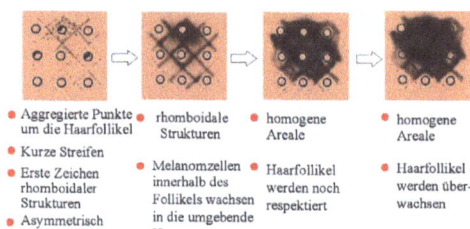

Abb. 6. Wachstumsmodell einer Lentigo maligna. Links beginnend finden sich die wichtigsten Zeichen einer Lentigo maligna im Frühstadium. Die Suche und Identifizierung dieser Merkmale ist die Domäne der Dermatoskopie. Mit zunehmendem Wachstum kommt es zum „Zuwachsen" der Follikelöffnungen. Homogen dunkelbraune oder schwarze Areale machen die Diagnose einer Lentigo maligna auch mit dem bloßen Auge dann nicht mehr schwierig

stadium bereits mit klinischen Methoden, also dem bloßen Auge, nicht schwierig ist, muss es die Hauptaufgabe der Dermatoskopie sein, gerade nach Zeichen von Frühstadien zu suchen. Dem Wachstumsmodell folgend kann das erste Anzeichen einer Lentigo maligna das Auftreten von dunkelbraunen oder schwarzen asymmetrisch pigmentierten Follikelöffnungen sein. Daneben können anfangs aus blaugrauen Punkten oder Schollen bestehenden rhomboidale Strukturen um die Follikel orientiert auftreten. Mit fortschreitendem Wachstum kommt es ausgehend von den asymmetrisch pigmentierten Follikeln zu einem Weiterwachsen maligner Zellen in die Follikelumgebung. Auch die anfänglich aus Punkten oder Schollen bestehenden rhomboidalen Strukturen werden klarer sichtbar und zeigen dann ein streifiges Muster. Ausgehend sowohl von den Follikelöffnungen als auch von den rhomboidalen Strukturen kommt es dann zum Wachstum maligner Zellen in die Bereiche um die Follikel, sodass homogen pigmentierte Areale mit noch sichtbaren Follikelöffnungen entstehen. Es hat sich nun ein sogenanntes Pseudonetzwerk entwickelt, das oft auch klinisch bereits gut erkennbar ist. Schreitet das Wachstum fort, so werden nun von den malignen Zellen die Follikel nicht mehr respek-

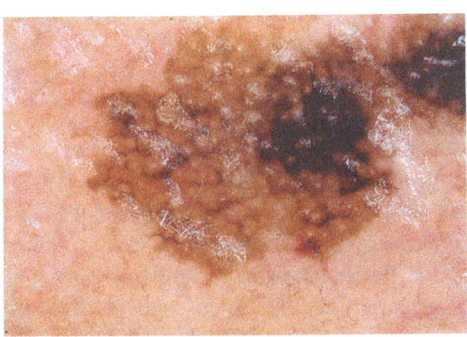

Abb. 7. Lentigo maligna. Charakteristische Früh- (initiales dunkelbraunes perifolliculäres Rautenmuster) und Spätzeichen (Pseudonetzbildung durch Respektierung der Follikel, daneben bereits homogene „follikellose" Areale) in einer Läsion

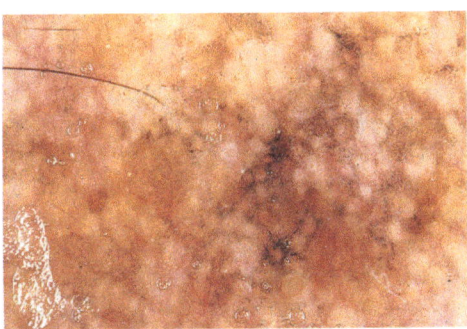

Abb. 8. Lentigo maligna. Zahlreiche blaugrau pigmentierte Punkte und Schollen, eine asymmetrisch pigmentierte Follikelöffnung und noch aus Punkten bestehende initiale perifollikuläre Rautenstrukturen weisen auf das mögliche Vorliegen einer Lentigo maligna hin. Die Probebiopsie aus dem verdächtigen Areal bestätigte die Verdachtsdiagnose

tiert, sondern letztendlich zugewachsen. Es entstehen nun größere homogen pigmentierte Flächen ohne sichtbare Follikelöffnungen.

Diese Stadien lassen sich nicht nur in der Abfolge, sondern auch in ein- und derselben Läsion erkennen. So finden sich z. B. am Rand einer Lentigo maligna oder eines Lentigo-maligna-Melanoms oft charakteristische Frühzeichen, während in anderen Bereichen, in denen das maligne Wachstum schon länger stattfindet, bereits homogene flächige Areale präsent sind (Abb. 7). Ziel muss es aber sein, pigmentierte Hautveränderungen im Gesicht auf mögliche Frühzeichen maligner, melanozytärer Entartung hin zu untersuchen (Abb. 8).

Auch wenn die hier vorgestellten Kriterien keine 100%ige Sicherheit bei der Frühdiagnose maligner melanozytärer Veränderungen im Gesicht bringen können, so unterstützt die Kenntnis dieser dermatoskopischen Kriterien den Dermatologen in der Auswahl eines möglichen Biopsieortes zur histologischen Sicherung der Diagnose. Unserer Erfahrung nach ist die Wahrscheinlichkeit malignes Wachstum histologisch nachweisen zu können dort am größten, wo dermatoskopisch die oben genannten Kriterien zu erkennen sind. Entsprechende Korrelationen zwischen dermatoskopischem Erscheinungsbild (z. B. asymmetrisch pigmentierte Follikelöffnungen) und histopathologischen Untersuchungen zeigten demnach auch Melanomzellen, die entlang der Follikel in die Tiefe gewachsen sind.

4.3 Akren

R. Hofmann-Wellenhof, H. P. Soyer

Als akrale melanozytäre Nävi sind Hautveränderungen an Handflächen und Fußsohlen zusammengefasst worden. Die Inzidenz wird zwischen 3 und 30% angegeben [1, 2]. Bei einer Untersuchung an unserer Klinik hatten 22% der Patienten (n = 1000), die die Spezialambulanz für Pigmentläsionen aufsuchten, zumindest einen akralen melanozytären Nävus.

Durch die besondere Architektur der Leistenhaut besitzen melanozytäre Nävi plantar und palmar eine spezielle Morphologie, die sich in ihrem dermatoskopischen Bild widerspiegelt. Japanische Autoren haben verschiedene dermatoskopische Muster der akralen melanozytären Nävi ausgearbeitet, die im Wesentlichen auf dem sogenannten parallelen Muster aufbauen [3–5].

Klinisches Bild

Die akralen melanozytären Nävi sind meistens makulös und springen oft durch eine scharfe und unregelmäßige Begrenzung ins Auge. Gelegentlich sind auch flache papillomatöse Läsionen und kongenitale Nävuszellnävi zu beobachten. In der oben erwähnten Studie untersuchten wir 228 akrale Nävi. Diese weisen eine durchschnittliche Fläche von 6,7 mm^2 (1 bis 32,6 mm^2) auf. Die Mehrzahl der Läsionen fanden sich plantar (73%).

Dermatoskopisches Bild

In der Literatur werden verschiedene dermatoskopische Muster unterschieden [3–6]. Nach unserer Erfahrung ist eine Einteilung der akralen melanozytären Nävi in 5 Typen hilfreich:

■ **Paralleles Muster** (Abb. 1). Dieses Muster entsteht durch die Anordnung von Melanozytennestern entlang der Crista limitans. Diese Nester korrelieren dermatoskopisch als Pigmentierung des Sulcus superficialis und formen so das parallele Furchenmuster. Das Pigment ist also in den Furchen der Leistenhaut zu finden. Oft ist es nicht ganz einfach zu beurteilen, ob die Furchen oder die Leisten pigmentiert sind. Hilfreich sind bei dieser Unterscheidung die Akrosyringien, also die Ausführungsgänge der ekkrinen Schweißdrüsen. Diese öffnen sich auf den Leisten. Diese für die Leistenhaut sehr charakteristischen Strukturen stellen sich dermatoskopisch als weiße Punkte in paralleler, regelmäßiger Anordnung dar. Sie sind beim parallelen Furchenmuster zwischen den pigmentierten Streifen zu finden [7].

Vom parallelen Furchenmuster ist das parallele Leistenmuster zu unterscheiden. Dieses ist laut Literatur sehr häufig beim akralen Melanoma in situ und bei akralen Melanomen zu finden [6]. Hierbei sind die Leis-

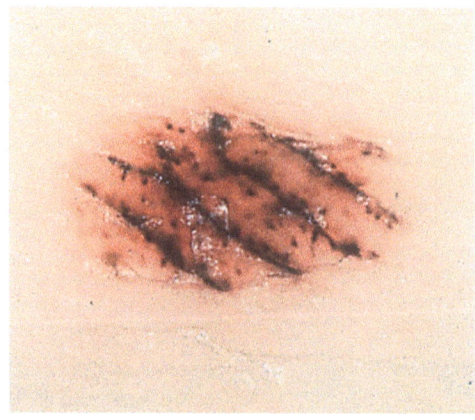

Abb. 1. Paralleles Furchenmuster. Das Pigment findet sich in den Furchen der Leistenhaut (akraler junktionaler melanozytärer Nävus an der Fußsohle)

ten deutlich stärker pigmentiert und die Furchen frei von Pigment oder deutlich schwächer pigmentiert. Es ist also bei der Beurteilung der akralen Nävi vom parallelen Muster von außerordentlicher Wichtigkeit das parallele Furchenmuster vom parallelen Leistenmuster zu unterscheiden, da letzteres gehäuft in malignen Läsionen zu finden ist.

Sehr häufig sieht man auch braune Globuli und schwarze Punkte (black dots) bei den parallelen Mustern der akralen Nävi. Hierbei sind die Globuli meist regelmäßig über die gesamte Läsion verstreut. Die Akrosyringien bleiben meist frei von Pigment.

▪ **Gitterartiges Muster** (Abb. 2). Bei dieser Variante des parallelen Musters entsteht durch pigmentierte Streifen, die senkrecht zu den parallelen Linien stehen, ein pigmentiertes Gitter. Durch das dickere Stratum corneum ist bei akralen Nävi vom gitterartigen Typ das typische Pigmentnetz eher als gitterartiges Muster zu sehen, da die Maschen des Pigmentnetzes keine Pigmentierung zeigen. Bei der Beurteilung der Dignität gelten beim gitterartigen Muster dieselben Kriterien wie bei der Beurteilung des Pigmentnetzes bei Läsionen an anderen Körperregionen.

▪ **Fibrilläres Muster** (Abb. 3). Dieses seltene Muster ist durch enge nebeneinanderliegende fibrilläre pigmentierte Streifen gekenn-

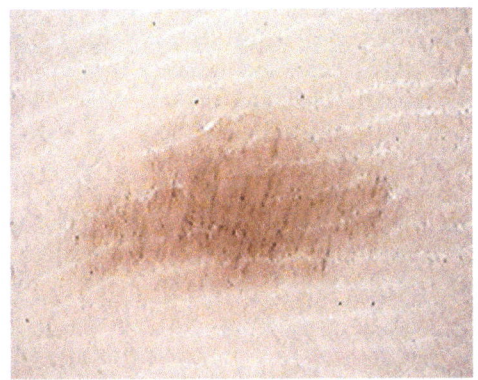

Abb. 3. Fibrilläres Muster. Feine parallele Pigmentstreifen kreuzen die Furchen und Leisten (akraler melanozytärer Nävus vom Compound-Typ an der Fußsohle)

zeichnet, die die Leisten und Furchen kreuzen. Durch die uniforme Pigmentierung erscheint dieses Muster meist auf den ersten Blick als benigne.

▪ **Homogenes Muster** (Abb 4). Bei diesem von uns beobachteten Muster sieht man eine homogene meist schwache Pigmentierung. Pigmentierte Linien oder Streifen sind bei diesem Muster nicht zu erkennen, da die Pigmentierung zu schwach ist und durch das dicke Stratum corneum homogen erscheint.

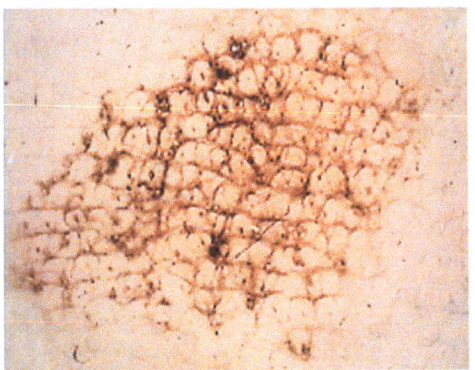

Abb. 2. Gitterartiges Muster. Durch die spezielle Morphologie der Leistenhaut erscheint das Pigmentnetz als Gitter (akraler melanozytärer Nävus vom Compound-Typ an der Fußsohle)

Abb. 4. Homogenes Muster. Das Fehlen von spezifischen dermatoskopischen Strukturen lassen diesen Nävus homogen erscheinen (akraler melanozytärer Nävus vom Compound-Typ an der Fußsohle)

Atypisches Muster. Melanozytäre Nävi, die keines der oben beschriebenen Muster zeigen, sollten besonders beachtet werden, da sie schwer einzuordnen sind. Diese Nävi sollten exzidiert werden oder zumindest engmaschig kontrolliert werden.

Die Häufigkeitsverteilung der oben genannten Muster war bei den von uns untersuchten 228 akralen Nävi folgende:
- parallel   51%
- homogen   26%
- gitterartig   14%
- fibrillär   5%
- atypisch   4%.

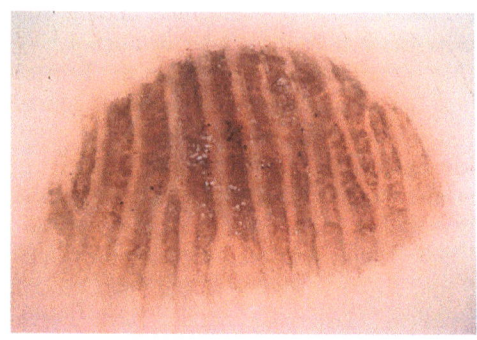

Abb. 5. Paralleles Leistenmuster. Die Pigmentierung ist deutlich an den Leisten, die Furchen sind beinahe ohne Pigment (Melanoma in situ an der Fußsohle)

Differenzialdiagnosen

Akrolentiginöses Melanom

Das akrale In-situ-Melanom ist oft schwer von einem akralen Nävus zu unterscheiden. Bei Vorliegen eines parallelen Leistenmusters sollte man jedoch immer an ein akrales Melanom denken (Abb. 5). Bei anderen Melanomarten sieht man auch plantar und palmar die typischen dermatoskopischen Melanommerkmale, sodass die Differenzialdiagnose meist keine Schwierigkeit bedeutet [5]. Obwohl die ABCD-Regel nach Stolz bei unseren Untersuchungen auch bei akralen Läsionen anwendbar war, bekommt man meist einen höheren Wert als bei Läsionen an anderen Körperstellen, da oft bei akralen Läsionen die Symmetrie weniger gegeben ist und das Pigment oft abrupt endet [8].

Hämorrhagie

Die subkorneale Hämorrhagie kann meist durch den rot-blauen Farbton leicht von melanozytären Läsionen unterschieden werden. Auch die Homogenität der Pigmentierung ist charakteristisch für Hämorrhagien. Oft finden sich auch in der Peripherie der homogenen Macula kleine rot-blaue oder schwarze Punkte. Bei einer schwächeren Einblutung in die Epidermis sieht man gelegentlich auch bei der Hämorrhagie ein paralleles Muster, wobei hierbei jedoch die Leisten stärker pigmentiert sind als die Furchen. Die Ausführungsgänge der ekkrinen Schweißdrüsen finden sich also bei Hämorrhagien mit parallelem Muster in den stärker pigmentierten Leisten.

Zusammenfassung

Bei den akralen melanozytären Nävi kann man 4 typische Muster unterscheiden: paralleles, gitterartiges, fibrilläres und homogenes Muster. Besondere Bedeutung hat das parallele Leistenmuster, da es gehäuft bei einem Melanoma in situ in akraler Lokalisation vorkommt. Liegt keines dieser Muster vor, spricht man von atypischem Muster. Die Kenntnisse dieser verschiedenen Muster erleichtert die Beurteilung der akralen melanozytären Nävi. Exzision ist bei Vorliegen eines parallelen Leistenmusters und zumindest engmaschige Kontrolle eines atypischen Musters notwendig. Bei allen anderen akralen melanozytären Nävi ist das Prozedere wie bei Nävi an anderen Körperstellen.

4.4 Nägel*

J. F. Kreusch

Eine Besonderheit stellen Pigmentierungen der Finger- und Zehnägel dar. Veränderungen in diesem Bereich weisen aus folgenden Gründen eine abweichende Morphologie auf:
- Die völlig andere anatomische Struktur des Nagelapparats im Vergleich zur dermoepidermalen Grenze an allen anderen Regionen des Körpers (Abb. 1).
- Das Wachstum des Nagels in der Extremitätenachse mit der eigentlichen Wachstumszone unter dem Nagelfalz, mit der resultierenden Längsorientierung des Nagelmaterials und der in ihm enthaltenen Pigmente [8].
- Anders als in normaler Haut können im Nagel farbstoffbildende Bakterien oder Pilze lange verbleiben, reichlich Farbstoff bilden und so Pigmenttumoren vortäuschen [1, 2, 17, 18].
- Das sehr langsame Wachstum des Nagels, wodurch auch exogene Pigmente lange nahe dem Ort ihres Eindringens in oder unter die Nagelplatte bleiben.

Eine Übersicht über die Differenzialdiagnose pigmentierter Nagelveränderungen gibt Tabelle 1 [nach 2 und 3].

Die sich daraus ergebenden morphologischen Besonderheiten sub- oder intraungualer Pigmentierungen bereiten schon bei der klinischen Diagnose Schwierigkeiten. Es treten häufig Längsstreifen auf. Einmal eingebrachte Pigmente wachsen mit dem Nagel heraus, allerdings im Bereich der Zehnägel

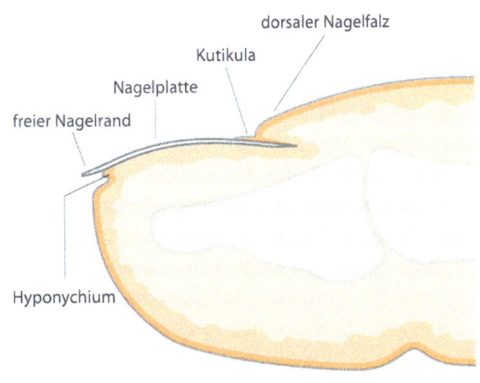

Abb. 1. Schematische Darstellung der Anatomie des Nagels

oft außerordentlich langsam. Dies kann bei klinischer Beurteilung zur Verwechslung mit einem subungualen Melanom führen. Umgekehrt werden subunguale Melanome häufig als traumatisch bedingte Nagelveränderungen oder als Mykose verkannt. Die meist sehr späte Diagnosestellung trägt zu der sehr schlechten Prognose dieser Tumoren bei [14]. Eine korrekte und frühzeitige Diagnostik ist daher besonders wichtig, die Dermatoskopie kann hierzu einen wichtigen Beitrag leisten.

Untersuchungstechnik von Nagelpigmentierungen

Für die einfache, schnell durchführbare Untersuchung der Patienten empfiehlt sich die Verwendung eines Hockers, auf den jeweils ein Fuß gesetzt werden kann. Als Kontaktflüssigkeit eignet sich am besten Ultraschall-Kontaktgel. Paraffinöl und Alkohol sind so dünnflüssig, dass sie rasch verlaufen und keine ausreichende optische Verbindung zwischen Bodenplatte der Optik und der Nageloberfläche bzw. den Winkeln des Nagelfalzes aufrechterhalten können.

---

* *Anmerkung:* In diesem Text wird der Begriff „Dermatoskopie" verwendet. Viele der nachfolgend beschriebenen Befunde sind aber mit der 9.3fachen Vergrößerung eines „Dermatoskops" nicht ausreichend erkennbar. Sie wurden mit einem Auflichtmikroskop (Vergrößerung 30 bis 60-fach) erhoben, sodass die Bezeichnung „Auflichtmikroskopie" angemessener wäre. Der Begriff „Dermatoskopie" wird nur im Interesse einer einheitlichen Nomenklatur innerhalb dieses Buches benutzt, darf aber nicht suggerieren, dass der damit bezeichnete Instrumententyp für alle hier behandelten Fragestellungen geeignet wäre.

Befunde von Nagelpigmentierungen

Es ist daran zu erinnern, dass Farbtöne der Pigmente, also auch des Melanins, lokalisationsunabhängig sind. Die Pigmentmuster dagegen sind an diesem speziellen Ort völlig anders als in normaler Haut. Meist ist der eigentliche, unter dem Nagelfalz gelegene Tumor selbst gar nicht zu sehen. Ganz wichtig ist daher die Beobachtung, dass bei subungualen Nävi und Melanomen die streifige Nagelpigmentierung bei genügender Vergrößerung (mindestens 30fach) sich in einzelne braune oder grauschwarze Punkte von ca. 20 µm Durchmesser auflösen lässt. Es handelt sich entweder um melaninhaltige Melano- oder Korneozyten.

Entstammen die Farbstoffe dagegen Mikroorganismen oder dem Blut, sind diese nicht an einzelne Zellen gebunden, Granula sind nicht zu erkennen.

■ **Hämorrhagien** (Abb. 2) werden von den Patienten nicht immer mit einem Trauma in Verbindung gebracht, besonders an den Zehnägeln ereignen sich kleinere Traumata oft unbemerkt beim Sport. Man findet mehr oder weniger ausgedehnte rötlich-violette bis braunrote Flecken, sie lassen oft im Randbereich kleine zusätzliche Blutströpfchen erkennen, die man mit dem bloßen Auge nicht sieht. Stets sind Farbtöne von Blut erkennbar, Form und Farbe sind sehr sichere Hinweise auf die Ursache der Verfärbung. Bei längerer Bestandsdauer der Bluteinschlüsse nehmen diese die längliche Form der bekannten Splitterblutungen an. Im Verlauf einiger Tage sind ferner ein Farbwandel zu einem rötlichen Braunton und ein typischer bräunlicher Diffusionshof im Keratin um die Blutstropfen herum zu beobachten.

■ **Fremdkörper** in oder unter dem Nagel sind dermatoskopisch stets mit großer Zuverlässigkeit zu erkennen, sofern sie nicht aus transparentem, farblosem Material wie z.B. Glas bestehen.

■ **Farbstoffe mikrobiellen Ursprungs** (Abb. 3a und b) stammen häufig aus Dermatophyten, sie befinden sich in streifiger Verfärbung mit gelbbraunen bis rotbraunen Farbtönen. Die Färbung lässt sich mit 60facher Vergrößerung nicht in einzelne Granula auflösen. Vor allem von T. rubrum gibt es stark pigmentbildende Varianten. Candidabefallenes Nagelkeratin weist eine Palette von Farbtönen auf, die von Schwarz im Zentrum zu Grüngelb an seinem Rand mit abnehmender Pigmentkonzentration variieren. Bei Hefepilzbefall sind häufig auch gramnegative Bakterien nachweisbar (Pseudomonas sp., Proteus sp., E. coli), die zusätzliche Farbstoffe bilden. Charakteristisch für alle Nagelmykosen ist die Auffaserung des Keratins in Wachstumsrichtung des Nagels mit weißlichen Lufteinschlüssen. Nach proximal sind die pilzbedingten streifigen Pigmentierungen immer sehr scharf begrenzt entsprechend der Wachstumsgrenze der Pilze. Bei Onycholysen sind unter der abgelösten Nagelplatte neben Fremdkörpern häufig auch die o.g. gramnegativen, farbstoffbildenden Bakterien nachweisbar und bewirken die dunkle Verfärbung dieser Bezirke.

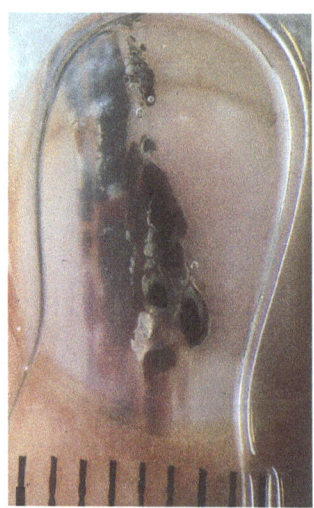

Abb. 2. Subunguale Hämorrhagie mit gut erkennbaren Bluttropfen

Nägel | 33

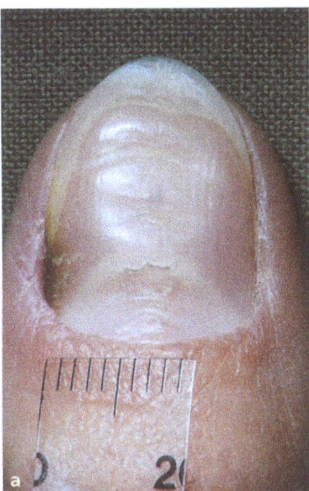

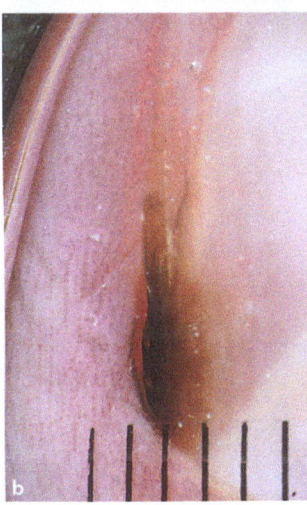

Abb. 3. a Candidose des lateralen Nagelfalzes, klinisches Bild. **b** Candidose des lateralen Nagelfalzes, Detail: Gelbgrüne, nicht granuläre Färbung, einzelne mykosetypische luftgefüllte weißliche Längsstreifen

Tabelle 1. Differentialdiagnosen subungualer und pigmentierter Nagelveränderungen

- Nävuszellnävus
- Melanom [5, 12, 14]
- Plattenepithelkarzinome [12]
- M. Bowen [3]
- Basalzellkarzinome [15]
- Hämorrhagie [13]
- Verruca vulgaris
- Glomustumor
- Nagelmykosen (Besiedlung mit pigmentbildenden Dermatophyten, Hefen oder Schimmelpilzen) [17]
- Bakterienbesiedlung (v. a. Pseudomonas aeruginosa u. Proteus mirabilis) [18]
- Fremdkörper
- exogene Pigmente (z. B. aus Therapeutika: MnO_2 aus $KMnO_4$, Ag aus $AgNO_3$, Farbstoffe aus Arbeitsstoffen (z. B. Photochemikalien) [7]

Subunguale Tumoren

Die in Tabelle 1 genannten subungualen Tumoren nichtmelanozytärer Genese sind an sich sehr selten und noch seltener pigmentiert, wenn man von der subungualen Verruca vulgaris absieht. Diese lässt dermatoskopisch bei guten Sichtbedingungen Gefäße erkennen: Schwarz erscheinen im Zentrum der Warze die thrombosierten Kapillaren ohne weißen Hof. Im Randbereich erkennt man dagegen rote Haarnadel- oder Punktgefäße mit weißlichem Hof. Subunguale Warzen findet man fast ausschließlich bei Kindern und Jugendlichen.

Sonstige keratinisierende Tumoren wie subunguale Plattenepithelkarzinome oder M. Bowen sind extrem selten. Sie geraten aber u. U. in Melanomverdacht, da Bluteinschlüsse aus okkludierten Kapillaren einen melanozytischen Tumor vortäuschen könnten. Die genaue Beachtung des räumlichen Aufbaus, der Gefäßarchitektur und der Blutfarbtöne schützt vor derartigen Verwechselungen. Die im Abschnitt zur Tumorvaskularisierung genannte Befundkonstellation „Haarnadelartige Gefäße – weißer Halo – Übergang in gelbliches Keratin" hilft zunächst, ein malignes Melanom auszuschließen. Patienten mit derartigen Tumoren sind meist alt, weisen an Händen und Füßen sonst keine Warzen auf.

Den in Glomustumoren sichtbaren Gefäßen fehlt der Keratinisierungshof. Das Gefäßmuster besteht aus verzweigten groben Kapillaren, die nicht so bizarr geschlängelt sind wie die Baumgefäße in Basalzellkarzinomen. Die Diagnosestellung wird gestützt durch die von den Patienten berichtete Schmerzhaftigkeit der Tumoren.

Diagnosefindung und therapeutische Konsequenzen

Zusammenfassend ist für die Untersuchung von Nagelpigmentierungen zunächst die Beachtung der Farbtöne nach denselben Regeln zu empfehlen, wie sie auch für pigmentierte Tumoren der Haut aufgestellt wurden: Es lassen sich für melanozytische und hämoglobinogene Veränderungen dieselben Oberbegriffe verwenden, auch die Farbtöne von Keratin sind typisch.

Die wichtigste Entscheidung betrifft die Frage, ob ein melanozytärer Tumor vorliegt. Sofern melaninbedingte Nagelpigmentierungen bei hellhäutigen, nordeuropäischen Personen diagnostiziert werden, muss das Vorliegen eines malignen Melanoms bedacht werden (Abb. 4a und b). Da der Tumor als Quelle des Pigments meist unsichtbar unter dem Nagelfalz liegt, ist die Nagelpigmentierung nur der Hinweis auf einen melaninbildenden Tumor, sie erlaubt aber keinen Rückschluss auf seine Dignität. Hierfür gibt es im Nagel selbst kein verlässliches morphologisches Kriterium. Das Hutchinson-Zeichen tritt erst bei fortgeschrittenen subungualen Melanomen auf und kann nicht im Sinne der Früherkennung genutzt werden. Diese ist nur durch Biopsie der Nagelmatrix möglich und erforderlich.

Bei dunkelhäutigen Personen treten Längsstreifen im Laufe des Lebens an einem oder oft mehreren Nägeln auf. Es bedarf erheblicher Erfahrung um zu entscheiden, wann man sich mit dieser Erklärung für das Auftreten von Nagelstreifen zufrieden geben darf und wann sicherheitshalber doch biopsiert werden muss.

Hämorrhagien lassen sich dagegen dermatoskopisch sehr sicher erkennen, weitere diagnostische Maßnahmen werden überflüssig. Es kann abgewartet werden, ob die Einblutung mit dem Nagel herauswächst. Durch Schutzmaßnahmen muss während dieser Zeit dafür gesorgt werden, dass neue Traumata und Blutungen verhindert werden.

Lassen sich Melanin und Blut als Ursache der Pigmentierung ausschließen, bleiben fast nur noch mikrobiell erzeugte Farbstoffe und exogene Pigmente als Ursache der Verfärbung übrig. Befunde wie die streifige Auffaserung des Nagelkeratins können dazu beitragen, pilzbedingte Verfärbungen von Onycholysen mit Einschluss von Fremdkörpern oder farbstoffbildenden Bakterien unter der Nagelplatte zu unterscheiden.

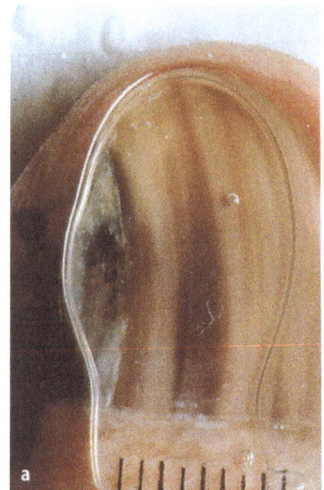
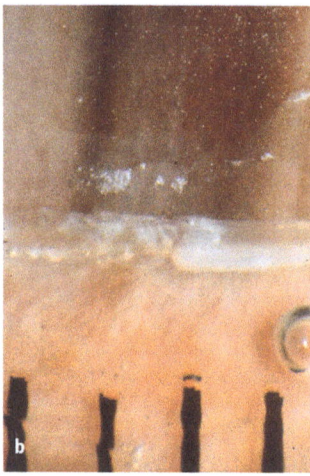

Abb. 4. a Subunguales malignes Melanom, Übersichtsaufnahme: Braun-schwarze Längsstreifen, positives Hutchinson-Zeichen. **b** Subunguales malignes Melanom, Detailaufnahme: Die Längsstreifen im Nagel lassen sich in Granula auflösen, die einzelnen pigmentierten Zellen entsprechen

4.5 Atypische melanozytäre Nävi (Clark-Nävi)

R. Hofmann-Wellenhof, A. Blum, I. H. Wolf, D. Piccolo,
H. Kerl, C. Garbe, H. P. Soyer

Atypische Nävi (Clark-Nävi) sind die häufigsten Nävi überhaupt und werden von vielen Autoren als wichtigste Vorläuferläsionen maligner Melanome gesehen. Sicher stellen sie eine Markerläsion für ein erhöhtes Risiko, ein Melanom zu entwickeln, dar. Es gibt eine Fülle von klinischen, dermatoskopischen und histologischen Varianten und die Unterscheidung von Clark-Nävi, Melanoma in situ und früh invasiven Melanomen ist die größte Herausforderung auf dem Gebiet der pigmentierten Hauttumoren.

Clark-Nävi werden als Eponym nach Wallace H. Clark, Jr., der 1978 erstmals die Bedeutung dieser speziellen Nävusart bei Patienten mit vielen melanozytären Nävi und gleichzeitigem Auftreten von Melanomen untersuchte, bezeichnet [1]. Diese melanozytären Nävi wurden ursprünglich B-K mole genannt, später auch dysplastischer Nävus [2, 3] oder atypischer Nävus [4]. Wir schließen uns der von Ackerman und Magana-Garcia vorgeschlagenen Nomenklatur an und nennen diese Nävi Clark-Nävi [5].

Klinisches Bild

Klinisch zeigen Clark-Nävi viele verschiedene Varianten. Sie sind flache oder flach erhabene, gelegentlich papillomatöse, verschieden braun pigmentierte Läsionen, die am Stamm und an den Extremitäten auftreten. Die Anzahl der atypischen Nävi variiert von einigen wenigen bis zu über 500 an einzelnen Personen. Eine eindeutige anerkannte klinische Definition der atypischen Nävi liegt nicht vor und in der Literatur finden sich nur wenige klinische Beschreibungen von speziellen Varianten [6, 7]. Nach Garbe et al. sprechen wir von einem atypischen Nävus (Clark-Nävus), wenn zumindest 3 der folgenden 5 Kriterien zu finden sind:
1) größer als 5 mm,
2) unscharfe Begrenzung,
3) unregelmäßige Begrenzung,
4) verschiedene Farbschattierungen und
5) gemeinsames Vorliegen eines makulösen und papillomatösen Anteils [8].

Dermatoskopische Bild und Klassifikation

In einer Studie untersuchten wir 829 Clark-Nävi von 23 Patienten. Das Durchschnittsalter der Patienten betrug 33 Jahre (7–60 Jahre). Die Zahl der atypischen Nävi der einzelnen Patienten lag zwischen 14 und 59. Alle atypischen Nävi wurden mittels digitaler Dermatoskopie dokumentiert (TeachScreen, Bad Birnbach, Deutschland oder Vanguard Imaging LTD, Cambridge, MA, USA) und anschließend von zumindest zwei Untersuchern klassifiziert [9].

Die Einteilung basiert einerseits auf dermatoskopischen Strukturmerkmalen und andererseits auf der Verteilung der Pigmentierung (Tabelle 1, Abb. 1). Die drei strukturellen Hauptgruppen sind retikulär, globulär und homogen (Abb. 2–4). Auch Kombinationen (retikulär-homogen, retikulär-globulär, homogen-globulär (Abb. 5–7)) sind häufig. Die Verteilung der Pigmentierung teilen wir in zentral hyper- oder hypopigmentiert, fleckig hyper/hypopigmentiert und exzentrisch hyper- oder hypopigmentiert ein (Abb. 9–13).

Der retikuläre Typ ist der häufigste und ist durch ein mehr oder weniger prominentes Pigmentnetzwerk mit regelmäßigen feinen Linien und gleichmäßigen Maschen gekennzeichnet. Das Pigmentnetzwerk überzieht gleichmäßig die Läsionen und verblasst im Randbereich (Abb. 2).

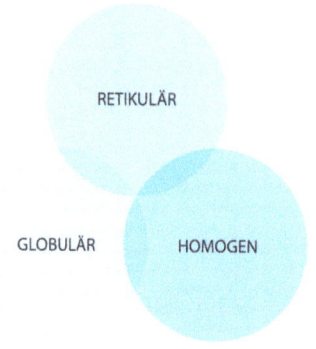

Abb. 1. Schematische Darstellung der Strukturmerkmale und ihrer Kombinationsmöglichkeiten

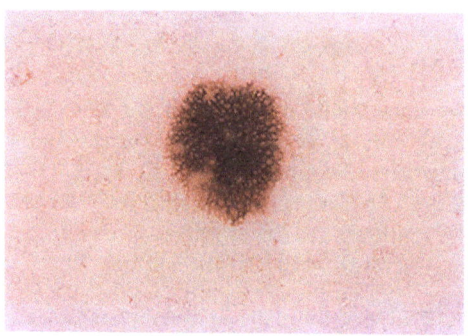

Abb. 2. Retikulärer Typ

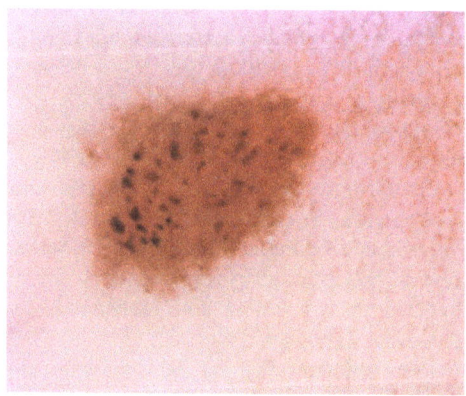

Abb. 3. Globulärer Typ

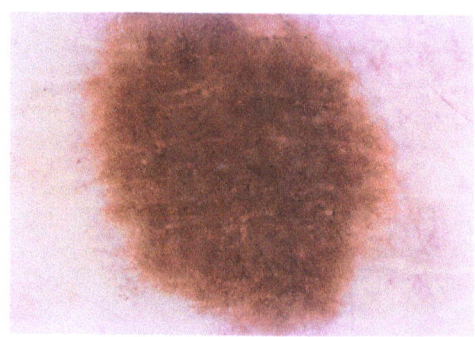

Abb. 4. Homogener Typ

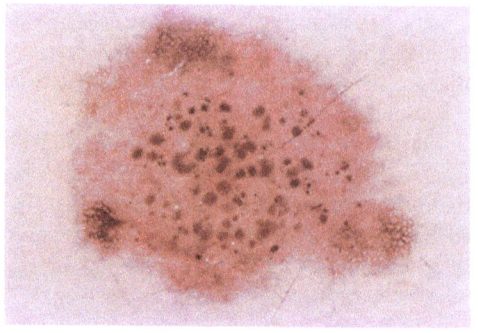

Abb. 5. Retikulär-globulärer Typ

Der globuläre Typ zeigt ein Muster, das sich aus vielen unterschiedlich großen und geformten (rund, oval) Punkten bzw. Globuli zusammensetzt, die mehr oder weniger regelmäßig über die gesamte Läsion verteilt sind (Abb. 3).

Der homogene Typ ist häufig bei älteren Personen zu finden und zeigt eine homogene diffuse Pigmentierung in verschiedenen Brauntönen. Gelegentlich finden sich kleine retikuläre oder globuläre Areale (Abb. 4).

Bei der oben erwähnten Studie konnten 99% der 829 Nävi einem dieser dermatoskopischen Typen zugeordnet werden. Im Einzelnen fanden sich 221 (26,7%) retikuläre Nävi; 167 (20,7%) retikulär-homogene, 148 (17,9%) globulär-homogene, 112 (13,5%) retikulär-globuläre, 89 (10,7%) homogene, 84 (10,1%) globuläre und 8 (0,8%) unklassifizierbare Nävi. Kein atypischer Nävus zeigt

Atypische melanozytäre Nävi (Clark-Nävi)

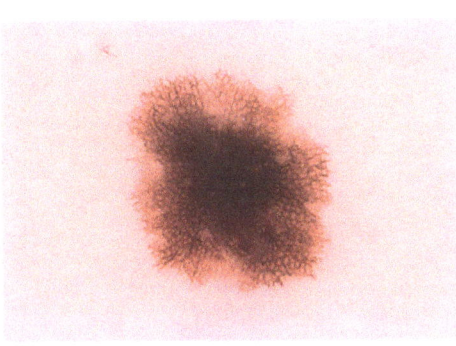

Abb. 6. Retikulär-homogener Typ

Tabelle 1. Übersicht der strukturellen Typen und der Verteilungsmuster der Pigmentierung

Strukturelle Typen	Verteilungsmuster der Pigmentierung
Retikulär	Gleichmäßig
Globulär	Zentral hypo- oder hyperpigmentiert
Homogen	
Retikulär-globulär	Exzentrisch hypo- oder hyperpigmentiert
Retikulär-homogen	
Globulär-homogen	Fleckig hypo- oder hyperpigmentiert

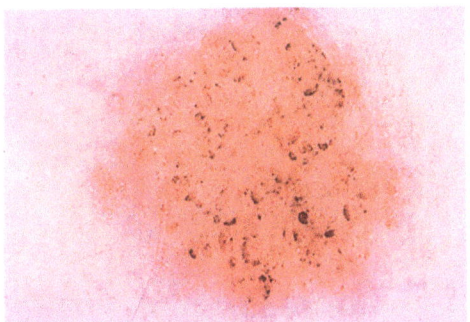

Abb. 7. Homogen-globulärer Typ

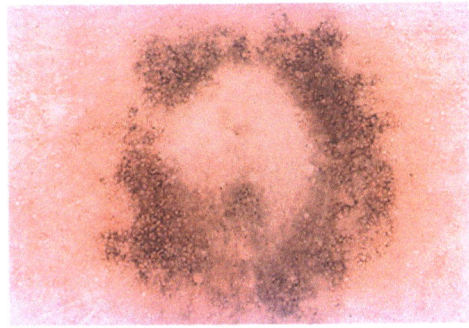

Abb. 9. Zentrale Hypopigmentierung

lich zentral, multifokal und exzentrisch-peripher können weitere charakteristische dermatoskopische Muster atypischer Nävi beschrieben werden (Tabelle 1). Die vier einprägsamsten Typen mit einem speziellen Verteilungsmuster der Pigmentierung sind:

■ **Clark-Nävus mit zentraler Hypopigmentierung** (Abb. 9). Diese Variante eines retikulären atypischen Nävus zeigt einen anulären Aufbau, da mehr oder weniger zentral ein hypopigmentiertes Areal ohne spezifische dermatoskopische Strukturen liegt.

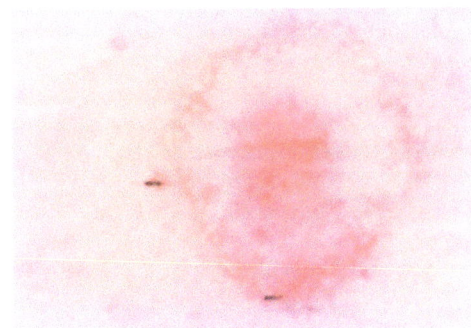

Abb. 8. Unklassifizierbarer Typ

alle drei Strukturmerkmale (retikulär, globulär und homogen). Die 8 unklassifizierbaren Nävi waren völlig depigmentiert und daher nicht einzuordnen (Abb. 8).

Durch ein spezielles Verteilungsmuster von Hyper- und Hypopigmentierung, näm-

■ **Clark-Nävus mit zentraler Hyperpigmentation** (Abb. 10). Dieser, auch hyperpigmentierter Nävus genannte Typ zeichnet sich durch einen verschieden breiten Ring eines prominenten Pigmentnetzwerkes aus. Das Zentrum wird von einer diffusen unregelmäßig begrenzten Hyperpigmentierung, die soge-

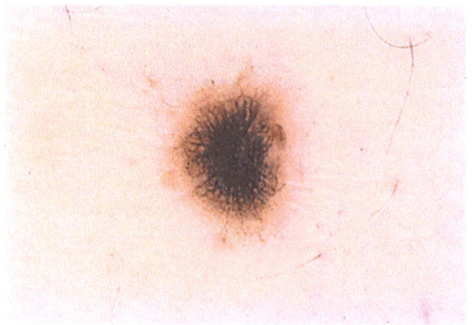

Abb. 10. Zentrale Hyperpigmentierung

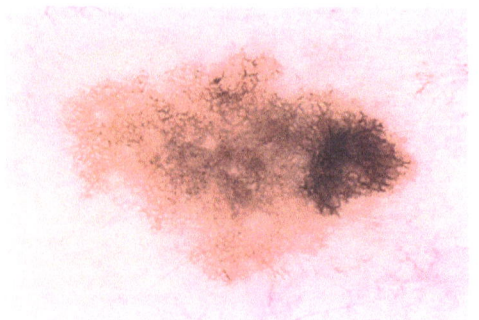

Abb. 12. Periphere Hyperpigmentierung

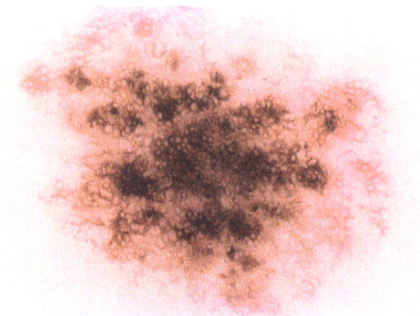

Abb. 11. Fleckige Hyper- bzw. Hypopigmentierung

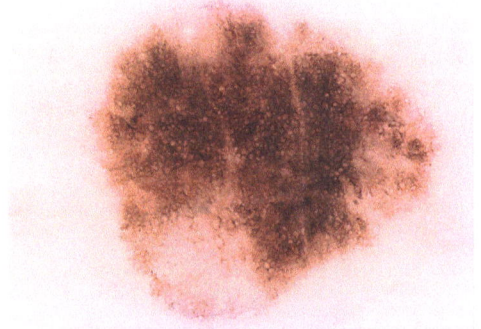

Abb. 13. Periphere Hypopigmentierung

nannte schwarze Lamelle, eingenommen. Dieser Nävustyp wird in der englischen Literatur auch als „black nevus" oder „new nevus of midlife" bezeichnet [10, 11].

■ **Clark-Nävus mit multifokaler (fleckiger) Hyper-/Hypopigmentierung** (Abb. 11). Diese weitere Variante der atypischen Nävi entsteht durch mehrere kleine isolierte, hypopigmentierte Areale, die zu einer unregelmäßigen Pigmentierung der Gesamtläsion führen. Ebenso kann eine fleckförmige Pigmentierung durch multifokale dunkelbraune bis schwarze Zonen eines regulären Pigmentnetzwerkes hervorgerufen werden.

■ **Clark-Nävus mit peripherer exzentrischer Hyperpigmentierung** (Abb. 12). Diesen Typ halten wir für besonders wichtig, da er oft auch ein Melanoma in situ oder ein frühinvasives Melanom einschließen kann. Dermatoskopisch findet sich meist ein retikulärer Typ mit einem prominenten dunkelpigmentierten, gelegentlich auch atypischen, exzentrisch gelegenen Pigmentnetz. Clark-Nävi dieses Typus sollten exzidiert oder mittels digitaler Dermatoskopie engmaschig kontrolliert werden (3-monatiger Zeitraum).

In der oben angeführten Studie waren die meisten atypischen Nävi gleichmäßig pigmentiert, nur bei dem retikulär-homogenen und bei dem retikulär-globulären Typen war das Pigmentierungsmuster am häufigsten multifokal hyper-/hypopigmentiert.

Bei der Analyse der einzelnen Patienten zeigte sich, dass der retikuläre Typ bei 43% der Patienten der häufigste Typ war. Bei jeweils 17% der Patienten war der globulär-homogene beziehungsweise der retikulär-globuläre Typ am häufigsten zu finden.

Mehr als die Hälfte aller Patienten hatten zumindest einen Nävus von jedem der 6 strukturellen Typen. Interessanterweise hatten jedoch die meisten Patienten einen dominanten dermatoskopischen Typ. So waren bei 7 Patienten mehr als 50% der Nävi vom selben dermatoskopischen Typ und bei weiteren 5 Patienten mehr als 40% der atypischen Nävi. Der dominierende Nävustyp war bei diesen 12 Personen in 7 Fällen der retikuläre, in 2 Fällen der retikulär-homogene und in je einem Fall, der globuläre und der globulär-homogene Typ. Schon Grob und Bonerandi wiesen auf die Bedeutung eines dominanten Nävustyp bei Patienten mit multiplen atypischen Nävi hin. Besonders sollten einzelne melanozytäre Läsionen, die sich durch ihr klinisches und dermatoskopisches Bild deutlich vom dominanten Nävustyp unterscheiden, beachtet werden, da unter diesen – sogenannten „hässlichen Entlein" – häufiger Melanome zu finden sind [12].

Zusammenfassung

Die hier vorgestellte dermatoskopische Einteilung der atypischen Nävi (Clark-Nävi) basiert einerseits auf den Strukturmerkmalen anderseits auf dem Verteilungsmuster der Pigmentierung. So ergeben sich 6 verschiedene strukturelle Typen (retikulär, globulär, homogen, retikulär-globulär, retikulär-homogen, globulär-homogen). Das Verteilungsmuster der Pigmentierung kann gleichmäßig, zentral hypo- oder hyperpigmentiert, exzentrisch hypo- oder hyperpigmentiert und fleckig hypo-/hyperpigmentiert sein (Tabelle 1). Mit dieser dermatoskopischen Einteilung lassen sich nahezu alle atypische Nävi klassifizieren. Die Kenntnisse der vielen möglichen verschiedenen dermatoskopischen Typen der Clark-Nävi ist unserer Meinung nach bei der Beurteilung von Patienten mit multiplen atypischen Nävi von großem Nutzen, um unnötige Exzisionen zu vermeiden. Weiters sollte das Wissen um die große dermatoskopische Vielfalt der Clark-Nävi die Abgrenzung zu Melanoma in situ und frühinvasiven Melanomen erleichtern und so diesem zentralen Anliegen der Dermatoskopie dienen.

4.6 Musteranalyse melanozytärer Hautveränderungen

H. Kittler, M. Binder, H. Pehamberger

Die Musteranalyse umfasst die systematische Beschreibung und Analyse definierter dermatoskopischer Kriterien und dient einerseits zur Unterscheidung zwischen melanozytären und nichtmelanozytären Läsionen, andererseits zur Dignitätsbeurteilung melanozytärer Läsionen [1–4]. Im Folgenden werden die wichtigsten Kriterien vorgestellt und deren Bedeutung für die dermatoskopische Beurteilung pigmentierter Läsionen beschrieben. Das Hauptaugenmerk richtet sich dabei auf die Dignitätsbeurteilung melanozytärer Läsionen, also auf die Unterscheidung zwischen Nävus und Melanom.

Das Pigmentnetz

Wie bereits von Fritsch und Pechlaner beschrieben, ist die durch die Betrachtungs-

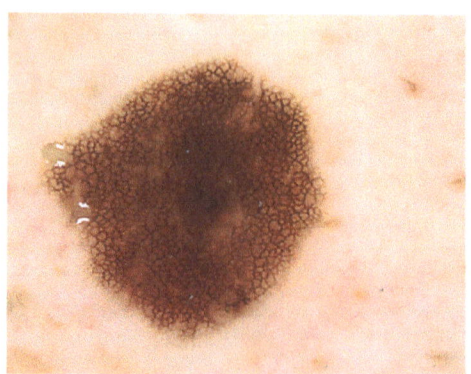

Abb. 1. Dermatoskopische Darstellung eines junktionalen Nävus mit einem regelmäßigen Pigmentnetz

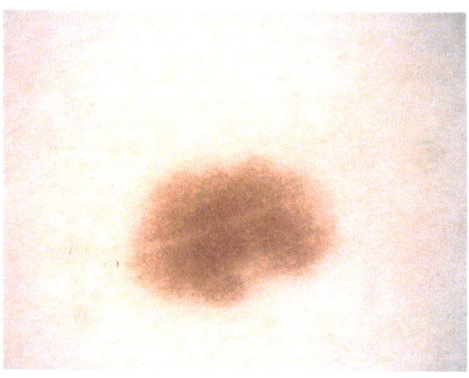

Abb. 2. Ein junktionaler Nävus mit einem regelmäßigen und diskreten Pigmentnetz

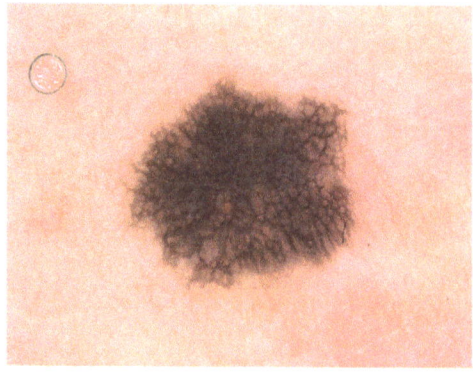

Abb. 3. Ein junktionaler Nävus. Im Gegensatz zur Abb. 2 erscheint in diesem Nävus das Pigmentnetz nun prominent, aber ebenfalls noch regelmäßig

ebene gegebene zweidimensionale Projektion der Pigmentierung im Bereich der dermoepidermalen Junktionszone auf die Hautoberfläche, die Grundlage für das Pigmentnetz. Eine regelmäßige, lineare Anordnung von Pigment entlang der Reteleisten führt, wie in Abb. 1 an Hand eines junktionalen Nävus dargestellt, zur Darstellung einer ebenso regelmäßigen Gitternetzstruktur an der Hautoberfläche, die als wabenartiges Pigmentnetz imponiert. Bis auf wenige Ausnahmen findet sich ein Pigmentnetz ausschließlich in melanozytären Läsionen.

Die genaue Beschreibung des Pigmentnetzes ist ein wichtiger Teil der Musteranalyse melanozytärer Läsionen. Die Beschreibung des Pigmentnetzes umfasst eine Beurteilung der Regelmäßigkeit der Gitternetzstruktur und der Pigmentierung entlang der Gitternetzlinien. Ein regelmäßiges Pigmentnetz ist charakterisiert durch annähernd gleichbleibende Maschenweiten beziehungsweise einer regelmäßigen Wabenstruktur ohne abrupte Abbrüche. Sind die Maschenweiten unterschiedlich und ist die Wabenstruktur teilweise unterbrochen oder zerstört, spricht man von einem unregelmäßigen Pigmentnetz. Bei der Beurteilung der Regelmäßigkeit des Pigmentnetzes kann man mitunter keine scharfe Grenze zwischen einem regelmäßigen und einem unregelmäßigen Pigmentnetz ziehen, vielmehr handelt es sich um ein Kontinuum mit fließenden Übergängen.

Bei der Beurteilung der Pigmentierung entlang der Gitternetzlinien unterscheidet man zwischen einer diskreten, hellbraunen Pigmentierung mit schmalen, fein gezeichneten Gitternetzlinien (diskretes Pigmentnetz) und einer prominenten, dunkelbraun bis schwarzen Pigmentierung mit breiten, stark hervortretenden Gitternetzlinien (prominentes Pigmentnetz). Auch hier sind fließende Übergänge möglich.

Die Gesamtbeurteilung des Pigmentnetzes umfasst somit folgende mögliche Kombinationen: regelmäßiges und diskretes Pigmentnetz (Abb. 2), regelmäßiges und prominentes Pigmentnetz (Abb. 3), unregelmäßiges und

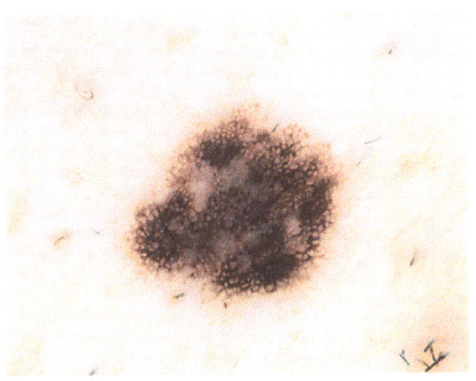

Abb. 4. Ein frühes superfiziell spreitendes Melanom (Tumordicke kleiner als 0,75 mm) mit einem prominenten und unregelmäßigen Pigmentnetz. Zusätzlich findet sich angedeutet ein grau-blauer Schleier

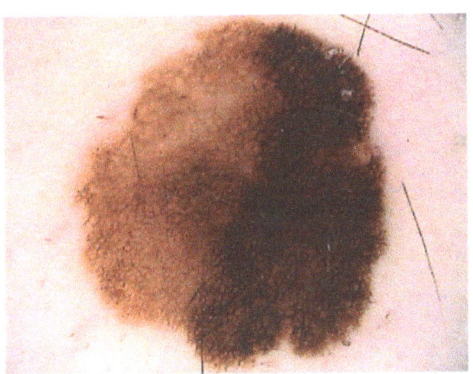

Abb. 5. Junktionaler Nävus (links) mit Melanoma in situ (rechts)

diskretes Pigmentnetz und unregelmäßiges und prominentes Pigmentnetz (Abb. 4). Ein unregelmäßiges und prominentes Pigmentnetz ist ein charakteristisches Merkmal für das Melanom. Mitunter kann es vorkommen, dass in einer Läsion sowohl Anteile eines regelmäßigen als auch Anteile eines unregelmäßigen und prominenten Pigmentnetzes zu sehen sind, wie in dem Beispiel in Abb. 5 dargestellt.

Manche melanozytäre Läsionen zeigen kein Pigmentnetz und mitunter findet man, vor allem in regressiven Läsionen nur noch mehr Reste eines Pigmentnetzes. In diesen Fällen kann das Pigmentnetz nicht zur Dignitätsbeurteilung herangezogen werden. Zusätzlich ist zu erwähnen, dass es in Bezug auf das Pigmentnetz lokalisationsbedingte Besonderheiten gibt. So findet sich, der lokalisationsspezifischen Anatomie entsprechend, im Bereich der Handflächen und Fußsohlen kein Pigmentnetz, sondern bevorzugt eine parallele Anordnung der Pigmentierung. Aufgrund der Prominenz der Follikelostien finden sich auch im Gesicht Abweichungen von der klassischen Pigmentnetzstruktur. Hier spricht man mitunter von einem sogenannten Pseudopigmentnetz. Eine genauere Darstellung der Besonderheiten an Handflächen und Fußsohlen findet man bei Saida et al. [5] bzw. Kapitel 4.3. Bezüglich der Besonderheiten im Gesicht verweisen wir auf die Arbeit von Schiffner et al. [6] und Kapitel 4.3.

Radiäre Streifung und Pseudopodie

Radiäre Streifung und Pseudopodien sind dem Pigmentnetz zugeordnete Strukturen, die vorzugsweise in der Peripherie der Läsion zu finden sind. Einer anderen Terminologie folgend werden diese beiden Strukturen auch zusammenfassend als irreguläre Extensionen oder als Streaks bezeichnet. Unter radiärer Streifung versteht man fingerförmige, radiäre

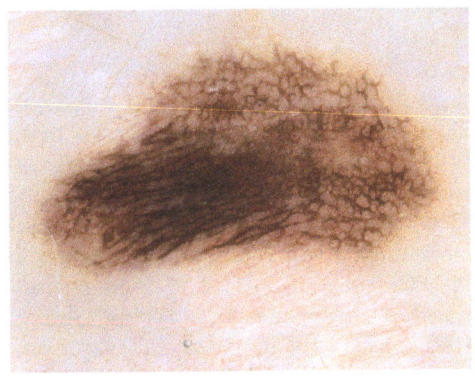

Abb. 6. Radiäre Streifung (Streaks) in einem atypischen Compound-Nävus (Clark-Nävus)

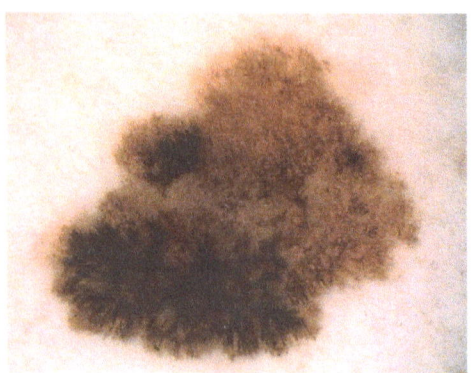

Abb. 7. Im unteren Anteil dieses superfiziell spreitenden Melanom (Tumordicke kleiner als 0,75 mm) finden sich die typischen radiären Ausläufer des Pigmentnetzes (radiäre Streifung)

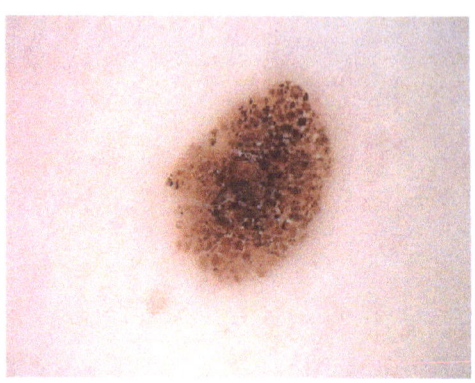

Abb. 9. Die gesamte Läsion einnehmende, braune Globuli in einem Compound-Nävus

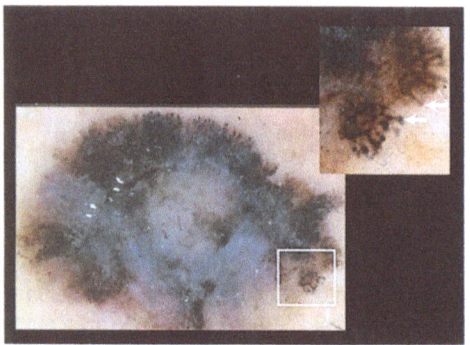

Abb. 8. Pseudopodien in einem superfiziell spreitenden Melanom (Tumordicke größer als 0,75 mm). Pseudopodien imponieren als trommelschlegelartige Ausläufer in der Peripherie. Pseudopodien sind sehr spezifisch für das Melanom. Man findet sie nur selten in benignen melanozytären Läsionen

Ausläufer des Pigmentnetzes (Abb. 6 und Abb. 7). Als Pseudopodien bezeichnet man trommelschlegelartig verdickte, periphere Extensionen (Abb. 8) [7]. Radiäre Streifung und Pseudopodien finden sich bevorzugt in Melanomen, nur selten in gutartigen melanozytären Pigmentläsionen. Eine wichtige Ausnahme stellt der pigmentierte Spindelzellnävus (Nävus Reed) dar. In diesem Falle kann man relativ oft eine radiäre Streifung in der Peripherie beobachten. Im Gegensatz zum Melanom sind die radiären Ausläufer beim Spindelzellnävus jedoch meist regelmäßig über die ganze Zirkumferenz der Läsion angeordnet („starburst pattern").

Braune Globuli

Braune Globuli sind ein häufiger dermatoskopischer Befund melanozytärer Läsionen. Einer rezenten Studie folgend finden sich braune Globuli in über 50% aller melanozytären Nävi [8]. Sie finden sich aber auch in Melanomen und das bloße Vorhandensein dieser Strukturen ist noch kein Hinweis auf die Dignität der Läsion. Ein wichtiger Punkt ist jedoch ihre Verteilung und Größe. So sind regelmäßig über die gesamte Läsion verteilte braune Globuli ein deutlicher Hinweis für das Vorliegen eines Nävus (globuläres Muster, Abb. 9). In wachsenden melanozytären Nävi findet sich oft ein randständiger Kranz brauner Globuli [8]. Dies gilt auch für die im Regelfall schnell wachsenden pigmentierten Spindelzellnävi (Abb. 10). Ein solcher Kranz ist somit noch kein Hinweis auf das Vorliegen eines Melanoms, sondern deutet darauf hin, dass es sich um eine meist gutartige, wachsende melanozytäre Pigmentläsion handelt. Im Falle des Melanoms sind braune Globuli, falls vorhanden, oft unregelmäßig verteilt und unterschiedlich groß (Abb. 11).

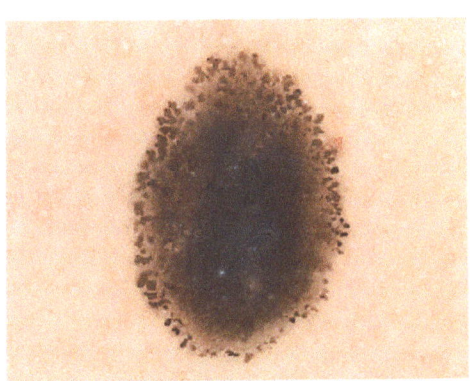

Abb. 10. Ein peripherer Kranz brauner Globuli in einem pigmentierten Spindelzellnävus (Nävus Reed). In wachsenden melanozytären Nävi findet sich oft ein randständiger Kranz brauner Globuli. Dieser ist noch kein Hinweis für Malignität

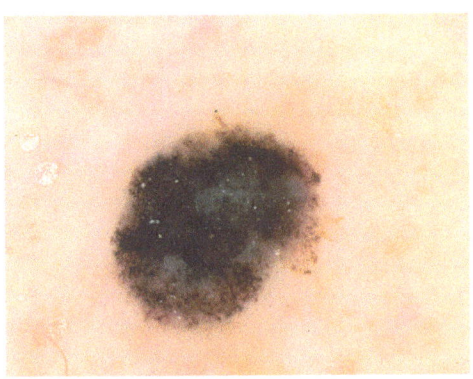

Abb. 12. Schwarze Punkte (black dots) in der Peripherie eines superfiziell spreitenden Melanom (Tumordicke kleiner als 0,75 mm)

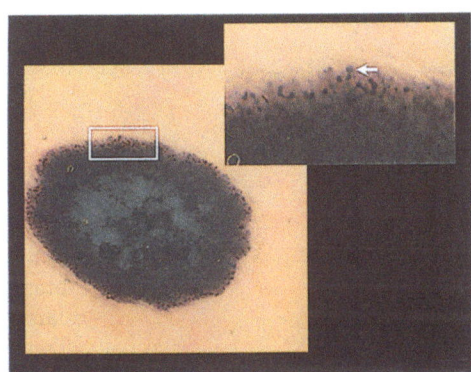

Abb. 11. Unregelmäßig verteilte braune Globuli unterschiedlicher Größe in einem superfiziell spreitenden Melanom (Tumordicke kleiner als 0,75 mm)

Schwarze Punkte (black dots)

Schwarze Punkte entsprechen Melaninansammlungen im Stratum corneum. Sie sind unterschiedlich häufig sowohl in Nävi als auch in Melanomen anzutreffen. Auch hier ist die Verteilung von wesentlicher Bedeutung. So finden sich peripher angeordnete schwarze Punkte unterschiedlicher Größe bevorzugt in Melanomen (Abb. 12). Wichtig ist zu erwähnen, dass schwarze Punkte mitunter ein Zeichen für eine rezente UV-Exposition sein können. In diesem Fall finden sich schwarze Punkte oft in mehreren Nävi desselben Patienten. Im Übrigen konnte gezeigt werden, dass das Auftreten schwarzer Punkte nach UV-Exposition reversibel ist [9–11]. Finden sich solche Veränderungen in mehreren Nävi desselben Patienten, und geht aus der Anamnese eine rezente UV-Exposition hervor, so ist eine kurzzeitige Verlaufskontrolle mittels digitaler Dermatoskopie eine durchaus sinnvolle Alternative zur Exzision.

Grau-blauer Schleier, blau-graue Areale

Die Begriffe grauer Schleier, beziehungsweise graublauer Schleier beschreiben mitunter nicht eindeutig voneinander unterscheidbare Strukturen, die jedoch aufgrund der Spezifität für das Melanom von großer Bedeutung sind. In der ursprünglichen Terminologie wurden die Begriffe whitish veil, beziehungsweise blue-whitish veil verwendet. Ein weiterer Begriff, der mitunter synonym für grauen Schleier verwendet wurde, war „milky way".

Im Prinzip versteht man unter grau-blauem Schleier, beziehungsweise unter blue-whitish veil, eine schleierartige grau-blaue, wolkige Struktur mit milchglasartigem Glanz (Abb. 13). Bei Fehlen des bläulichen Farbtons wirkt diese Struktur weißlich-grau,

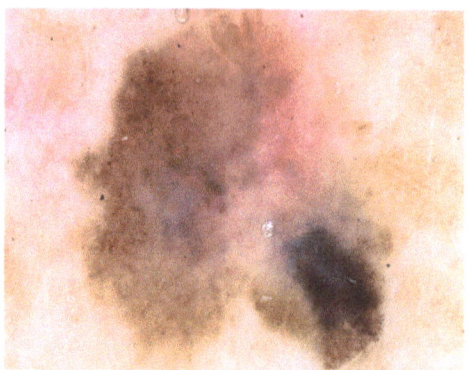

Abb. 13. Typischer grau-blauer Schleier in einem superfiziell spreitenden Melanom (Tumordicke kleiner als 0,75 mm)

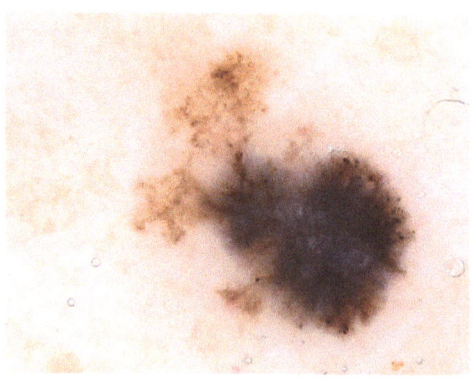

Abb. 15. Grau-blauer Schleier in einem superfiziell spreitenden Melanom (Tumordicke kleiner als 0,75 mm). Zusätzlich finden sich schwarze Punkte in der Peripherie

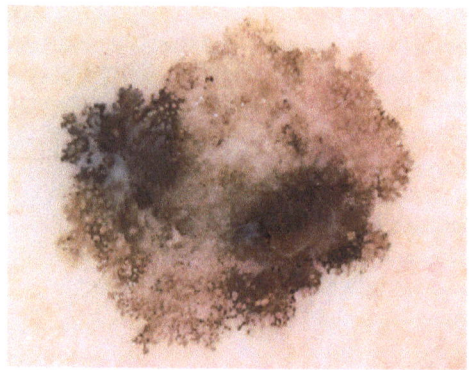

Abb. 14. Grau-blauer Schleier in einem superfiziell spreitenden Melanom (Tumordicke kleiner als 0,75 mm). Zusätzlich finden sich ein unregelmäßiges und prominentes Pigmentnetz, Pseudopodien und schwarze Punkte in der Peripherie

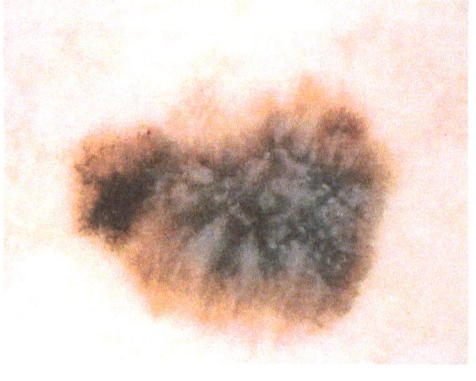

Abb. 16. Grau-blauer Schleier in einem superfiziell spreitenden Melanom (Tumordicke kleiner als 0,75 mm)

aber ebenfalls milchglasartig (whitish veil, milky way). Oft wirkt diese Struktur wie verwischt und ist schlecht abgrenzbar. Wesentlich ist, dass sich diese Strukturen bevorzugt in Melanomen finden. In den Abb. 12–16 ist die Bandbreite des Erscheinungsbildes dieser Strukturen dargestellt, vom weißlich-grauen bis zum typischen grau-blauen Schleier.

Im Gegensatz zum grau-blauen Schleier fehlt bei den als grau-blaue Areale definierten Strukturen der typische milchglasartige Glanz. Diese Areale, wie in Abb. 17 dargestellt, zeigen neben einer grau-blauen Farbe, pfefferkornartige graue Punkte (peppering). Diese Zonen entsprechen wahrscheinlich dermalen Regressionszonen mit Melanophagenansammlungen und finden sich mit unterschiedlicher Frequenz beim Melanom.

Narbenartige Depigmentierung

Nach einer vollständigen narbenartigen Umwandlung und Fibrosierung bei vorangegangener Regression findet man die sogenannte

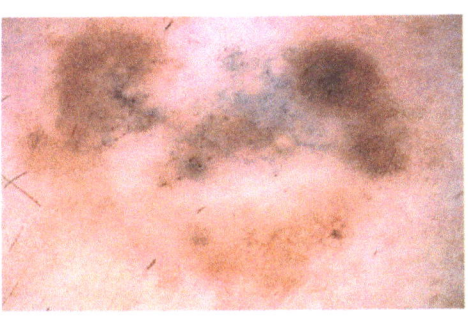

Abb. 17. Grau-blaue Areale in einem superfiziell spreitenden Melanom (Tumordicke kleiner als 0,75 mm). Im Gegensatz zum grau-blauen Schleier fehlt der milchglasartige Glanz. Stattdessen findet sich eine granuläre, blau-graue Pigmentierung (peppering)

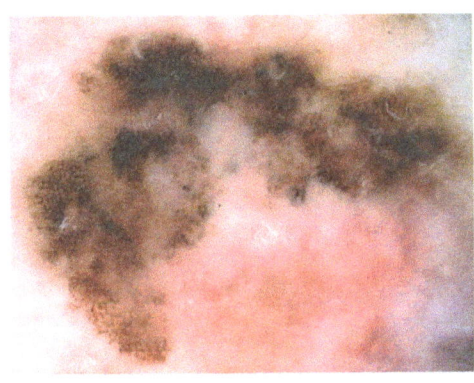

Abb. 18. Narbenartige Depigmentierung in einem superfiziell spreitenden Melanom (Tumordicke kleiner als 0,75 mm)

narbenartige Depigmentierung. Naturgemäß findet sich auch diese Struktur bevorzugt beim Melanom (Abb. 18). Bei vollständig regredierten Melanomen nimmt diese narbenartige Depigmentierung die gesamte Läsion ein. Oft finden sich Gefäßstrukturen innerhalb der narbenartig umgewandelten Areale.

Weitere Merkmale

Neben den bereits erwähnten Strukturen gibt es noch weitere Merkmale, die in die Musteranalyse einfließen. So spielt zum Beispiel die Beurteilung der Pigmentierung im Bereich der Peripherie eine gewisse Rolle. Scharfe Abbrüche der Pigmentierung am Rand der Läsion findet man häufiger beim Melanom als bei gutartigen melanozytären Pigmentläsionen. Bei melanozytären Nävi findet man typischerweise ein regelmäßiges Verdämmern der Pigmentierung in der Peripherie.

Zusätzlich beinhaltet die Musteranalyse, neben der Beschreibung der oben erwähnten lokalen Strukturen, auch eine Beurteilung des globalen Musters einer Läsion. Man unterscheidet im Wesentlichen ein retikuläres, ein pflastersteinartiges, ein globuläres, ein uniformes Muster und dementsprechende Kombinationen. Eine eingehende Darstellung dieser Muster findet sich an einer anderen Stelle dieses Buches. Auch spielt die Beurteilung der Gefäßmorphologie eine gewisse Rolle. Um Überschneidungen zu vermeiden, wurde jedoch auf eine Darstellung der verschiedenen Gefäßstrukturen, die ebenfalls an anderer Stelle des Buches genauer abgehandelt werden, bewusst verzichtet.

Abschließend ist zu erwähnen, dass die isolierte Betrachtung einer Einzelläsion zwar für didaktische Ziele hilfreich ist, im klinischen Alltag sollte jedoch eine Läsion immer in Zusammenschau mit dem Erscheinungsbild aller Läsionen eines Patienten und unter Einbeziehung anderer relevanter Informationen, wie zum Beispiel der Anamnese, erfolgen. Aus diesem Grund beinhaltet die Musteranalyse im Gegensatz zu den nachfolgend beschriebenen Scoringsystemen (Kapitel 7) keinen fixen Score, der einen Grenzwert zwischen Melanom und Nävus definiert. Der Vorteil des Verzichtes auf einen Score liegt in der Flexibilität und der möglichen Einbeziehung von Zusatzinformation. Die Ergebnisse der letzten Konsensuskonferenz 2001 in Rom zeigten, dass mit der Musteranalyse sogar eine bessere diagnostische Genauigkeit erzielt wird als mit den verschiedenen Scoringsystemen und somit der Verzicht auf einen dermatoskopischen Score die Unterscheidung zwischen Melanom und Nävus nicht beeinträchtigt.

4.7 Dermatoskopische Identifizierung kleiner, atypischer Melanome*

J. F. Kreusch

Die Dermatoskopie wird zur Diagnostik des Melanoms seit etwa 20 Jahren verstärkt eingesetzt. Zwar sind viele neue diagnostische Kriterien erarbeitet wurden, aber diese haben keine erkennbare Rückwirkung auf klinische Regeln zur Melanom-Früherkennung gehabt [3, 7]. Vielmehr basieren auch heute noch Empfehlungen zur Auswahl von Hauttumoren zur dermatoskopischen Diagnostik auf Befunden, die für Tumoren vergangener Jahre typisch waren. Die mittlere Tumordicke von Melanomen ist aber in den vergangenen Jahren stetig rückläufig gewesen, wie sich an den Daten der Kliniken ersehen lässt, die dem Zentralregister Malignes Melanom berichten. Die Tumoren sind heute bei Erstdiagnose kleiner als diejenigen, auf deren Basis die Kriterien von Rigel und Friedman erarbeitet wurden [13]. Besonders in der dermatologischen Praxis sehen viele Melanome anders aus, als von diesen Regeln beschrieben. Bisher hat sich diese weit verbreitete Beobachtung nicht in den Empfehlungen zum dermatoskopischen Melanom-Screening niedergeschlagen.

Die Kenntnis des gesamten Spektrums von Melanomen, also auch früher, kleiner, pigmentarmer Tumoren, ist jedoch wichtig, um die Auswahl mit dem Dermatoskop zu untersuchender Gebilde richtig zu treffen, damit auch diese atypischen Melanome erfasst werden.

Die Erkennung möglichst vieler, auch ungewöhnlicher Melanome ist aber nicht nur abhängig von bestimmten klinischen und dermatoskopischen Regeln, sondern auch von einer speziellen Methodik der Untersuchung, ohne die das Screening nicht in wirtschaftlich vertretbarer Zeit durchgeführt werden kann.

Zum einen beruht die hier empfohlene Vorgehensweise auf der an sich trivialen Überlegung, dass frühe de-novo-Melanome aus einer punktförmigen Zelle entstehen und erst im Laufe des Wachstums Befunde entwickeln, auf deren Wahrnehmung das Auge geschult wurde: Asymmetrie und Unregelmäßigkeit von Form, Pigmentierungsintensität und Farbverteilung, Durchmesser im Hautniveau von mehr als 5 mm sowie Wachstum aus dem Hautniveau heraus, d. h. Knotenbildung. Dies sind die Befunde der ursprünglich für Laien entwickelten ABCDE-Regel. Kleine Melanome sind sehr wahrscheinlich farblich zu homogen, zu symmetrisch und flach, als dass das bloße Auge auf sie aufmerksam würde. Sofern die Auswahl der Tumoren zur Dermatoskopie sich daher an herkömmlichen Regeln der Melanomerkennung orientiert, werden diese kleinen Tumoren gar nicht erst untersucht. Pigmentarme Melanome werden ebenfalls nicht mikroskopiert, solange das Auge bei der Vorauswahl der Veränderungen nur auf dunkle Gebilde achtet. Die visuelle Vorauswahl begrenzt also die Zahl zu untersuchender Veränderungen auf überwiegend ABCDE-konforme Tumoren; entfällt sie, sind mehr Gebilde zu inspizieren.

Zum anderen muss daher eine schnelle, ermüdungsfreie Arbeitstechnik angewandt werden, um mehr Hauttumoren dermatoskopisch inspizieren zu können, wenn die Vorauswahl des Auges entfällt.

Die systematische Erfassung und Auswertung aller in der eigenen Praxis exzidierten Tumoren ergab Anhaltspunkte dafür, dass sich dermatoskopisch sehr kleine Melanome

---

* *Anmerkung*: In diesem Text wird der Begriff „Dermatoskopie" verwendet. Viele der nachfolgend beschriebenen Befunde sind aber mit der 9.3fachen Vergrößerung eines „Dermatoskops" nicht ausreichend erkennbar. Sie wurden mit einem Auflichtmikroskop (Vergrößerung 30 bis 60fach) erhoben, sodass die Bezeichnung „Auflichtmikroskopie" angemessener wäre. Der Begriff „Dermatoskopie" wird nur im Interesse einer einheitlichen Nomenklatur innerhalb dieses Buches benutzt, darf aber nicht suggerieren, dass der damit bezeichnete Instrumententyp für alle hier behandelten Fragestellungen geeignet wäre.

schon strukturell von Nävi unterscheiden, obwohl sie (noch nicht) die sicher mit Malignität assoziierten dermatoskopischen Merkmale ausgebildet haben. Ferner ist die Kenntnis und Beachtung der in Kapitel 4.10 genannten Vaskularisierungsmuster Voraussetzung zur Identifizierung melaninarmer bzw. melaninfreier Melanome. Unter Beachtung dieser Besonderheiten geraten Tumoren unter Melanomverdacht, die überhaupt nicht den herkömmlichen Vorstellungen von diesem Tumor entsprechen.

Empfehlungen zum Erfassen kleiner, atypischer Melanome

Aus dem obigen Überlegungen ergeben sich folgende Empfehlungen zur Suche nach klinisch atypischen Melanomen:
- Am Patienten sollen soviel Tumoren bzw. Nävi als möglich mikroskopiert werden.
- Nicht die klinische Auffälligkeit darf alleiniger Grund zur dermatoskopischen Untersuchung von Hauttumoren, speziell von Nävi, sein.
- Kleine melanozytäre Tumoren, die sich von den benachbarten Nävi unterscheiden, sind als suspekt anzusehen, besonders sorgfältig zu untersuchen und ggf. zu exzidieren.

Die Inspektion einer größtmöglichen Zahl von Nävi am Patienten muss sehr schnell durchführbar sein, ferner muss man unter Praxisbedingungen kräfte- und zeitsparend arbeiten. Die bedeutet, dass der Untersucher mit möglichst wenig Eigenbewegungen arbeiten können muss, ohne aufzustehen oder um den Patienten herumgehen zu müssen. Dazu sind sinnvolle Positionierung des Patienten zur Inspektion sowie geeignetes Instrumentarium und Untersuchungstechnik erforderlich.

Die Untersuchung eines Patienten auf der Untersuchungsliege dauert mit der nötigen Lagerung und Umlagerung unangemessen lange und erfordert wegen des dazu nötigen Aufstehens des Untersuchers sowie des Ar-

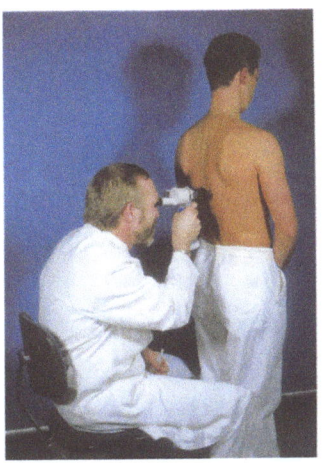

Abb. 1. Empfehlung zur Durchführung der Melanomsuche: Stehender Patient, der sich vor dem sitzenden Untersucher drehen kann. In dieser Position wird von der Hüfte bis zur Schulter untersucht

beitens in vorgebeugter Haltung viel Zeit und Kraft. Dadurch sinkt die Bereitschaft, auch eher unauffällig erscheinende Veränderungen zu untersuchen.

Die komplette (!) Inspektion von Patienten gelingt viel schneller, wenn diese vor dem auf dem Arbeitsstuhl sitzenden Arzt stehen, sie können sich im Verlauf der Untersuchung viel leichter um die Körperachse drehen (Abb. 1). Zur schnellen Inspektion auch der Beine und Füße dient ein Hocker neben dem Sitzplatz des Untersuchers, auf den die Patienten jeweils ein Bein stellen können (Abb. 2). Dies ermöglicht eine gründliche Untersuchung, ohne dass der Untersucher seinen Sitzplatz verlassen muss. Erheben muss er sich allenfalls, um Gesicht, Mundhöhle und Kopfhaut inspizieren zu können. Sehr hilfreich zur raschen Durchführung der Untersuchung ist die Verwendung von Geräten mit im Vergleich zu Dermatoskopen größerer Baulänge. Der dadurch erreichte längere Aktionsradius ermöglicht es, fast alle Hautveränderungen aus der Sitzposition heraus zu mikroskopieren.

Die mikroskopisch zu untersuchenden Veränderungen sollten aus o.g. Gründen

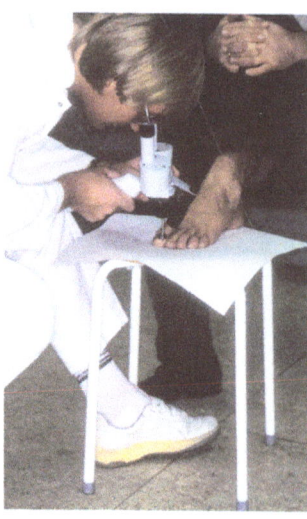

Abb. 2. Empfehlung zur Durchführung der Melanomsuche: Der Patient setzt jeweils einen Fuß auf einen bereitstehenden Hocker. Der Untersucher kann – ohne seinen Sitzplatz verlassen zu müssen – von der Zehenspitze bis zur Hüfte mikroskopieren

nicht nach visuellen Auffälligkeiten wie großem Durchmesser, intensiver Pigmentierung oder Asymmetrie selektiert werden. Dadurch hat man zwar eine viel größere Zahl von Gebilden zu untersuchen, was durchaus beabsichtigt ist; aber mit jedem zusätzlich inspizierten Pigmentmal sinkt auch die Wahrscheinlichkeit, ein frühes Melanom übersehen zu haben. Dies erscheint zunächst sehr zeitaufwändig, lässt sich aber unter den genannten Bedingungen mit etwas Übung durchaus in kurzer Zeit durchführen.

Untersucht man an Patienten alle Nävi von mindestens 1 mm Durchmesser, beträgt der Zeitbedarf zur kompletten dermatoskopischen Untersuchung von bis zu 100 Nävi 5 Minuten, bis 200 Nävi können in 8 bis 9 Minuten inspiziert werden. Dabei ist der Zeitbedarf zur Beurteilung je Nävus um so geringer, je kleiner ein Nävus ist, da gerade die kleinen Nävi besonders monomorph und leicht als normal zu erkennen sind. Dem Auge fallen dabei ohne große Mühe die Gebilde auf, die nicht dem Normalbild der benachbarten Nävi entsprechen. Diese wenigen Veränderungen müssen genauer untersucht und mit großzügiger Indikationsstellung entfernt werden.

Eigene Ergebnisse

Eine gewisse Lernzeit ist wie bei jeder neuen Methodik erforderlich, um sich die schnelle Beurteilung großer Zahlen von Nävi anzueignen. Das geschilderte Vorgehen führt aber nicht dazu, dass große Zahlen banaler Nävi entfernt werden, sondern bewirkt durch Erlernen der Normalbefunde, dass man besser beurteilen kann, welche Nävi dermatoskopisch noch im Bereich des Durchschnittlichen liegen. In eigener Praxis wurden beispielsweise im Jahr 2000 bei 161 Patienten insgesamt 178 Tumoren exzidiert. Hiervon waren 71 melanozytären Ursprungs. Davon waren 13 Melanome, d.h. 18,3%. Hinzu kamen 8 Tumoren (11,3%), bei denen histologisch keine eindeutige Festlegung der Dignität möglich war, es handelte sich meist um ungewöhnliche Spitz-Nävi oder sonstige sehr ungewöhnliche Nävi. Um eine Überdiagnose von Melanomen zu vermeiden, wurden diese Tumoren stets separat gezählt. Bei 29,6% aller melanozytären Tumoren war die Exzision somit auf jeden Fall gerechtfertigt gewesen, weil sie entweder maligne Melanome waren oder der Melanomverdacht nicht sicher ausgeschlossen werden konnte (Abb. 3–7). Diese Zahlenverhältnisse wurden auch in der Folgezeit angetroffen.

Der Anteil „normaler" dysplastischer Nävi (d.h. Nävi mit geringer bis mittlerer histologischer Auffälligkeit) lag mit 17 Fällen bei 29,4%. Dieser verhältnismäßig niedrige Anteil entspricht der persönlichen Erfahrung, dass gewöhnliche histologische „Dysplasie" eines Nävus schlecht mit dem klinischen Bild korreliert und sich auch dermatoskopisch nicht sicher identifizieren lässt [10].

Unter den Tumoren, die dermatoskopisch auffielen, sich histologisch jedoch nicht als Melanome erwiesen, lassen sich einige Entitäten definieren: Hierzu gehören die oben

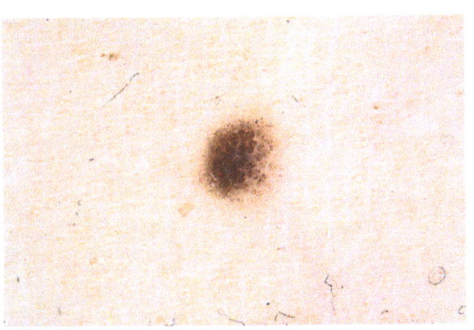

Abb. 3. Beim Screening als melanomverdächtig fotografierter Tumor von 2,1×2,1 mm Größe. Histologie: Superfiziell spreitendes Melanom (SSM), Tumordicke 0,4 mm, Clark-Level III

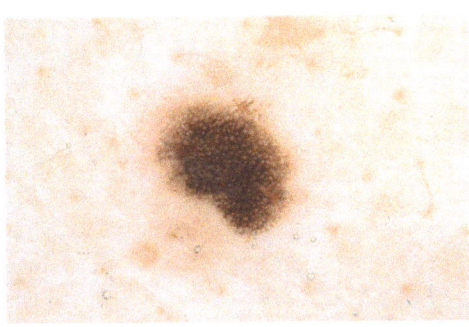

Abb. 5. Beim Screening als melanomverdächtig fotografierter Tumor von 4,0×3,0 mm Durchmesser. Histologie: Melanoma in situ

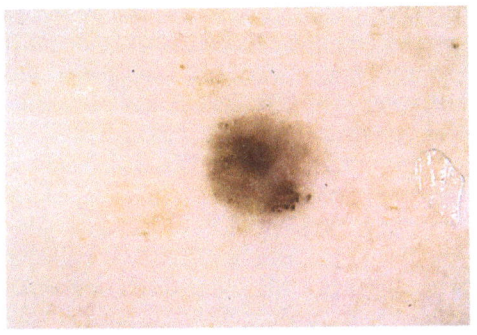

Abb. 4. Beim Screening als melanomverdächtig fotografierter Tumor von 3,0×2,9 mm Durchmesser. Histologie: Superfiziell spreitendes Melanom SSM, Tumordicke 0,35 mm, Clark-Level III

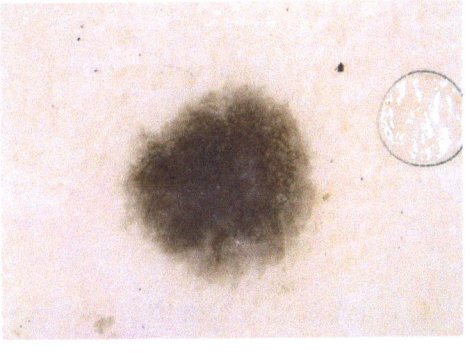

Abb. 6. Beim Screening als melanomverdächtig fotografierter Tumor von 5,0×5,0 mm Durchmesser. Histologie: Superfiziell spreitendes Melanom SSM, Tumordicke 0,25 mm, Clark-Level II

erwähnten stark dysplastischen Nävi, die auch histologisch nicht sicher von Melanomen abzugrenzen sind. Ferner sind kleine Spitz- und Spindelzellnävi dermatoskopisch und histologisch sehr schwer von Melanomen abzugrenzen. Auffällig sind stets Nävi mit histopathologischen Zeichen der Entzündung, dermatoskopisch sind bei diesen Fällen Melanophagen unter dem Nävus erkennbar, die allerdings auch in Regressionszonen maligner Melanome anzutreffen sind. Klinisch und dermatoskopisch fallen Nävi mit stark melaninhaltigem Stratum corneum durch intensive Pigmentierung auf (sog. „schwarze Zwerge"), dies sind ansons-

Abb. 7. Beispiel für Grenzfall, der dermatoskopisch auffiel, weil ein Melanom nicht sicher auszuschließen war. Kleiner Tumor von 1,7×1,6 mm Durchmesser. Histologie: Junktionaler Spindelzellnävus

ten banale junktionale Nävi (meistens sog. nävoide Lentigines). Die sehr stark pigmentierte Hornschicht verdeckt alle Details in tieferen Schichten des Nävus. Wenn die pigmentierte Hornschicht („pigmentierte Parakeratose") durch Tesafilm-Abriss nicht entfernt werden kann, sollte vorsichtshalber die Exzision erfolgen. Auch einige kongenitale Nävi sind stark pigmentiert oder sie weisen ungewöhnliche Strukturen auf, die normalen erworbenen Nävi fehlen.

Tumoren dieser Gruppen unterscheiden sich dermatoskopisch betreffend ihrer Strukturen, Farbtöne oder im Gesamteindruck deutlich von normalen Nävi und ihre Exzision muss aus Sicherheitsgründen hingenommen werden. Es können derzeit keine Merkmale benannt werden, mit denen in diesen Fällen ein Melanom dermatoskopisch sicher ausgeschlossen werden kann.

In der eigenen Praxis wurden alle Melanome, die klassischen Regeln entsprechen, bei den Patienten angetroffen, die von selbst wegen eines „auffälligen" Pigmentmals kamen oder aus diesem Grund von ihren Hausärzten überwiesen wurden.

Die beim Screening nach oben geschildertem Vorgehen identifizierten Melanome sehen völlig anders aus. 3 von 13 Melanomen des Jahres 2000 (23,1%) waren sehr hypo- oder völlig amelanotisch. 4 von 13 (30,8%) waren gleichmäßig pigmentiert, 5 von 13 (38,5%) waren kleiner als 5 mm, regelmäßig begrenzt und symmetrisch aufgebaut. 8 von 13 Fällen dieser Serie (61,5%) waren flach, nicht das Hautniveau überragend. Die meisten solcher Melanome würden gar nicht erst dermatoskopisch untersucht, wenn die Vorauswahl hierzu nach den herkömmlichen Kriterien der ABCD-Regel erfolgt wäre. Die gezeigten Fotografien wurden stets wegen des zur Exzision führenden Melanomverdachts aufgenommen.

Die Erfassung derartig kleiner und klinisch wenig auffälliger Melanome ist auch nicht etwa durch Entfernung einer großen Zahl von Tumoren erreicht worden. Das im Jahr 2000 erzielte Verhältnis von 13 Melanomen auf 71 insgesamt exzidierte melanozytäre Tumoren ist sehr günstig. Die Literaturangaben bezüglich der Trefferrate bei Indikationsstellung zur Exzision schwanken erheblich: Schmoeckel et al. fanden unter 213 melanomverdächtigen Tumoren 40 Melanome, d. h. 18,8% [12]. Dieser Wert ist mit den hier gezeigten Daten vergleichbar, allerdings ist die mittlere Tumordicke nicht angegeben, und es hat sich offenbar um wesentlich größere Tumoren gehandelt, da alle Melanome mehr als 5 mm Durchmesser aufwiesen. Es hat sich um Fälle einer Klinik gehandelt, die vermutlich ein stark selektiertes Kollektiv darstellten, wodurch die Trefferwahrscheinlichkeit wesentlich höher liegen dürfte als für gering vorselektierte Patienten der dermatologischen Praxis. Für die Erfassung von 265 Melanomen haben Grin et al. 13878 Pigmenttumoren exzidiert, hier betrug der Melanomanteil 1,9%. Zahlen aus dermatologischen Praxen sind nicht zugänglich [5].

Die falsch-negative Melanomdiagnose, das Nichterkennen kleiner Tumoren ist ein besonderes Problem [4, 6, 11]. Es gibt Autoren, die kleine und insbesondere pigmentarme Melanome für „nicht-diagnostizierbar" halten [8, 9]. In einer Serie von Neuber et al. waren unter 97 nicht als Melanom erkannten Fällen 20 Tumoren (20,6%) von weniger als 5 mm Durchmesser, 3 Tumoren (3,1%) dieser Serie waren nicht pigmentiert [9]. Nach den hier gegebenen Empfehlungen zur Suche nach kleinen Melanomen lässt sich ganz im Gegensatz zu diesen Angaben der Anteil als Melanom verdächtigter Tumoren erheblich steigern, ohne dass dies mit einer übergroßen Zahl „prophylaktisch" exzidierter Nävi erkauft werden muss.

Zusammenfassung

Offenbar liegt das größte Hemmnis zur dermatoskopischen Untersuchung und Erfassung auch „atypischer" Melanome darin, dass üblicherweise die Auswahl zur Mikroskopie mit dem Auge erfolgt, das auf die Suche nach dunklen, großen, asymmetrischen Tumoren geschult worden ist.

Das Bild des Melanoms, wie es in der Literatur und in der medizinischen Ausbildung verbreitet wird, bestimmt die Vorstellung, die Ärzte und Laien von diesem Tumor haben. Diese lenkt das Auge bevorzugt auf diese „typischen" Fälle. Solange Tumorscreening sich auf dunkle, große, asymmetrische Tumoren beschränkt, werden auch überwiegend solche Tumoren gefunden werden, die diese Kriterien erfüllen – das Beispiel einer selbsterfüllenden Prophezeiung.

Viele der dermatoskopischen Kriterien, nach denen pigmentarme Tumoren als melanomverdächtig identifiziert werden können, sind im Abschnitt zur Tumorvaskularisierung in diesem Buch (Kapitel 4.10) dargestellt. Die Methodik zur Abgrenzung früher kleiner Melanome von Nävi basiert auf der Erkennung „normaler" Formen melanozytärer Nävi, die ebenfalls in diesem Band (Kapitel 4,5) enthalten ist.

Die hier geschilderte Methodik kann dazu beitragen, den Zeitpunkt der Melanomdiagnose um Monate bis Jahre vorzuverlegen, um das Risiko der Metastasierung weiter zu senken und die Hautkrebs-Früherkennung durch schnelles und effektives Arbeiten noch kostengünstiger zu gestalten [1, 2].

4.8 Melanommetastasen

H. Schulz

Zum Zeitpunkt der operativen Behandlung eines malignen Melanoms können klinisch noch nicht erkennbare Metastasen bereits angelegt sein. Je größer die Eindringtiefe, desto wahrscheinlicher ist das Vorhandensein von Mikrometastasen. Das trifft insbesondere für Melanomdicken über 0,75 mm zu. Sofern jedoch die Primärläsion einen vertikalen Durchmesser von 1,5 mm (pT2; Clark-Level III) nicht überschritten hat, besteht eine relativ geringe Metastasierungstendenz. Im klinische Tumorstadium III–IV (pT3, pT4; Clark-Level IV–V) liegt die Wahrscheinlichkeit der Bildung kutaner Metastasen bei 13–27% [5, 15, 27]. Nach Garbe et al. [6] beträgt die Zehnjahres-Überlebensrate bei Patienten mit Satelliten- und/oder Intransit-Metastasen etwa 25–40%. Um die Gesamtüberlebenszeit der Patienten im Metastasen-Stadium zu verbessern, ist die Früherkennung der Sekundärabsiedlungen unabdingbar. Das Ziel einer erfolgversprechenden adjuvanten Therapie besteht in der frühzeitigen chirurgischen bzw. chemotherapeutischen oder immuntherapeutisch induzierten Verringerung der rasch proliferierenden Tumorzellmasse [7, 10]. Vor allem kleine und initiale epidermotrope Melanommetastasen lassen sich klinisch und in einigen Fällen auch histopathologisch schwer von anderen melanozytären aber auch nichtmelanozytären Läsionen abgrenzen [2, 9, 14]. Die breite differentialdiagnostische Palette schließt benigne Hautveränderungen ein. Dermatoskopische und digitale Untersuchungstechniken eröffnen dem Hautarzt eine Möglichkeit, die Effizienz der klinischen Diagnose zu verbessern.

Metastasierungsverhalten und Klinik epidermotroper Melanommetastasen

Falls nach der Operation eines primären malignen Melanoms Metastasen auftreten, dann treten ca. 20% im ersten postoperativen Jahr auf, etwas mehr als 20% im zweiten Jahr, über 30% im dritten bis fünften Jahr und 25% zum späteren Zeitpunkt [5]. Bei ungefähr jeweils einem Viertel der Betroffenen ist mit dem Auftreten kutaner Metastasen zu rechnen. Das proximalste Ereignis einer Melanommetastasierung geschieht in unmittelbarer Nachbarschaft zum dermalen oder subdermalen Lymph- und Blutgefäßplexus. Vom Primärtumor abgelöste Melanomzellverbände passieren zunächst die umgebenden Bindegewebsräume, um in den afferenten Lymphgefäßschenkel einzudringen. Die terminalen Lymphkapillaren sind weitlumige, extrem dünnwandige Endothelschläuche mit Durchmessern von 0,02 bis 0,06 mm. Sich überlappende Endothelzellen sind gegeneinander gleitend verschieblich. Hierdurch besteht die Möglichkeit einer beträchtlichen Erweiterung des Kapillarlumens und einer breiten Öffnung der interendothelialen Fugen [4]. Da bei den Lymphgefäßen eine Basallamina höchstens lückenhaft ausgebildet ist, ermöglichen die offenen interendothelialen Spalten einen ungehinderten Einstrom sowohl von interstitieller Flüssigkeit als auch korpuskulären Elementen wie z. B. Melanomzellen. Physikalisch gelingt es den Melanomzellen eher, das zarte Lymphgefäßendothel zu penetrieren als die kräftiger strukturierte Venolenwand [5]. Bei etwa zwei Drittel der Tumoren erfolgt die Metastasierung primär lymphogen, ansonsten hämatogen. Im Falle einer Tumorzellstreuung im Umkreis von 2 bis 10 cm zur Primärläsion spricht man von Satelliten-Metastasen. Sogenannte In-transit-Metastasen siedeln zwischen dem Ausgangstumor und den regionalen Lymphknoten. Epidermotrope Metastasen beginnen als uncharakteristische rötliche, bräunliche oder bläuliche Punkte in einer Größenordnung von weniger als 1–2 mm [13, 17, 18, 21, 22]. Es gibt pigmentierte aber auch nichtpigmentierte, meist runde Läsionen solitär (Abb. 1) oder in multipler Aussaat bis zu 20 und mehr. Vor allem Solitärmetastasen sind oft als solche klinisch nicht identifizierbar.

Dermatoskopische Merkmale initialer kutaner Melanommetastasen

Die Klinik initialer kutaner Melanommetastasen imponiert insgesamt eher diskret als auffällig. Nach eigenen Untersuchungen ließen im Hautniveau gelegene unklare Läsionen infolge Veränderung von Färbung, Form oder Fläche frühestens nach drei Monaten an mögliche Metastasen denken [23]. Bei Lupenbetrachtung zeigt sich überwiegend eine symmetrisch angelegte Basisarchitektur mit intakter Hautoberflächentopographie. Sowohl die klinische als auch die dermatoskopische ABCD-Regel ist im Hinblick auf initiale Melanommetastasen außer Kraft gesetzt. Allein dermatoskopische Kriterien unter Verwendung mindestens 30facher Vergrößerungen

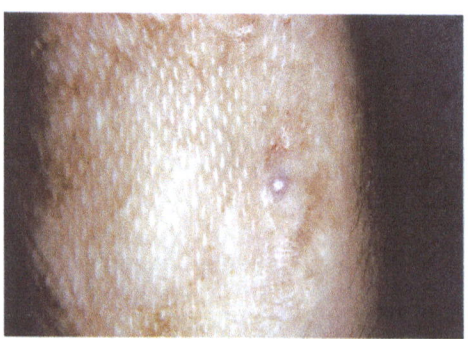

Abb. 1. Solitäre amelanotische Satellitenmetastase am Rande eines Meshgraft-Transplantates der Wade bei einer 54jährigen Frau. Zwei Jahre zuvor wurde ein superfiziell spreitendes Melanom (SSM), Clark-Level IV, Tumordicke 1,58 mm mit drei Zentimeter Sicherheitsabstand operativ entfernt

Tabelle 1. Dermatoskopische Merkmale initialer epidermotroper Melanommetastasen [21, 22, 23]

Nr.	Merkmale	Spezifität [%]/Sensitivität [%]
1.	Sakkuläres Muster (rotblau, rothellbraun, rötlich-braungrau, blau-grau)	96,0/40,0
2.	Basismuster aus polymorphen und/oder aneurysmatischen Gefäßen	98,0/43,3
3.	Areale mit polymorphen und/oder horizontal erweiterten Gefäßen	92,0/40,0
4.	Erytheme der Tumorperipherie	96,0/46,4
5.	Mikroskopische Blutseen	100,0/10,0
6.	Läsion, umgeben von grauen Streifen (intravasale Melanomzellinfarkte)	100,0/20,0
7.	Fleckförmige intra- oder periläsionale graue Pigmentverdichtungen	100,0/20,0

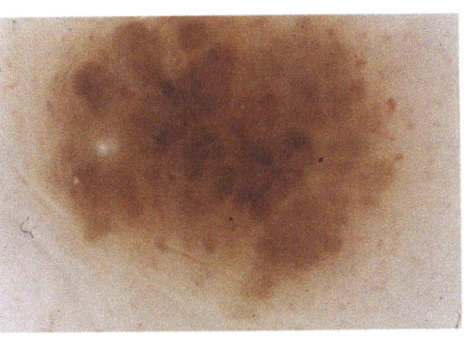

Abb. 2. Solitäre In-transit-Metastase eines akrolentiginösen Melanoms (ALM) am Unterarm (max. Tumordurchmesser 2,2 mm). Merkmale: rötlich-braungraues sakkuläres Muster, periphere Gefäßektasien (Auflicht-Öl 13,0:1)

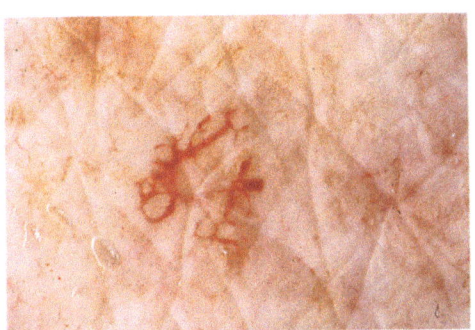

Abb. 4. In-transit-Metastase am Oberarm nach akrolentiginösem Melanom (ALM) des Zeigefingers (max. Tumordurchmesser 2 mm). Merkmale: Basismuster aus horizontal verlaufenden aneurysmatischen Gefäßen, hellbraunes Hintergrundpigment (Auflicht-Öl 5,5:1)

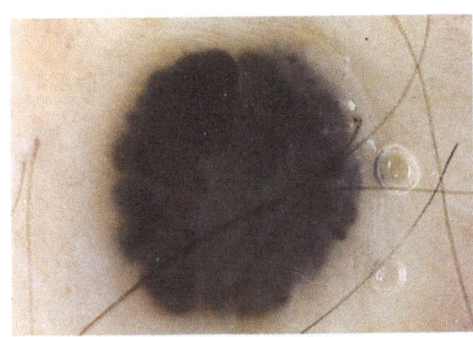

Abb. 3. In-transit-Metastase eines superfiziell spreitenden Melanoms (SSM) am Rücken (max. Tumordurchmesser 4 mm). Merkmale: rötlich-braungraue Sacculi, weißlich-bläulich-graue Septen, ektatische Gefäße unterschiedlicher Kaliber, Umgebungserythem (Auflicht-Öl 5,5:1)

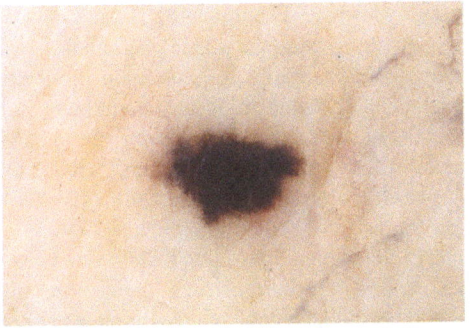

Abb. 5. In-transit-Metastase am Oberschenkel nach akrolentiginösem Melanom (ALM) der Ferse (max. Tumordurchmesser 2 mm). Merkmale: intraläsionale fleckförmige graue Pigmentverdichtungen, horizontale Gefäßektasien, graue Streifen der Tumorumgebung (Melanomzellinfarkte) (Auflicht-Öl 5,5:1)

bieten die Chance einer Frühidentifizierung. In eigenen Studien [21, 22, 23] konnten sieben statistisch signifikante, spezifische und leicht erkennbare dermatoskopische Merkmale initialer epidermotroper Melanommetastasen nachgewiesen werden (Tabelle 1). Hierzu gehörten sakkuläre Muster mit den Farben rotblau, rot-hellbraun, rötlich-braungrau, blaugrau (Abb. 2 und 3), Basismuster aus polymorphen und/oder aneurysmatischen Gefäßen (Abb. 4), Areale mit polymorphen und/oder horizontal erweiterten Kapillaren, Erytheme der Tumorperipherie mit jeweiligen Häufigkeiten von 40–46%, mikroskopische Blutseen, graue Streifen der Umgebung (Abb. 5) und fleckförmige intra- oder periläsionale Pigmentverdichtungen (Abb. 6) mit jeweiligen Häufigkeiten von 10–20%. Diese Phänomene entsprechen zum Teil denjenigen kleiner maligner Melanome (Tabelle 2, Stufe III und IV), sie decken sich weitgehend mit den Einzelbeschreibungen anderer Autoren [13, 16, 17, 18, 24, 25], allerdings unter Verwendung anderer Nomenklaturen. Statt des Begriffs „sakkuläres Muster" wurden folgende Bezeichnungen gewählt:

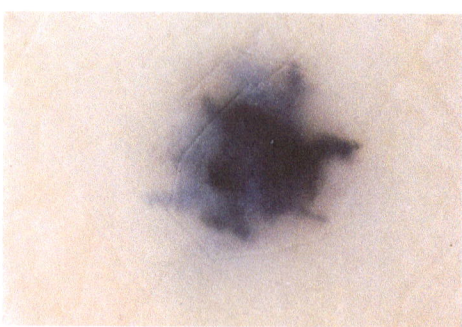

Abb. 6. Satellitenmetastase nach einem superfiziell spreitenden Melanom (SSM) der Schulterblattregion (max. Tumordurchmesser 2,5 mm). Merkmale: intraläsionale fleckförmige graue Pigmentverdichtungen, periphere pseudopodienartige graublaue Ausläufer (Auflicht-Öl 5,5 : 1)

Tabelle 2. Stufendiagnostik zur Früherkennung dermatoskopische Malignitätsmerkmale bei kleinen Pigmentzelltumoren und initialen epidermotropen Melanommetastasen [21, 22, 23]

I (eher benigne)
- Basisarchitektur: zonen-, kokardenartig oder radiär-striär
- Areal mit grauschwarzen zentropapillären Globuli, ringförmig oder zentroläsional
- Periphere graublaue Pseudopodien, vereinzelt oder ringförmig angelegt

II (benigne/maligne)
- Abrupte Pigmentabbrüche in den Trabekeln
- Periphere braune/schwarze Punkte
- Perivasale Melanophagen
- Inverses (negatives) Netzmuster
- Brown/black dot vor blauem/grauem Hintergrund
- Regressionszonen mit randständigen Melanophagen

III (eher maligne)
- Mindestens 2 Merkmale aus II
- Periläsionales Erythem aus ektatischen Kapillaren
- Intra- oder periläsionale graue Pigmentverdichtungen
- Pseudopodienartige Randzone
- Areale mit grauschwarzen zentropapillären Globuli III (eher maligne)
- Perifollikuläre grauschwarze Pigmentringe
- Radial streaming
- Blue-in-pink area
- Melanophagen-Pseudotrabekel (Gesicht)
- Diffus über die Läsion verteilte Melanophagentrabekel
- Alabasterartige Lakunen

IV (mit großer Wahrscheinlichkeit maligne)
- Mindestens 2 Merkmale aus II und/oder III
- Blue-white veil
- Tief lokalisiertes graublaues/-braunes Netzfragment
- Weißlich- oder bläulich-opake Septen
- Mikroskopische Blutseen (Mikrohämorrhagie)
- Basismuster aus polymorphen und/oder aneurysmatischen Gefäßen
- Areale mit polymorphen und/oder horizontal verlaufenden erweiterten Gefäßen
- Sakkuläres Muster (rotblau, rot-hellbraun, rötlich-braungrau, blaugrau)
- Läsion, umgeben von grauen Streifen (intravasale Melanomzellinfarkte

braun-schwarze Globuli [18], unscharf begrenzte gut vaskularisierte Schollen [24], milchig-rote Globuli [25], diskrete bläuliche Knoten [17]. Kenet et al. [11] benutzten das Wort „sacculi" zur Beschreibung der Basisarchitektur von Hämangiomen, aufgebaut aus multiplen, scharf begrenzten „Säckchen" mit homogener roter, purpurner oder rotblauer Färbung. Statt des Begriffes „sacculus" sollte bei angiomatösen Strukturen die Bezeichnung „lacuna" (= spaltförmige oder trogartige Vertiefung bzw. Hohlraum) bevorzugt werden. Während die „lacuna" einem pathologischen flüssigkeitsgefüllten Hohlraum, z. B. in Form einer endothelausgekleideten mit Blut und/oder Lymphe angereicherten Kaverne des Stratum papillare entspricht, enthalten „sacculi" korpuskuläre Elemente, z. B. atypische Melanozytenproliferate innerhalb einer Dermalpapille oder eines junktionalen Zellnestes.

Hohe Inzidenzen von Erythemen, Teleangiektasien und vaskularisierten Arealen innerhalb invasiver und metastasierender Melanome wurden vielfach mitgeteilt [3, 16, 17, 19, 20, 26]. Die Blutgefäße der Melanommetastasen weisen Kaliberschwankungen, aneurysmatische Erweiterungen, polymorphe Figuren und Konvolute auf, meist ohne erkennbare Bindung an den Papillarkörper. Im Verlauf neugebildeter Gefäße finden sich gelegentlich mikroskopisch erkennbare ovaläre Blutseen (Spontanhämorrhagien). Graue oder graubraune, manchmal astartig verzweigte, bis zu zwei Millimeter lange Streifen kommen in näherer Umgebung kutaner Metastasen vor, histologisch verifizierbar als Melanomzellkonglomerate („Melanomzellinfarkte") in Lymph- und Blutgefäßen [21, 22, 23].

Projektionsmuster und histopathologisches Korrelat

Die bei einer kutanen Metastasierung über Gefäßbahnen weitergeleiteten Melanomzellverbände gelangen durch Endothelspalten in den Papillarkörper. Unterschiedlich rasch proliferierende Zellnester projizieren sich in die Auflichtebene als säckchenartige Gebilde (sakkuläres Muster). Sacculi erscheinen als einzelne oder gruppierte runde, ovaläre, manchmal polygonale Scheiben und sphärische Formationen („Globuli") mit Durchmessern bis zu 0,45 mm (Abb. 7). In initialen epidermotropen Metastasen beschränken sich die neoplastischen Melanozyten zunächst auf die papilläre Dermis, sie bewirken eine zunehmende Erweiterung der Dermalpapillen und invadieren das Stratum reticulare nicht [1, 12]. Innerhalb des Tumors kommen endothelausgekleidete Räume vor, die prall mit Melanomzellen angefüllt sind. Transepidermal ausgeschleustes Melanin kann den Ausgangsherd überlagern. Eine horizontale Ausbreitung intraepidermaler Melanozyten über den intradermalen Tumoranteil hinaus findet nicht statt. Je nach Pigmentgehalt oder dem Grad der Neovaskularisierung erscheinen die Sacculi unterschiedlich getönt. Rasch wachsende raumfordernde Melanomzellverbände pressen das in den erweiterten Dermalpapillen enthaltene Bindegewebe, das zusätzlich von reaktiv entzündlich gebildeten Fibrosierungen durchzogen ist, gegen die Retezapfen oder in Richtung auf einen malige proliferierenden Nachbarherd. Es bilden sich inverse (negative) Netzmuster aus weißlichen Septierungen. Melanomzellen

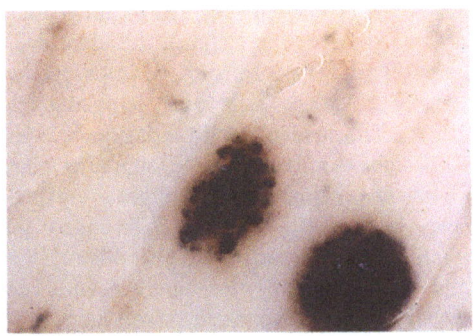

Abb. 7. In-transit-Metastasen am Unterschenkel nach einem akrolentiginösen Melanom (ALM) der Ferse (max. Tumordurchmesser 1,7 mm). Merkmale: braungraue bis bläulichgraue sakkuläre Muster, Umgebungserytheme (Auflicht-Öl 5,5:1)

infiltrieren und zerstören sukzessive anatomisch vorgegebene Architekturen wie Dermalpapillen, Reteleisten und Anhangsgebilde. Neoplastische Zellen wachsen mit sehr unterschiedlichen Geschwindigkeiten, sodass ein insgesamt inhomogenes Bild resultiert aus unterschiedlich großen Sacculi, die mehr oder minder erhebliche Melaninportionen produzieren oder auch amelanotisch sein können. Das Phänomen unterscheidet sich z. B. deutlich von einem architektonisch gleichmäßig strukturierten Evolutionsmuster der Nävozytennester in Epitheloidzell-Nävi. In einigen, meist großen Metastasen kann eine Neovaskularisierung als umschriebenes amelanotisches Areal aus punktiformen, regulär angeordneten Kapillarschlaufen ohne Hintergrundstruktur auftreten (sog. nacktpapillärer Aspekt) [22, 23]. Ein großer Teil neugebildeter Gefäße ist gekennzeichnet durch Wandbrüchigkeit mit Blutungen und polymorphen Gefäßfiguren, die manchmal an griechische Kleinbuchstaben (Minuskeln) sowie Et- und Paragraph-Zeichen erinnern [20]. Tumorimmunologisch induzierte inflammatorische Prozesse mit Freisetzung von Entzündungszellen und Makrophagen führen neben Bindegewebsproliferationen reaktive Weitstellungen von Zentralkapillaren herbei (periläsionales Erythem). Die als intravasale Melanomzellinfarkte histologisch verifizierten grauen Streifen der Tumorumgebung sind subepidermal in Gefäßen mit einschichtigem Endothel lokalisiert, Lymph- oder Blutgefäße lassen sich hier feingeweblich nicht unterscheiden. Multiple läsionale oder periläsionale wolkig-graue, graubraune oder graublaue Pigmentverdichtungen entsprechen histologisch Melaninanhäufungen im Stratum papillare oder der retikulären Dermis. Das Pigment wird überwiegend von Melanophagen aufgenommen und kann deshalb nicht transepidermal abgegeben werden.

Form und Farbe von kutanen Melanommetastasen

Die initialen Melanommetastasen sind meist rund. Nahezu 80% der malignen Melanome zeigen mehr als zwei Farbnuancen, während kutane Metastasen oft homogen pigmentiert sind. Die Farben reichen von schwarz, grau, blau, lila, seltener dunkelbraun, bis zu rötlich, hellbraun oder weißlich. Die klassische als auch die dermatoskopische ABCD-Regel ist daher auf initiale kutane Melanommetastasen nicht anwendbar. Die oben aufgeführten, nur bei stärkeren Vergrößerungen (ab ca. 30fach) identifizierbaren intraläsionalen Struktur- und Farbbesonderheiten ermöglichen eine Diagnose.

Differenzialdiagnose kutaner Melanommetastasen

Klinische Falschbeurteilungen initialer kutaner Melanommetastasen weisen ein breites differenzialdiagnostisches Spektrum auf. Hierzu gehören in erster Linie Angiome, Dermatofibrome, melanozytäre Nävi aller Evolutionsstufen und Typen, blaue Nävi, subkorneale Hämorrhagien und Verrucae. Zu den häufigsten histologischen Fehldiagnosen im eigenen Krankengut gehörten z. B. dermaler Nävus, Nävus mit Resten junktionaler Aktivität, histiozytär-granulomatöse Entzündungsreaktion und Dermatofibrom [21]. Dermatoskopisch spielt die richtige Deutung des sogenannten sakkulären Musters eine große Rolle. Im Gegensatz zu einem irregulär pigmentierten „Pflastersteinmuster" („cobblestone") innerhalb benigner Nävi aus den typischen polygonalen, durch gelblich-bräunliche Keratinleisten scharf begrenzte Schollen, weisen die runden oder ovalären Sacculi unscharfe, meist verschwommene Grenzen und eine intraläsional homogene, in den einzelnen Sacculi aber sehr unterschiedliche Pigmentierung auf. In benignen Nävi haben säckchenartig konfigurierte junktionale Melanozytennester scharfe Grenzen [22, 23]. Die Nester sind homogen graubraun bzw. graublau pigmentiert, gleichmäßig geformt mit kleinen Durchmessern von 0,08 bis 0,15 mm und zudem in wenigen Regionen der Läsion solitär lokalisiert. In lakunär strukturierten Hämangiomen existieren weder transepidermale Melaninpigmentausschleusungen noch Spuren eines Pigmentnetzwerkes. Vaskularisierungen benigner Pigmentzell-Läsionen zeigen keine bedeutsamen Kaliberschwankungen oder Gefäßpolymorphismen. Die aufsteigenden Kapillaren lassen sich fast immer einer Dermalpapille zuordnen. Der subepidermale horizontale Plexus ist regelmäßig netzartig aufgebaut ohne wandbrüchige, spontan hämorrhagische oder aneurysmatische Gefäße. Peri- oder intraläsionale fleckförmige graue Pigmentverdichtungen und streifenförmige Gefäßinfarkte kommen in benignen Tumoren nicht vor.

4.9 Pigmentierte Basalzellkarzinome

K. Westerhoff, S. Menzies

Teilweise enthalten Basalzellkarzinome Melaninpigment. In großen histologischen Studien reichte die Inzidenz von 6,7–8,5%. Dabei besteht vermutlich eine gewisse ethnische Prädilektion [1, 2]. Bis auf sklerodermiforme und desmoplastische Basalzellkarzinome wurden für die meisten histologischen Typen pigmentierte Formen beschrieben. Histologisch findet sich Melanin sowohl im Tumor als auch in der umgebenden Dermis. Im Tumor finden sich häufig vermehrt Melanozyten, in denen die Melanosomen häufig verbleiben. Umgebende Tumorzellen können jedoch ebenfalls Melanosomen aufnehmen [3, 4]. Vermutlich führt die Phagozytose melanosomenhaltiger apoptotischer Zellen durch benachbarte Tumorzellen zur Bildung von Melanosomenkomplexen [5]. Melanin findet sich bevorzugt in oberflächlichen Tumoranteilen [1]. In der umgebenden Dermis findet sich das Melanin größtenteils in Melanophagen, nur ein kleiner Teil liegt frei im Gewebe. Zusätzlich kann in der Epidermis über dem Tumor eine Melanozytenhyperplasie vorliegen [1].

Die Dermatoskopie hilft bei der Diagnose pigmentierter Basalzellkarzinome. Hierfür wurde kürzlich ein einfacher Algorithmus veröffentlicht, der auf einer Studie an 142 pigmentierten Basalzellkarzinomen basiert [6]. Diese Methode hat eine Sensitivität von 97% bei der Diagnose pigmentierter Basalzellkarzinome und eine Spezifität von 93% bei der Abgrenzung von invasiven Melanomen und 92% bei der Abgrenzung von benignen pigmentierten Tumoren.

Mit dieser Methode wird ein pigmentiertes Basalzellkarzinom diagnostiziert, wenn das negative Kriterium eines Pigmentnetzes nicht vorliegt und wenn mindestens eines der folgenden 6 positiven Kriterien erfüllt ist (Tabelle 1):

1. Radspeichenartige Areale sind scharf abgegrenzte radiale Ausläufer von brauner bis blaugrauer Farbe, die sich in einer häufig dunkleren Achse treffen (Abb. 1).
2. Große, graue oder blaue ovoide Nester sind scharf abgegrenzte oder beinahe konfluierende, pigmentierte, ovale oder längliche Areale, die keinen direkten Kontakt zu einem pigmentierten Tumoranteil haben. Sie sind größer als Globuli (Abb. 1, 2 und 3) [7].
3. Multiple graue oder blaue Globuli (Abb. 2) müssen von multiplen grauen/blauen Punkten (Melanophagen) abgegrenzt werden.

Tabelle 1. Dermatoskopische Diagnose eines pigmentierten Basalzellkarzinoms [8]

- **Negatives Kriterium** (darf nicht vorliegen)
  - Pigmentnetz
- **Positive Kriterien** (mindestens eines muss erfüllt sein)
  - Radspeichenstrukturen
  - Große graublaue ovoide Nester
  - Multiple graublaue Globuli
  - Baumartig verzweige Teleangiektasien
  - Ahornblattartige Areale
  - Ulzeration

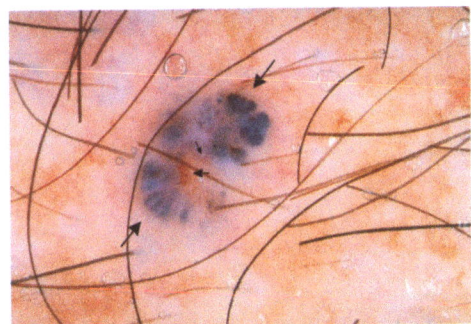

Abb. 1. Tumor ohne Pigmentnetz und mit zwei positiven Kriterien: Radspeichenstrukturen (*große Pfeile*) und große ovoide Nester (*kleine Pfeile*)

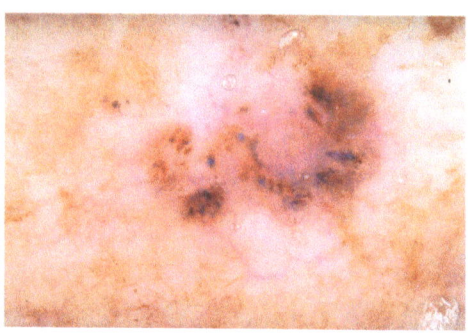

Abb. 2. Tumor ohne Pigmentnetz und multiplen blaugrauen Globuli als positives Kriterium

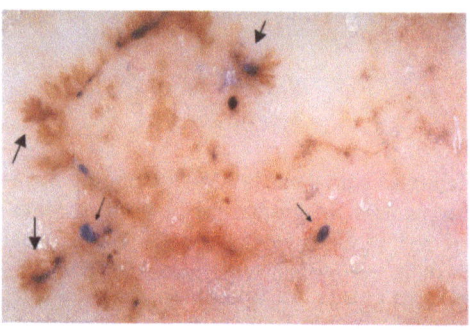

Abb. 3. Tumor ohne Pigmentnetz und mit folgenden positiven Kriterien: große ovoide Nester, ahornblattartige Areale (*großer Pfeil*), Ulzeration (*mittelgroßer Pfeil*) und baumartig verzweigten Teleangiektasien (*kleiner Pfeil*)

4. Typische baumartig verzweigte Teleangiektasien (Abb. 3) müssen von Haarnadelgefäßen abgegrenzt werden.
5. Ahornblattartige Areale sind scharf begrenzte braune oder blaugraue kolbenförmige Ausläufer die sich einem Blatt ähnlich anordnen. Sie müssen von Pseudopodien abgegrenzt werden. Ahornblattartige Areale gehen nie von einem Pigmentnetz oder einer benachbarten, flächigen Pigmentierung aus (Abb. 3) [7, 8].
6. Eine Ulzeration, das heißt ein Fehlen der Epidermis oft mit Auflagerung einer Blutkruste, darf anamnestisch nicht auf ein glaubhaftes Trauma zurückzuführen sein (Abb. 3).

Die Pigmentmerkmale (d. h. große graublaue ovoide Nester, multiple graublaue Globuli, ahornblattartige Areale und Radspeichenstrukturen) zeigen sich oft vor einem hypomelanotischen Hintergrund. Das häufigste Pigmentmerkmal sind große graublaue ovoide Nester (55%), in fallender Häufigkeit gefolgt von multiplen graublauen Globuli (27%), ahornblattartigen Arealen (17%) und Radspeichenstrukturen (10%) [8].

Pigmentierte Basalzellkarzinome haben häufig ausgedehnte hypopigmentierte Areale. Unter 142 untersuchten, pigmentierten Basalzellkarzinomen hatten 66% eine zu weniger als 50% pigmentierte Oberfläche und nur 7% waren zu mehr als 75% ihrer Fläche pigmentiert [8]. In pigmentierten Basalzellkarzinomen findet man fast alle Farben (braun, dunkel braun, blau, grau, schwarz, rot).

4.10 Vaskularisierungsmuster von pigmentierten und nichtpigmentierten Hauttumoren*

J. F. KREUSCH

Blutgefäße („Teleangiektasien") dienen seit langem zur klinischen Diagnose von Basalzellkarzinomen. In der dermatoskopischen Literatur finden dagegen Gefäßbefunde in Tumoren sehr wenig Beachtung [8, 10], obwohl sie durchaus gut erkennbar sind [7]. Die Sichtbarkeit von Gefäßen hängt naturgemäß vom Pigmentierungsgrad des Tumors und von ihrer Lage innerhalb des Tumors ab. Tief im Tumor liegende Gefäße sind stets schlecht erkennbar, während auf der Tumoroberfläche verlaufende Gefäße oft selbst dann gut sichtbar sind, wenn der Tumor intensiv pigmentiert ist [9]. Um Vaskularisierungsmuster bestmöglich beurteilen zu können, sind einige Besonderheiten der Untersuchungstechnik zu beachten.

Untersuchungstechnik der Vaskularisierung von Tumoren

Bei der Untersuchung des Gefäßmusters in Tumoren muss berücksichtigt werden, dass zu hoher Druck mit der Bodenplatte des Untersuchungsgeräts die zu untersuchenden Blutgefäße komprimiert und damit unsichtbar macht. Man muss daher das Instrument vorsichtig, mit wenig Druck und unter Verwendung von reichlich Kontaktflüssigkeit auf den Tumor setzen. Ultraschall-Kontaktgel ist hierfür wegen seiner hohen Viskosität besser geeignet als z. B. Paraffinöl oder Alkohol, da es nicht seitlich verläuft oder verdunstet und der optische Schluss zwischen Bodenplatte des Instruments und dem Tumor auch ohne hohen Anpressdruck erhalten bleibt. Die Verwendung höherer Vergrößerung (40fach und mehr) ist vorteilhaft, weil sich sonst terminale Kapillaren nicht erkennen lassen und man scheinbar nur rötliche Flächen sieht, deren Gefäßarchitektur nicht beurteilbar ist.

Gefäßarchitektur der Haut

Um tumorale Gefäße sicher beurteilen und die Tumorgrenzen festlegen zu können, ist die Kenntnis der Struktur normaler Hautgefäße in Abhängigkeit von der Topographie erforderlich [1]. Diese ist leicht zu erwerben, da man sie an sich selbst und an jedem Patienten gut studieren kann. Vier wesentliche Gefäßmuster dienen als Referenzstruktur:

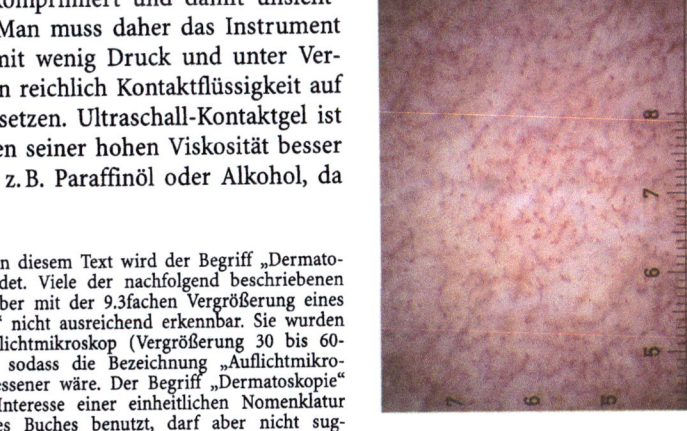

Abb. 1. „Punkt"-Gefäße normaler Haut, Fußrücken

---

* *Anmerkung*: In diesem Text wird der Begriff „Dermatoskopie" verwendet. Viele der nachfolgend beschriebenen Befunde sind aber mit der 9.3fachen Vergrößerung eines „Dermatoskops" nicht ausreichend erkennbar. Sie wurden mit einem Auflichtmikroskop (Vergrößerung 30 bis 60fach) erhoben, sodass die Bezeichnung „Auflichtmikroskopie" angemessener wäre. Der Begriff „Dermatoskopie" wird nur im Interesse einer einheitlichen Nomenklatur innerhalb dieses Buches benutzt, darf aber nicht suggerieren, dass der damit bezeichnete Instrumententyp für alle hier behandelten Fragestellungen geeignet wäre.

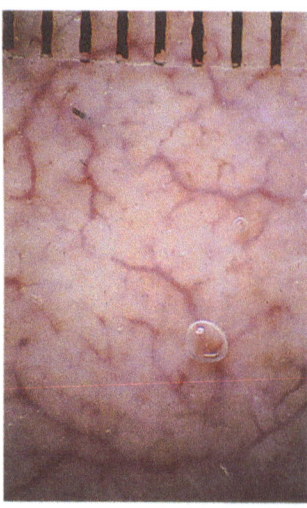

Abb. 2. „Baum"-Gefäße der Wangenhaut, älterer Patient. Regelmäßig verzweigte Gefäße von rosaroter Farbtönung, wegen Lage im Korium nicht ganz scharf abzubilden

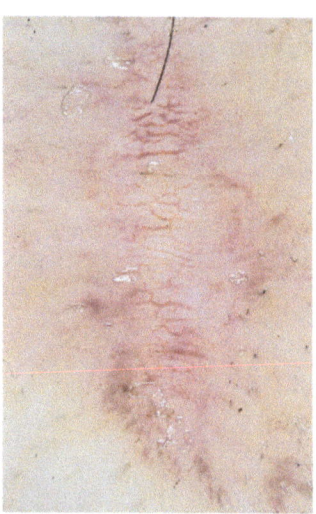

Abb. 4. Narbengefäße

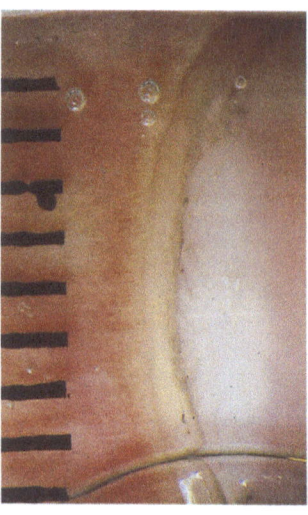

Abb. 3. Normalbefund der Nagelfalzkapillaren

- In normaler Haut am Rumpf und den proximalen Extremitäten sind Epidermis und Korium durch dermale Papillen und Reteleisten verbunden. Man erkennt die eigentlich haarnadelförmigen Kapillaren in den dermalen Papillen bei Sicht von oben als kleine Punkte von ca. 10 bis 20 µm Durchmesser (Abb. 1). An Handflächen und Fußsohlen folgen diese Gefäßpunkte dem bekannten Leistenmuster der akralen Haut. Der obere dermale Gefäßplexus ist manchmal als grobes, unscharf abgebildetes Gefäßnetz in der Tiefe zu sehen, erscheint nicht karminrot, sondern eher rosarot (Abb. 2).
- An den Nagelfälzen ist die haarnadelförmige Struktur der Gefäße besser zu erkennen, da sie hier horizontal, d.h. parallel zur Hautoberfläche verlaufen [5] (Abb. 3).
- Längere Zeit lichtexponierte Haut des Gesichts weist die schon erwähnte Besonderheit auf, dass dermale Papillen und somit auch die punktartigen Gefäße fehlen. Dafür sieht man Gefäße des dermalen Plexus als regelmäßig verzweigte, parallel zur Hautoberfläche verlaufende baumartige Strukturen [6]. Diese Gefäße liegen – obwohl mit dem bloßen Auge als „Teleangiektasien" gut erkennbar – in der mittleren Schicht der Dermis und sind dermatoskopisch niemals vollkommen scharf abzubilden. Dies beruht auf den Streuungsphänomenen der darüberliegenden Kollagenfasern. Wegen dieses Phänomens ist

auch die Gefäßfarbe rosarot und nicht karminrot wie z. B. bei Gefäßen in Basalzellkarzinomen.
- Eine weitere Besonderheit stellen Gefäße in Narben dar (Abb. 4). Diese verlaufen – v.a. bei glatten Narben nach z. B. Exzisionen – quer zur ursprünglichen Schnittrichtung. Das weißliche Narbengewebe erscheint strickleiterartig von querverlaufenden, gelegentlich miteinander kommunizierenden Gefäßen durchzogen. Diese Gefäße, die frischen Narben ihren rötlich-lividen Farbton verleihen, bleiben Monate bis Jahre postoperativ bestehen. Ein ähnliches Gefäßmuster weisen auch Striae distensae auf.

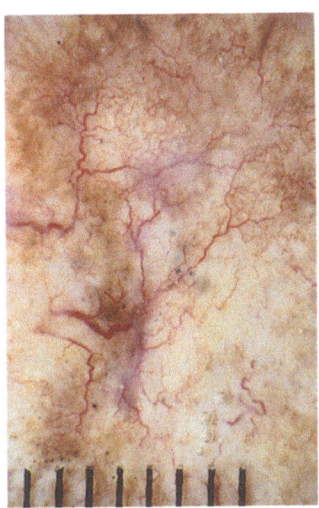

Abb. 5. „Baum"-Gefäße in sklerodermiformem Basalzellkarzinom

Gefäßmuster in Hauttumoren

Die in den wichtigsten Hauttumoren vorkommenden Gefäßmuster lassen sich auf 5 einfache Strukturen zurückführen. Nur in wenigen Tumoren (z. B. Kaposi-Sarkomen, Regressionszonen maligner Melanome) trifft man Gefäße an, die keiner der genannten Muster zuzuordnen und deshalb als „unspezifisches Gefäßmuster" zu bezeichnen sind.

„Baumgefäße"

Besonders augenfällig sind die Tumorgefäße in Basalzellkarzinomen [2, 3, 4]. Die klinische Verwendung des Befundes „Teleangiektasien" zur Diagnose von Basalzellkarzinomen erfolgt allerdings ohne Berücksichtigung ihrer Struktur. Diese Ungenauigkeit gibt immer wieder Anlass zu Fehldiagnosen bei gut vaskularisierten Tumoren mit anderem Gefäßmuster. Die Gefäße in Basalzellkarzinomen sind dem Tumor aufgelagert, liegen unmittelbar subepidermal, daher lassen sie sich beim Untersuchen gestochen scharf erkennen (Abb. 5). Sie sind von karminroter Farbe, während die Gefäße des dermalen Plexus durch Streuungsphänomene mehr rosafarben erscheinen. Die Hauptgefäße sind häufig sehr grob, stark geschlängelt (Kaliber bis 0,2 mm), verzweigen sich in mehrere Seitenäste und terminale Kapillaren (Kaliber bis 0,01 mm). Besonders gut erkennbar ist diese Gefäßstruktur in knotigen und überraschenderweise auch in sklerodermiformen Basalzellkarzinomen. Die Variabilität des Gefäßmusters „Baumgefäße" ist hoch, weniger deutlich erkennt man es in Rumpfhaut- und multizentrischen Basalzellkarzinomen. Eine zutreffende Bezeichnung dieses Gefäßmusters ist der Begriff „Gefäßbaum" oder „Baumgefäße", die Sensitivität für Basalzellkarzinome beträgt nach eigenen Untersuchungen 89,5% bei einer Spezifität von 96,5% [4]. Ähnlich erscheinende Gefäße, die allerdings messtechnisch deutlich von denjenigen in Basalzellkarzinomen unterscheidbar sind, kann man auf manchen blauen Nävi, auf sehr dicken sonstigen Tumoren (auch Melanomen, sofern die Tumordicke mehr als 2 mm beträgt) sowie in Bestrahlungsnarben (Röntgenodermen) antreffen. Dermatoskopisch sind mit etwas Erfahrung durchaus Unterschiede erkennbar: Anders als in den genannten Tumoren sind Baumgefäße in Basalzellkarzinomen viel bizarrer geschlängelt, unregelmäßiger, häufiger und in unregelmäßigeren Abständen bis in feinste Kapillaren verzweigt.

Unter dem Mikroskop lassen sich Basalzellkarzinome sehr gut von der angrenzenden Haut abgrenzen. Gerade im Gesicht, wo sich die meisten dieser Tumoren finden, sind die oft sehr groben, verzweigten Gefäße der Haut („Teleangiektasien") viel regelmäßiger und so angeordnet, dass jedes ein eigenes Versorgungsgebiet aufweist (Abb. 2).

„Kranzgefäße"

In Talgdrüsenhyperplasien finden sich gering geschlängelte Gefäße mit nur wenigen Verzweigungen, die aus der Tiefe aufsteigend den gelblichen Drüsenkörper umfassen und niemals quer über ihn hinwegziehen, auf diese Weise das Ostium freilassend (Abb. 6). Diese Struktur lässt sich zutreffend mit dem Begriff „Kranzgefäße" charakterisieren. Kranzgefäße sind gut von Baumgefäßen der Basalzellkarzinome zu unterscheiden, da sie weniger und gleichmäßiger gekrümmt, weniger verzweigt sind, sie wirken viel geordneter.

„Kommagefäße"

Nur dermale melanozytäre Nävi weisen leicht gekrümmte, breite, selten verzweigte, kurzstreckig parallel zur Tumoroberfläche verlaufende Gefäße auf (Kaliber ca. 0,1 mm) (Abb. 7). Da sie ungleichmäßig verteilt und grobkalibrig sind, lassen sie sich gut von den sehr dünnen, regelmäßig angeordneten Gefäßen amelanotischer Melanome unterscheiden. Die Gefäße sind oft mit dem bloßen Auge erkennbar, was zur Fehldiagnose eines Basalzellkarzinoms führen kann. Für Gefäße dieser Gestalt erscheint die Bezeichnung „Kommagefäße" treffend.

Die beiden folgenden Gefäßmuster „Punktgefäße" und „Haarnadelgefäße" sind Varianten ein- und derselben Struktur. In vielen Tumoren findet man haarnadelförmige Gefäße. Sind diese Gefäßschlingen kurz, erscheinen sie dermatoskopisch als Punkte, sind sie lang, kann man deutlich die Schlingenform erkennen. Die Gefäßlänge hängt naturgemäß von der Dicke des vorliegenden Tumors ab. Der wichtige Zusatzbefund der „Keratinisierung" ist erforderlich, um aus diesen Gefäßmustern die richtigen diagnos-

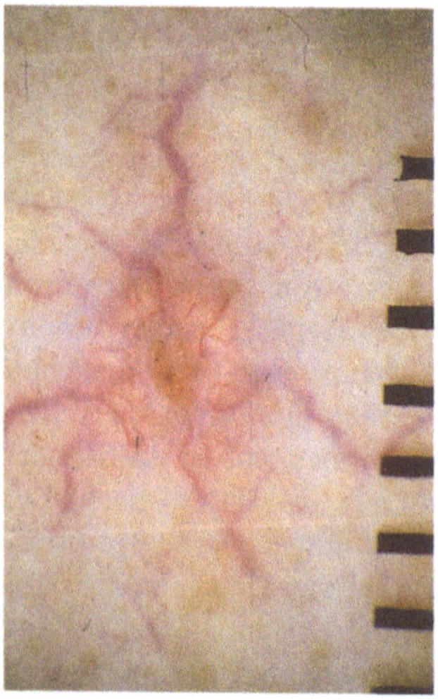

Abb. 6. „Kranz"-Gefäße in Talgdrüsenhyperplasie

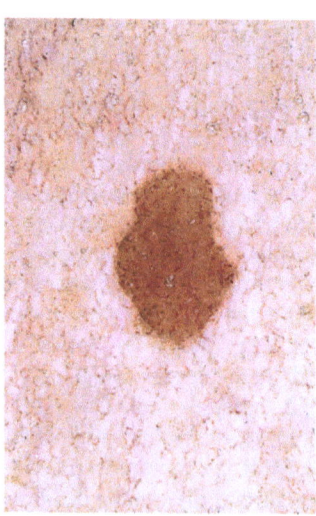

Abb. 7. „Komma"-Gefäße in dermalem Nävus

tischen Schlüsse zur Identifizierung amelanotischer Melanome ziehen zu können.

„Punktgefäße"

In dünnen Tumoren erkennt man unter dem Dermatoskop die Spitzen kurzer Kapillarschlingen als dichtstehende rote Punkte von 0,01 bis 0,02 mm Durchmesser, bei höherer Vergrößerung (ca. 40fach) sieht man, dass es sich um Spitzen von Kapillarschlingen handelt. Wie bereits angemerkt, dürfen sie nicht mit den Gefäßpunkten im Pigmentnetz der normalen Haut (Gefäße der dermalen Papillen) und in den Netzmaschen junktionaler Nävi verwechselt werden. Die Bezeichnung „Punktgefäße" beschreibt den Befund zutreffend.

Man findet dieses Gefäßmuster sowohl in keratinisierenden Tumoren wie vulgären Warzen, seborrhoischen und solaren Keratosen, Morbus Bowen, dünnen Plattenepithelkarzinomen, allerdings auch in malignen Melanomen, hier vor allem in dünneren Tumorabschnitten (Abb. 9a und b). Auf die Zusatzmerkmale zur weiteren Differenzierung wird unten eingegangen.

„Haarnadelgefäße"

In dickeren Tumoren sind die Gefäßschlingen länger, man erkennt geschlängelte und geknäuelte Verläufe, das Kaliber bleibt jedoch dünn mit ca. 0,01 bis 0,03 mm. Die Bezeichnung „Haarnadelgefäße" erscheint ungeachtet des mehr oder weniger geschlängelten Verlaufs passend. Diesen Gefäßtyp weisen zahlreiche keratinisierende Tumoren auf: Plattenepithelkarzinome, Keratoakanthome, solare und seborrhoische Keratosen (Abb. 8), dickere vulgäre Warzen. Ferner sind sie in gering pigmentierten Anteilen maligner Melanome mit Tumordicken von mehr als ca. 0,5 mm bis etwa 2,0 mm anzutreffen (Abb. 9a und b), gelegentlich auch im pigmentarmen Zentrum kokardenartig aufgebauter Spitznävi. Zusatzbefunde sind zur

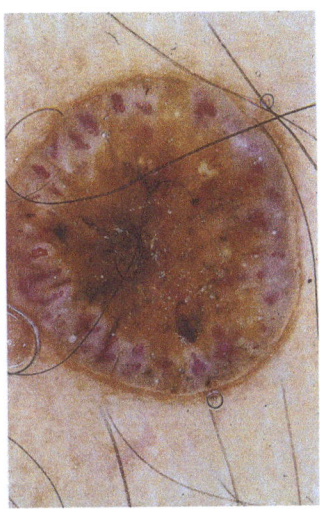

Abb. 8. „Haarnadel"-Gefäße mit weißem Halo in Keratoakanthom. Der Übergang der weißen Höfe in den gelben Keratinkrater ist gut zu erkennen

korrekten Bewertung dieses Gefäßmusters erfoderlich.

Differenzierung melanozytärer und keratinisierender Tumoren durch Zeichen der Keratinisierung

Wie erwähnt, finden sich „Punkt-" und „Haarnadelgefäße" sowohl in keratinisierenden als auch in melanozytären Tumoren. In keratinisierenden Tumoren weisen diese Gefäße jedoch einen weißen Hof („Halo") auf, der histologisch der Zone vitaler Keratinozyten entspricht, die vom jeweiligen Gefäß versorgt wird (Abb. 8). Mehr oder weniger deutlich erkennbar geht dieser weiße Hof in gelbes Keratin über. Der Anteil des Keratins hängt vom Differenzierungsgrad der Tumoren ab. Keratin kann bei hochgradig entdifferenzierten Plattenepithelkarzinomen fehlen, aber auch durch keratolytische Maßnahmen oder Kratzen entfernt worden sein. Bei flachen keratinisierenden Tumoren (v.a. solaren Keratosen) verschmelzen die weißen Höfe zu einer weißlichen Masse, in die die Punktgefäße eingebettet sind.

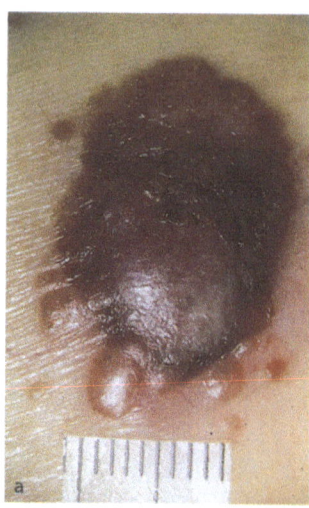

Abb. 9a. Malignes Melanom, geringer Melaningehalt, mit Satellitenmetastasen, Übersichtsaufnahme

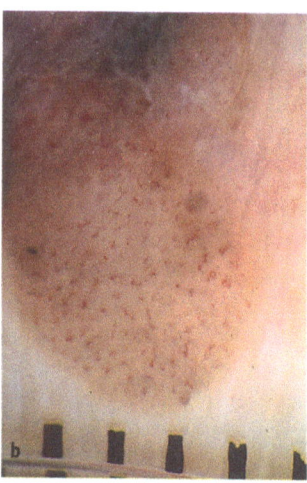

Abb. 9b. Malignes Melanom, Detailaufnahme mit „Haarnadel"- und „Punkt"-Gefäßen. Der weiße Halo keratinisierender Tumoren fehlt in Melanomen

hält. Sie lassen sich gut von den gröberen, ungleichmäßig verteilten Kommagefäßen dermaler Nävi unterscheiden. Auch in den meisten sog. „amelanotischen" Melanomen finden sich wenigstens kleine, gering pigmentierte Bereiche. Die lassen sich durch ihre Farbtöne, gelegentlich auch durch die Strukturen der geringen Pigmentierung als melanozytär identifizieren. Sofern dann eine nicht zum dermalen Nävus passende Gefäßversorgung erkennbar ist, muss die Diagnose eines Melanoms zumindestens mit erwogen werden.

Verwendung der Vaskularisierungsmuster zur Diagnostik von Tumoren

In völlig pigmentfreien Tumoren erlaubt die Kenntnis der Gefäßmuster eine weitgehende Eingrenzung in Frage kommender Differenzialdiagnosen, manchmal auch im Ausschlussverfahren:

Anwesenheit von Baum-, Kranz- und Kommagefäßen erlaubt mit guter Sicherheit die Diagnose eines Basalzellkarzinoms bzw. einer hyperplastischen Talgdrüse bzw. eines dermalen Nävus. Fehlen einem pigmentfreien Tumor dagegen diese Gefäßstrukturen, können o.g. Diagnosen weitgehend ausgeschlossen werden, es muss dann sehr sorgfältig nach Anwesenheit von Punkt- oder Haarnadelgefäßen gesucht werden. Sofern solche Gefäße vorliegen und weiße Höfe aufweisen, sind vulgäre Warzen, seborrhoische und solare Keratosen, Morbus Bowen, Plattenepithelkarzinome und Keratoakanthome zu bedenken. Die endgültige Diagnose muss unter Berücksichtigung klinischer Befunde erfolgen (Alter, Lichtanamnese der Patienten, Lokalisation der Tumoren und weiteres).

Auch dermatoskopische Befunde helfen bei der Differenzierung weiter: Haarnadelgefäße vulgärer Warzen stehen stets im Zentrum des Tumors, in Keratoakanthomen sind sie dagegen an der Peripherie angeordnet, in der Mitte findet sich der aus der Histologie bekannte gelbliche Hornkrater.

Seborrhoische Keratosen weisen häufig (aber nicht immer!) Pseudohornzysten und

In malignen Melanomen fehlen dagegen diese weißen Höfe um die sehr regelmäßig angeordneten, dicht nebeneinanderstehenden Punkt- oder Haarnadelgefäße (Abb. 9a und b). Diese sind naturgemäß um so besser erkennbar, je weniger Melanin der Tumor ent-

Hornpfröpfe auf, die solaren Keratosen und Plattenepithelkarzinomen fast immer fehlen. Die Entscheidung, ob eine solare Keratose oder bereits ein Plattenepithelkarzinom vorliegt, kann aus den Gefäßmustern dermatoskopisch nicht abgeleitet werden, eine histopathologische Untersuchung ist – wie auch sonst in jedem Zweifelsfall – unbedingt erforderlich.

Hinzuweisen ist auch auf die Berücksichtigung der Gefäßmuster z. B. bei der Unterscheidung einer Narbe und einem etwaigen Rezidiv eines dort exzidierten Basalzellkarzinoms. Auch lässt sich die Abheilung vulgärer Warzen dermatoskopisch sehr gut verfolgen. Die Therapie sollte erst beendet werden, wenn keine warzentypischen Gefäße die normale Anordnung der Hautgefäße unterbrechen.

Weisen dagegen Punkt- oder Haarnadelgefäße eines Tumors keine weißen Höfe auf, ist das amelanotische Melanom unbedingt eine der wichtigen Differenzialdiagnosen. Wie bereits erwähnt, kommen diese Gefäßmuster gelegentlich auch im pigmentarmen Zentrum von Spitz-Nävi vor. Hier kann der kokardenartige Aufbau von Spitz-Nävi weiterhelfen, da in Melanomen die Gefäße häufiger exzentrisch, in pigmentarmen Tumoranteilen an der Peripherie anzutreffen sind. Es gibt keine anderen morphologischen, nichtinvasiv zu erhebenden Merkmale, mit deren Hilfe dieser Tumortyp diagnostiziert oder zumindestens vermutet werden kann. Die Schwierigkeit, in bestimmten Fällen histologisch sicher zwischen einem Nävus Spitz und einem nodulären Melanom zu unterscheiden, ist bekannt und sollte im Zweifelsfall Anlass zu besonderer Vorsicht sein.

Das Flussdiagramm (Abb. 10) fasst diese Überlegungen zusammen. Es berücksichtigt die bereits erwähnte Tatsache, dass in vielen Tumoren sowohl Gefäßmuster als auch Strukturen der Pigmentierung nebeneinander vorkommen. Die Analyse der Gefäßmuster führt zur Eingrenzung der in Frage kommenden Diagnosen, die Beurteilung etwaiger Pigmentstrukturen und -farbtöne verhilft zur Unterscheidung melanozytärer und nichtmelanozytärer Tumoren. Je nach vermuteter

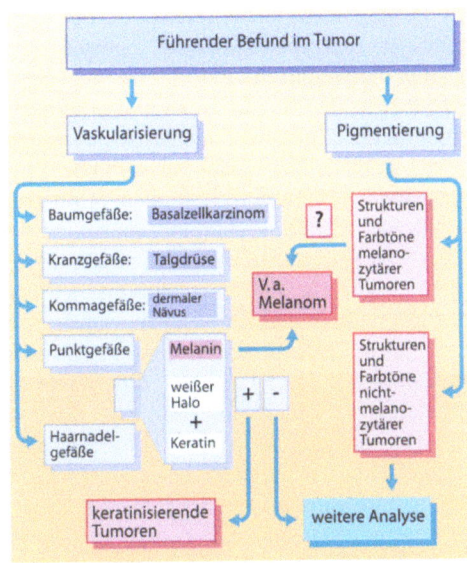

Abb. 10. Führender Befund im Tumor

Diagnose müssen dann die jeweiligen Befunde der Pigmentierung und Vaskularisierung plausibel zueinander passen.

Bemerkenswert ist auch die Deutlichkeit der dermatoskopischen Gefäßbefunde bei Basalzellkarzinomen, keratinisierenden Tumoren und dermalen Nävi, während Gefäßstrukturen bei den genannten Diagnosen in der histologischen Beurteilung gar keine Rolle spielen. Da im histologischen Schnitt eine vertikal zur Hautoberfläche künstlich angelegte Ebene betrachtet wird, entgeht dem Untersucher die Gesamtschau aus der „Vogelperspektive" des Dermatoskops. Fast sämtliche Arbeiten in der Literatur [9], die sich mit der Vaskularisierung von Hauttumoren befassen, beziehen sich auf statistische Betrachtungen zu Zahl und Durchmesser der Gefäße im histologischen Schnitt. Die Dermatoskopie liefert ein Beispiel dafür, dass die Betrachtung eines Gegenstandes in der Übersicht und aus anderem Blickwinkel wichtige Befunde ergeben kann, die bei zu spezialisierter Sicht verloren gehen.

Die Gefäßbefunde an Melanomen sind manchmal eher diskret, aber sie geben gerade bei pigmentarmen „amelanotischen" Melanomen den entscheidenden Hinweis. Von großer Wichtigkeit ist hierbei die Beachtung der Regeln, die für die Identifizierung melanozytischer Tumoren aufgestellt wurden: Meist erkennt man auch in klinisch „pigmentfreien" Tumoren unter dem Mikroskop zumindest kleine Areale mit melaninfarbenem Pigment. Auch wenn in diesen Bereichen eindeutig melanozytentypische Pigmentstrukturen fehlen mögen, muss der Farbton in Verbindung mit dem für Nävi ungewöhnlichen Gefäßmuster die Diagnose „melanozytischer Tumor" und den Verdacht auf ein malignes Melanom nahelegen. Derartige Tumoren imponieren als „rote" Melanome und wurden sporadisch beschrieben.

Zusammenfassend kann man feststellen, dass die Vaskularisierungsstruktur gerade in nichtpigmentierten Hauttumoren epithelialen Ursprungs in Verbindung mit dem Merkmal „Keratinisierung" sehr wertvolle diagnostische Hinweise geben kann. Weiterhin kann sie in amelanotischen Melanomen der entscheidende Hinweis auf die richtige Diagnose sein und somit zur frühzeitigen und richtig durchgeführten chirurgischen Intervention beitragen.

Die Untersuchung von Hauttumoren unter Berücksichtigung der Gefäßbefunde hat dazu geführt, dass in eigener Praxis viele Melanome diagnostiziert und exzidiert werden, die nicht der üblichen Vorstellung von großen, schwarzen, asymmetrischen Tumoren entsprechen. Der Anteil heller, pigmentarmer Melanome ist viel höher als meist angegeben wird. Pro Jahr werden 1 bis 2 amelanotische Melanome mit der beschriebenen Methodik dermatoskopisch diagnostiziert. Das größte Hemmnis in der Erkennung dieses Melanomtyps dürfte darin liegen, dass pigmentfreie Tumoren gar nicht erst in Melanomverdacht geraten, das Dermatoskop überhaupt nicht zu Hilfe genommen wird (siehe auch Kapitel 4.7).

KAPITEL 5

Histologisches Korrelat dermatoskopischer Bilder

5.1 Grundlagen

J. Bauer, G. Metzler, A. Blum, C. Garbe, H.P. Soyer

Die Dermatoskopie eröffnet zusätzliche wichtige Informationen zur exakten, nichtinvasiven Diagnosestellung pigmentierter Hautveränderungen [1–13]. Bislang wurde nur in wenigen Studien die Korrelation zwischen dermatoskopischem und histologischem Bild untersucht [14–18]. Die dermatoskopischen Merkmale einer pigmentierten Hautveränderung lassen sich hauptsächlich durch Veränderungen in der Epidermis, der Junktionszone und der papillären Dermis erklären [14, 16–17, 19–20]. In der Dermatoskopie kommen die dreidimensional in der Epidermis, der dermoepidermalen Junktionszone, der papillären Dermis und bis in das obere Stratum reticulare verteilten Pigmente als zweidimensionale Projektion in der Horizontalebene zur Darstellung. Hingegen wird in der Histologie mit zweidimensionalen Vertikalschnitten gearbeitet. Dieser unterschiedliche Blickwinkel der Dermatoskopie und der Histologie erschwert zunächst die Korrelation der Befunde. Die korrekte Interpretation des dermatoskopischen Bildes erfordert neben der Kenntnis der dermatoskopischen Muster auch Kenntnisse über die histopathologischen Korrelate dieser Muster und über die Anatomie der Haut. Die Korrelation dermatoskopischer und histologischer Befunde ist auch von großer Bedeutung für die Weiterentwicklung der Beurteilungskriterien für die Dermatoskopie. Umgekehrt kann in histologisch unklaren Fällen die Dermatoskopie wichtige Hinweise für die Interpretation der histomorphologischen Befunde und die Auswahl einer repräsentativen Schnittebene geben.

Die erste Arbeit zur Korrelation von dermatoskopischem und histologischem Befund mit Hilfe von Serienschnitten wurde 1989 publiziert [14]. In einer kürzlich publizierten Arbeit wurde das klinische und dermatoskopische Bild in jedem einzelnen Fall der zugehörigen Histologie gegenübergestellt und so eine direkte Korrelation ermöglicht [18]. Diesem Prinzip folgend, werden im Folgenden die wichtigsten dermatoskopischen Muster beschrieben und mit ihrem jeweiligen histologischen Korrelat gezeigt. Eine Übersicht findet sich in Tabelle 1. Die Lage des Pigmentes in den anatomischen Schichten der Epidermis und oberen Dermis hat neben der Art des Pigmentes entscheidende Bedeutung für den Farbton, den wir wahrnehmen (s. Kapitel 2).

Pigmentnetz

Das reguläre Pigmentnetz erscheint als zartes, regelmäßiges Netz brauner Linien vor einem diffusen hellbraunen Hintergrund. Histologisch entsprechen die Linien des Netzes den pigmentierten und teilweise verlängerten Reteleisten, in denen sich die Melaninpigmentierung vertikal übereinanderprojiziert und da-

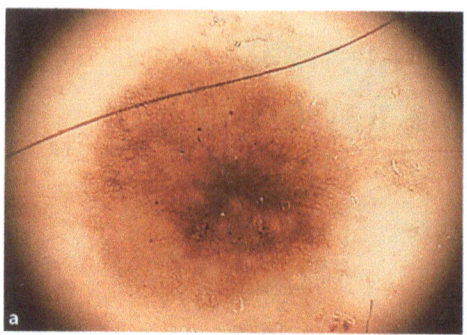
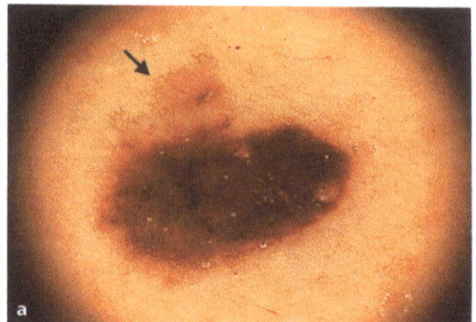
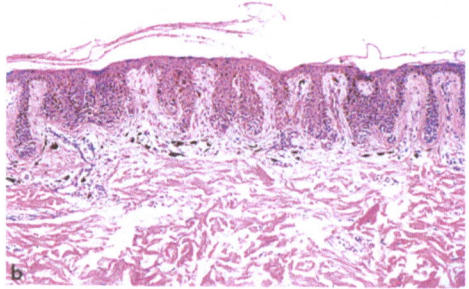
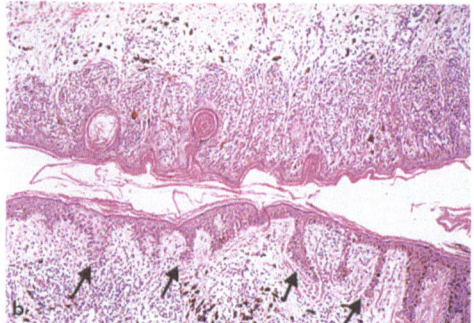
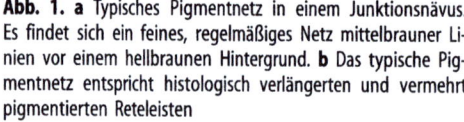

Abb. 1. a Typisches Pigmentnetz in einem Junktionsnävus. Es findet sich ein feines, regelmäßiges Netz mittelbrauner Linien vor einem hellbraunen Hintergrund. **b** Das typische Pigmentnetz entspricht histologisch verlängerten und vermehrt pigmentierten Reteleisten

Abb. 2. a Superfiziell spreitendes Melanom (SSM, Clark-Level III, Tumordicke 0,7 mm) mit Anteilen eines atypischen Pigmentnetzes. Es zeigt sich als Netz mit unregelmäßigen Maschen, das Teil der asymmetrischen Gesamtarchitektur des Tumors ist und das am Rand abrupt endet. **b** Das atypische Pigmentnetz entspricht histologisch unregelmäßig verbreiterten und verlängerten Reteleisten mit unterschiedlichen Abständen

durch dunkler erscheint. Die Maschen des Netzes kommen durch die dermalen Papillen zustande. Die Eigenschaften des Pigmentnetzes werden von der Pigmentierung, Größe und Form der Reteleisten bestimmt. In Felderhaut weisen alle melanozytären Hautveränderungen mit Ausnahme rein dermaler und blauer Nävi ein Pigmentnetz auf. Die Eigenschaften des Pigmentnetzes sind ein wichtiges Kriterium zur Abgrenzung benigner von malignen melanozytären Neubildungen.

Nävi zeigen ein eher typisches Netzwerk in hellen bis dunklen Brauntönen, mit regelmäßigen und eher kleineren Maschen, gleichmäßiger Anordnung des Netzes in der gesamten Läsion und gleichmäßigem Verblassen am Rand. Dieses typische Pigmentnetz entspricht pigmentierten, verlängerten Reteleisten mit einer vermehrten Zahl von Melanozyten in der Basalzellreihe und Melanozytennestern in den Spitzen der Reteleisten (Abb. 1a und b). Ein zartes, typisches Pigmentnetz findet sich auch fast immer bei Lentigo simplex, Lentigo actinica und häufig in einer pathognomonischen annulären Verteilung bei Dermatofibromen (postinflammatorische Hyperpigmentierung).

Ein schwarzes, braunes oder graues Pigmentnetz mit unregelmäßiger Ausprägung und Verteilung und abruptem Abbruch am Rand wird als atypisches Pigmentnetz bezeichnet. Die Linien des Netzes sind oft verbreitert und prominent. Ein atypisches Netz ist ein spezifischer Hinweis auf ein Melanom. Histopathologisch entspricht ein atypisches Pigmentnetz verdickten und unregelmäßig angeordneten Reteleisten mit einzeln

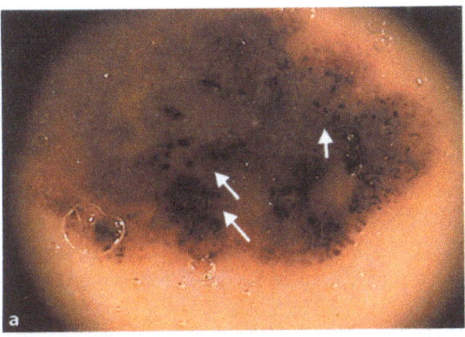
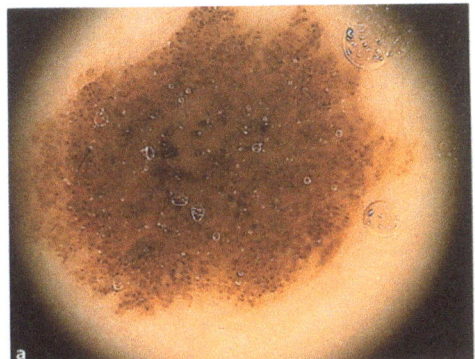
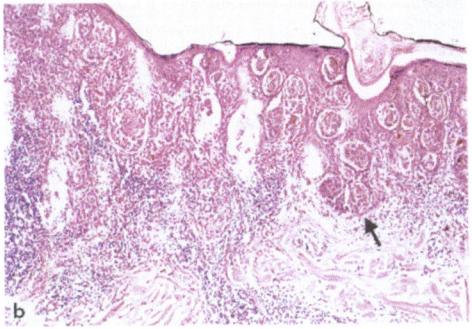
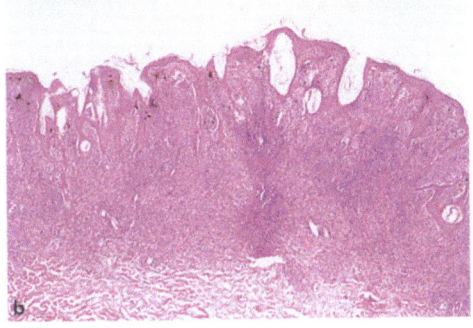

Abb. 3. a Schwarze Punkte und Globuli verschiedener Größe und in unregelmäßiger, asymmetrischer Anordnung bei einem superfiziell spreitendem Melanom (SSM, Clark-Level IV, Tumordicke 1,1 mm). **b** Irreguläre Nester stark pigmentierter Melanozyten die von der Junktionszone aufwärts steigen und bis ins Stratum corneum ausgeschleust werden

Abb. 4. a Compound-Nävus, der dermatoskopisch aus zahllosen, regelmäßig angeordneten und sehr ähnlich aussehenden, braunen Globuli aufgebaut ist. **b** Histologisch entsprechen die braunen Globuli stärker pigmentierten Melanozytennestern in der oberen Dermis

oder in Nestern entlang der Junktionszone angeordneten, atypischen Melanozyten (Abb. 2a und b).

Schwarze Punkte (black dots) und Globuli

Punkte und Globuli sind scharf begrenzte, schwarze, braune oder graue, unterschiedlich große runde bis ovale Strukturen. Sie kommen sowohl in benignen wie auch malignen melanozytären Neubildungen vor. In Nävi kommen im Zentrum oder in der gesamten Läsion gleichmäßig verteilte Punkte und Globuli einheitlicher Form und Größe vor. In Melanomen hingegen liegen irreguläre Punkte und Globuli hauptsächlich am Rand der Läsion, haben unterschiedliche Form und Größe und eine unregelmäßige Verteilung. Schwarze Punkte (black dots) entsprechen kleinen Melanozytennestern oder Melaninklumpen im Stratum corneum (Abb. 3a und b). Braune Globuli kommen durch junktionale, pigmentierte Melanozytennester oder kappenartig pigmentierte Melanozyten (Nävuszellen) in der papillären Dermis zustande (Abb. 3a und b, 4a und b). Die Größe und Form der Punkte und Globuli spiegelt die Menge und Anordnung des Pigmentes wider. Die Farbe wird durch die Lage des Pigmentes in den verschiedenen Schichten der Epidermis und papillären Dermis bestimmt (siehe Kapitel 2 Abb. 3). Melaninpigment im Stratum corneum erschein schwarz, in der dermoepidermalen Junktionszone braun und in der papillären Dermis durch den Tyndall-Effekt grau-blau.

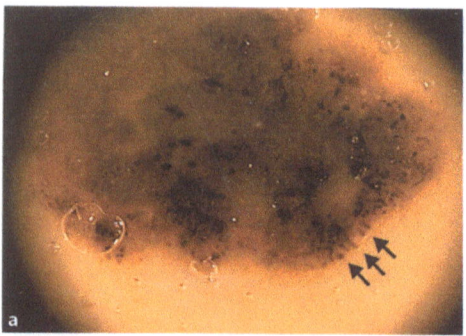

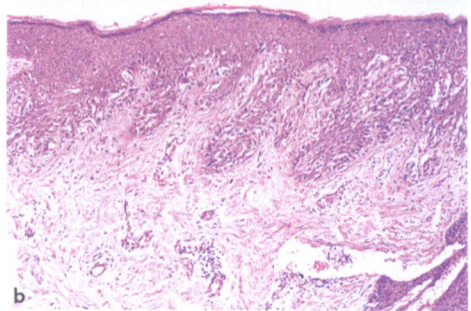

Abb. 5. a Superfiziell spreitendes Melanom (SSM, Clark Level IV, Tumordicke 1,1 mm) mit am Rand gelegenen, radiär angeordneten Streifen. **b** Histologisch zeigen sich lang ausgezogene Reteleisten mit Nestern und einzelnen atypischen Melanozyten, teilweise horizontal konfluierend

Streifen

Unter „Streifen" werden radiale Streifen (radial streaks, radial streaming) und Pseudopodien subsumiert. Es handelt sich um schwarzbraune, lineare Strukturen unterschiedlicher Dicke, die nicht eindeutig dem Pigmentnetz zugeordnet werden können. Streifen können regelmäßig und unregelmäßig, parallel oder konvergierend sein. Sie können in der ganzen Läsion vorkommen, fallen jedoch besonders am Rand der Veränderung auf. Streifen kommen in benignen und malignen melanozytären Neubildungen vor. Entscheidend für die Diagnose ist weniger die Morphologie eines einzelnen Streifen als vielmehr die Gesamtarchitektur und Anordnung der Streifen. Insbesondere unregelmäßige Streifen in ungleichmäßiger Verteilung weisen stark auf ein Melanom hin. Hingegen finden sich beim Reedschen Spindelzellnävus typischerweise in symmetrischer, radiärer Anordnung entlang der gesamten Zirkumferenz Streifen. Histologisch entsprechen Streifen gut abgegrenzten junktionalen Nestern pigmentierter Melanozyten (Abb. 5a und b). Dabei hat die Zytomorphologie der Melanozyten in den Nestern zunächst keine Bedeutung für das dermatoskopische Bild der Streifen. Die langgestreckte Form der Streifen lässt vermuten, dass die junktionalen Melanozytennester tubuläre oder strangartige Strukturen parallel zur Hautoberfläche ausbilden. Um diese Vermutung zu bestätigen, sind jedoch dreidimensionale Rekonstruktionen erforderlich.

Blau-weißer Schleier

Der blau-weiße Schleier ist eine grau-blaue bis weiß-blaue diffuse Pigmentierung *ohne* assoziierte Zeichen von Regression, blau-roten Lakunen oder blattartigen Pigmentierungen. Nach dieser Definition findet man blau-weiße Schleier fast ausschließlich bei Melanomen und Spitz-/Reed-Nävi. Eine dermatoskopische Abgrenzung von blau-weißen Schleiern in Melanomen und Spitz-/Reed-Nävi ist nicht möglich. Hingegen lassen sich Melanome durch blau-weiße Schleier gut von dysplastischen Nävi unterscheiden, da bei letzteren sehr selten blau-weiße Schleier vorkommen.

Das histologische Korrelat der blau-weißen Schleier ist eine Akanthose mit kompakter Orthokeratose und mehr oder weniger betonter Hypergranulose über einem größeren dermalen melaninpigmentierten Areal, wie zum Beispiel konfluierenden Nestern stark pigmentierter Melanozyten in der oberen Dermis (Abb. 6a und b).

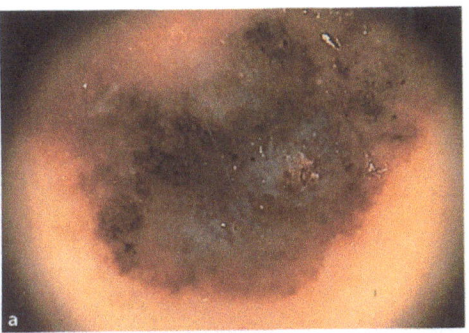
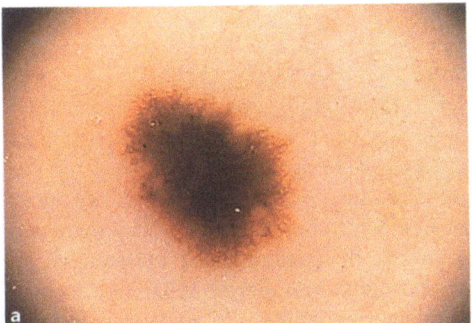
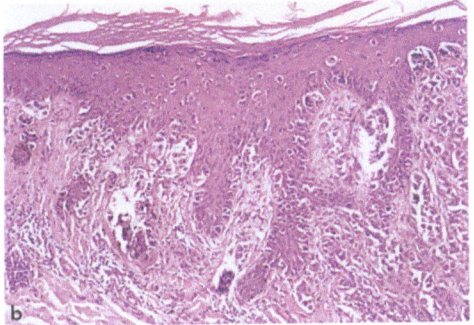
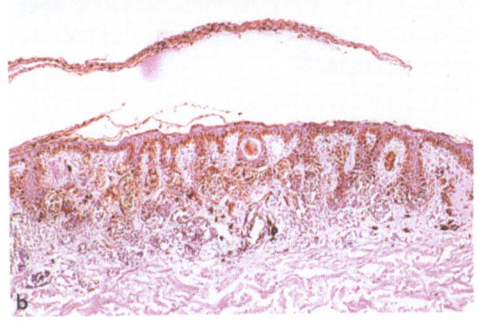

Abb. 6. a Blau-weiße Schleier in einem superfiziell spreitendem Melanom (SSM, Clark-Level IV, Tumordicke 0,9 mm). **b** Das histologische Korrelat der blau-weißen Schleier ist eine Akanthose der Epidermis mit kompakter Orthokeratose und Hypergranulose über Nestern pigmentierter Melanozyten und Melanophagenlagern

Abb. 7. a Dysplastischer Compound-Nävus mit zentral gelegener homogener Pigmentierung (black lamella). **b** Histologisch findet sich im Bereich des Nävus eine deutliche Pigmentierung der gesamten Epidermis einschließlich der Hornschicht (pigmentierte Parakeratose)

Pigmentierungen

Unter „Pigmentierungen" versteht man diffuse, dunkel-braune bis grau-schwarze Areale, die andere, diskretere dermatoskopische Merkmale wie das Pigmentnetz verdecken. Der diagnostische Wert der Pigmentierungen ist gering. Sie weisen als umschriebene oder diffuse, regelmäßige Pigmentierungen eher auf benigne Veränderungen, als umschriebene oder diffuse, unregelmäßige Pigmentierungen eher auf Melanome hin. Diese Pigmentierungen haben in ihrer Ausprägung eine große Variationsbreite, was sich in den vielen synonymen Bezeichnungen für den Begriff „Pigmentierungen" in der Literatur wie „irregular extensions", „blotches" und „black lamella" widerspiegelt. Das histopathologische Korrelat dieser verschiedenen Arten von Pigmentierungen ist eine verstärkte Melaninpigmentierung aller Schichten der Epidermis und der oberen Demis. Als Beispiel sei hier die „black lamella" genannt (auch als „kleiner schwarzer Zwerg" benannt). Es handelt sich um tiefschwarze, runde, recht homogene, scheibenförmige Areale, die sich in einem als „hypermelanotic nevus" bezeichneten Nävus finden [21]. Histologisch korrelieren sie mit einem kompakten, leicht verdickten Stratum corneum, das mit zahllosen, winzigen Melaninklümpchen förmlich vollgestopft ist (sogenannte pigmentierte Parakeratose) (Abb. 7a und b).

Hypopigmentierung

Unter „Hypopigmentierung" versteht man in der Dermatoskopie umschriebene oder diffuse Areale einer helleren Pigmentierung als andere Anteile der Läsion. Sie haben nur begrenzten diagnostischen Wert, da sie meistens in Nävi aber auch in Melanomen vorkommen. Histopathologisch entsprechen sie Arealen mit verminderter Melaninpigmentierung in der Epidermis und/oder Dermis. Manchmal entstehen hypopigmentierte Areale auch eine verdünnte Epidermis mit Verlust der Reteleisten.

Regressionszeichen

In Melanomen finden sich häufig Regressionsphänomene. Dermatoskopisch stellen diese sich als weiße oder blaue Areale oder eine Kombination aus beiden dar. Weiße Areale (auch weiße, narbenartige Areale) bestehen aus umschriebenen, weißen Zonen, die wie eine oberflächliche Narbe aussehen. Blaue Areale werden auch als „grau-blaue Areale", „multiple blau-graue Punkte" oder „Peppering" bezeichnet. Sie stellen kleine diffuse oder gepunktete, grau-blaue oder graue Areale dar und sind ein recht spezifisches Kriterium für die Diagnose eines Melanoms. Regressionszonen finden sich allerdings auch selten in Nävi. Die Abgrenzung fällt in diesen Fällen nicht nur dermatoskopisch sondern oft auch histopathologisch schwer. Auch nichtmelanozytäre Veränderungen wie lichenoide Keratosen oder pigmentierte aktinische Keratosen können Regressionszeichen zeigen und dermatoskopisch und histologisch ein Melanom vortäuschen. Histologisch entsprechen weiße Areale einer Fibrosierung und Verdickung der papillären Dermis (Abb. 8a und b). Blaue Areale kommen durch Melanophagenansammlungen in der papillären Dermis zustande.

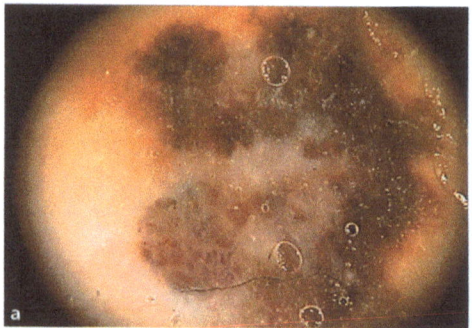

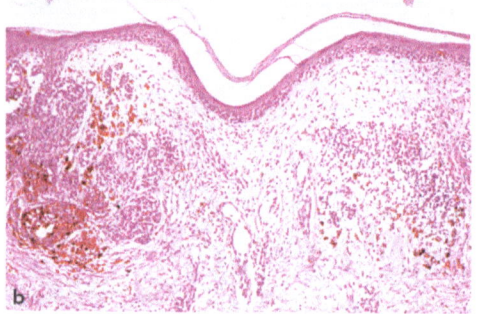

Abb. 8. a Superfiziell spreitendes Melanom (SSM, Clark-Level IV, Tumordicke 0,9 mm) mit ausgeprägten weißen Arealen als Zeichen der Regression. **b** Histopathologisch stellen sich die weißen Areale als Fibrose der oberen Dermis dar

Gefäßstrukturen

Dermatoskopisch werden zahlreiche Gefäßstrukturen unterschieden [22, 23]: 1) Kommagefäße, 2) kranzartige Gefäße, 3) baumartig verzweigte Gefäße, 4) Haarnadelgefäße, 5) punktförmige Gefäße, 6) lineare irreguläre Gefäße und 7) Gefäße in Regressionszonen. Kommagefäße finden sich in melanozytären Nävi und hier vor allem in dermalen Nävi, aber auch in Melanomen. Kranzartige Gefäße sind typisch für Talgdrüsenhyperplasien. Baumartig verzweigte Gefäße kommen typischer Weise in Basalzellkarzinomen (Abb. 9a und b), selten in Nävi, Melanomen und seborrhoischen Keratosen vor. Haarnadelgefäße findet man häufiger in Melanomen, seborrhoischen Keratosen, selten in Basalzell-

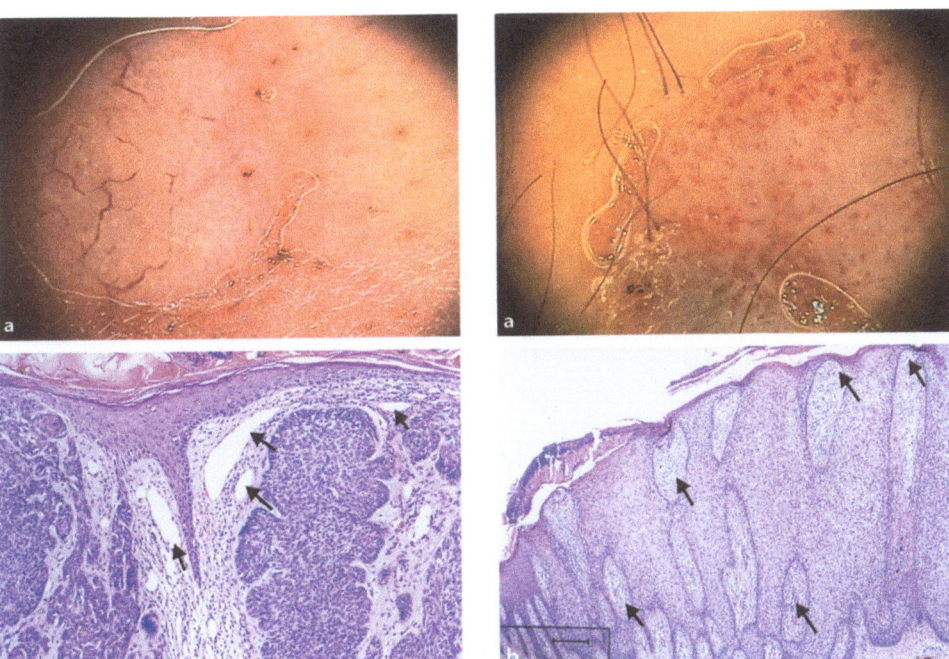

Abb. 9. a Irregulär angeordnete, baumartig verzweigte Gefäße bei einem Basalzellkarzinom. **b** Diese entsprechen histologisch ektatischen Tumorgefäßen

Abb. 10. Haarnadelgefäße in einem Klarzellakanthom. Die Gefäße sind regelmäßig über die Läsion verteilt. **b** Histologisch entsprechen die Haarnadelgefäße Kapillaren, die in elongierten, regelmäßigen Papillen bis unter die Deckplatten der Papillenspitzen aufsteigen

karzinomen, Keratoakanthomen, melanozytären Nävi und in Klarzellakanthomen (Abb. 10a und b). Punktförmige Gefäße (vertikal zur Hautoberfläche verlaufend) sieht man in allen Arten von melanozytären Neubildungen, manchmal in seborrhoischen Keratosen, selten in Basalzellkarzinomen. Lineare irreguläre Gefäße (parallel zur Hautoberfläche) kommen hauptsächlich in Melanomen ab einer Tumordicke von über 0,75 mm vor. Hingegen sind sie selten bei melanozytären Nävi. Gefäße in Regressionszonen zeigen sich in den weißen Arealen regressiver Melanome. Histopathologisch ist allen diesen Gefäßmerkmalen eine Neubildung von Gefäßen unterschiedlicher Kaliber, Verläufe und Anordnung gemeinsam. Es wurde vermutet, dass lineare irreguläre Gefäße mit einer Neoangiogenese in der oberen Dermis und punktförmige Gefäße einer Gefäßneubildung in der mittleren retikulären Dermis entsprechen [24].

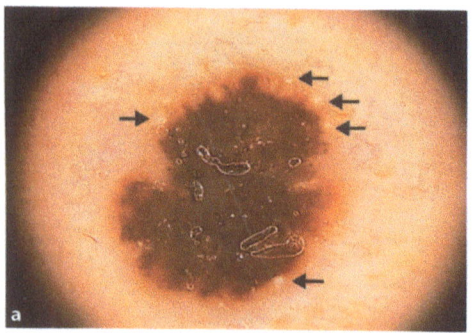
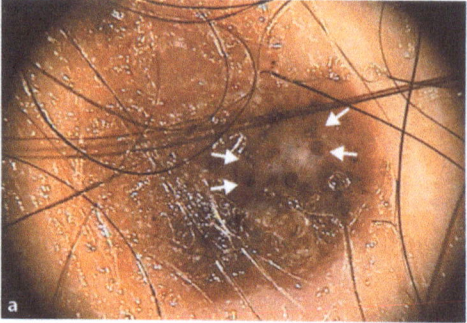
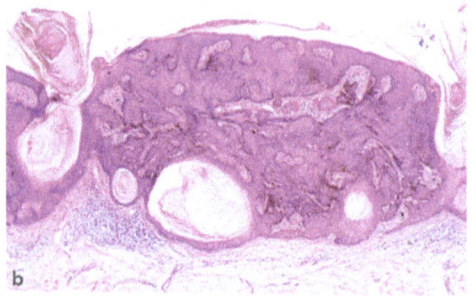
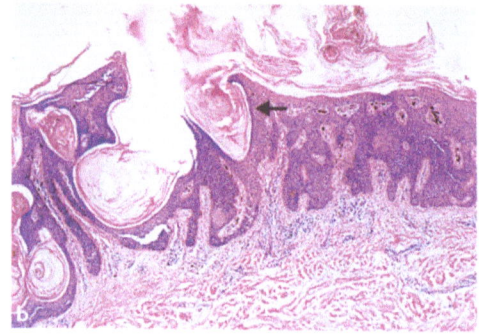

Abb. 11. a Seborrhoische Keratose mit Pseudohornzysten. **b** Pseudohornzysten intraepidermal die dermatoskopisch als Pseudohornperlen imponieren. Am Bildrand links zusätzlich pseudofollikuläre Öffnung

Abb. 12. a Pseudofollikuläre Öffnungen bei einer pigmentierten seborrhoischen Keratose. Zusätzlich zeigt sich eine weißlich durchscheinende Pseudohornzyste. **b** Histologisch korrelieren die pseudofollikulären Öffnungen mit Hornpfröpfen in erweiterten infundibulumartigen Strukturen

Milienartige Zysten/Pseudohornzysten

Pseudohornzysten sind unterschiedlich große, weiße bis gelblich-weiße runde Strukturen, die meistens in seborrhoischen Keratosen, seltener in papillomatösen Nävi gefunden werden. Sehr selten weisen auch andere melanozytäre Nävi und sogar Melanome Pseudohornzysten auf. Histologisch liegen intraepidermale, keratingefüllte Pseudozysten vor (Pseudohornzysten) (Abb. 11a und b).

Pseudofollikuläre Öffnungen

Als pseudofollikuläre Öffnungen bezeichnet man scharf begrenzte, runde bis ovale oder unregelmäßig geformte, braun-gelbe bis braun-schwarze, scharf begrenzte Strukturen. Sie finden sich in seborrhoischen Keratosen und papillomatösen melanozytären Nävi. Unregelmäßig geformte pseudofollikuläre Öffnungen werden auch „irreguläre Krypten" genannt. Histologisch finden sich Keratinpfröpfe in follikelinfundibulumartigen Öffnungen oder zwischen exophytischen papillären Strukturen (Abb. 12a und b). Durch Melanin- und Bakterienansammlungen kommt die gelb-braune bis dunkelbraune Farbe der Keratinmassen zustande.

Grundlagen 75

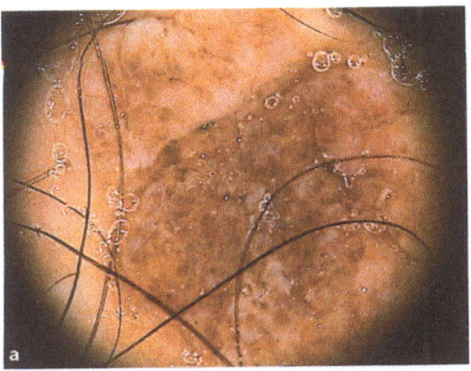

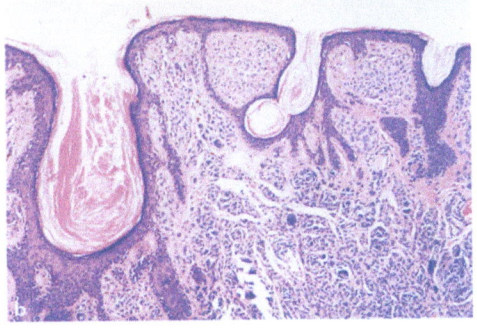

Abb. 13. a Papillomatöser dermaler Nävus, der dermatoskopisch aus dicht gepackten exophytischen, papillären Strukturen aufgebaut ist. **b** Histologisch zeigen sich durch Melanozytennester angefüllte dermale Papillen, die sich exophytisch ausstülpen

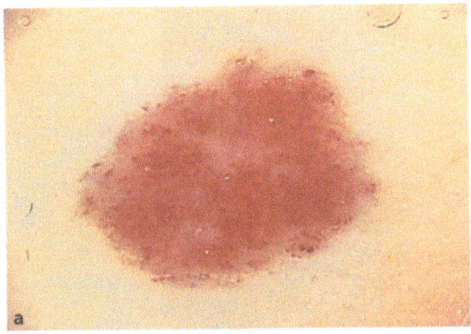

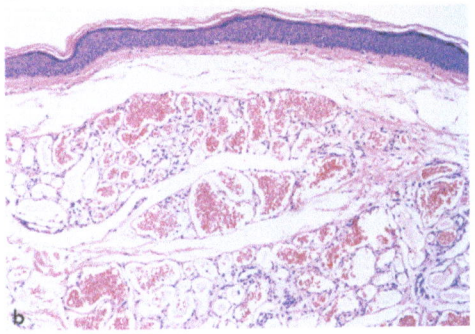

Abb. 14. a Hämangiom mit zahlreichen, scharf begrenzten roten Lakunen. **b** Histologisch entsprechen diese unterschiedlich weiten Gefäßräumen in der oberen Dermis

Exophytische papilläre Strukturen

Unter exophytischen papillären Strukturen versteht man dicht gepackte, kuppelförmige Strukturen, die meistens durch unregelmäßige geformte pseudofollikuläre Öffnungen oder Krypten voneinander getrennt werden. Sie kommen häufig bei papillomatösen dermalen melanozytären Nävi und seborrhoischen Keratosen vor. Bei Melanomen sind sie sehr selten. Bei seborrhoischen Keratosen entsprechen sie histologisch fingerförmigen Vorwölbungen durch starke Papillomatose und Akanthose. Bei papillomatösen Nävi kommen sie durch stark vorgewölbte, mit mehr oder weniger pigmentierten Melanozytennestern angefüllte Papillen zustande (Abb. 13 a und b).

Rote Lakunen

Rote Lakunen stellen sich dermatoskopisch als recht scharf begrenzte, runde bis ovale, rote, dunkelrote bis blauschwarze Strukturen dar. Sie sind das typische dermatoskopische Zeichen für Hämangiome und Angiokeratome. In der Histologie finden sich erweiterte Gefäßräume in der oberen Dermis (Abb. 14 a und b). Die dunkelrote bis schwarze Farbe kommt durch teilweise oder komplette Thrombosierung zustande (Abb. 15 a und b).

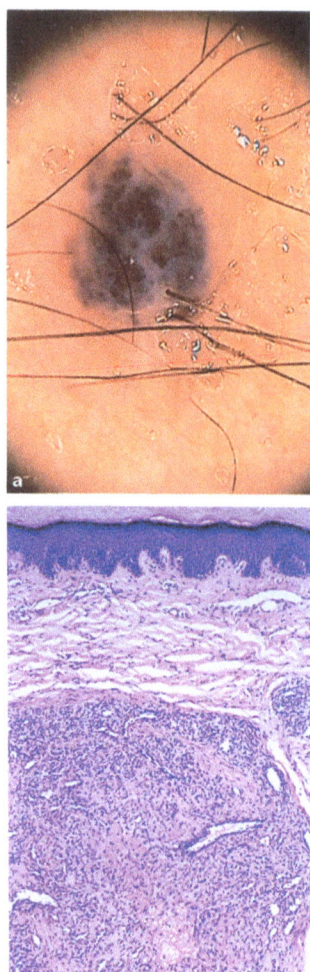
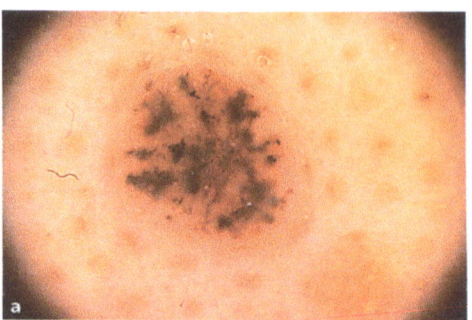
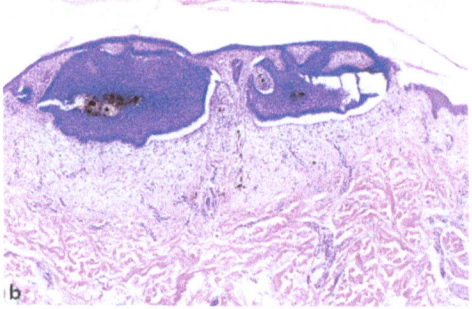

Abb. 16. a Blattartige, graubraune Pigmentierungen bei einem Basalzellkarzinom. **b** Histologisch entsprechen die blattartigen Pigmentierungen soliden Nestern basaloider Zellen mit Ansammlungen von Melanophagen

Histologisch handelt es sich um pigmentierte, solide Nester basali oder Zellen in der papillären Dermis bei einem superfiziellen oder knotigen Basalzellkarzinom (Abb. 16a und b).

Abb. 15. a Blauschwarze Lakunen bei einem thrombosierten Hämangiom. **b** Histologisch zeigen sich thrombosierte Gefäßräume in der oberen Dermis

Zentraler weißer Fleck

Ein zentraler weißer Fleck ist typisch für Dermatofibrome und akzessorische Mamillen. Es handelt sich dermatoskopisch um umschriebene, runde bis ovale, manchmal unregelmäßig begrenzte, kristall-weiße Areale im Zentrum einer sonst gleichmäßig pigmentierten Veränderung. Manchmal finden sich kleine, runde bis ovale, hellbraune Punkte und Globuli in diesen zentralen weißen Flecken. Fälschlicherweise könnte man annehmen, dass die Melaninpigmentierung der Basalzellschicht im Zentrum von Dermatofibromen

Blattartige pigmentierte Areale

„Blattartige Areale" zeigen sich dermatoskopisch als braune, grau-braune bis grauschwarze Flecken mit einer (ahorn-) blattartigen Form. Sie sind pathognomonisch für pigmentierte Basalzellkarzinome, insbesondere wenn sie kombiniert mit baumartig verzweigten Gefäßen auftreten.

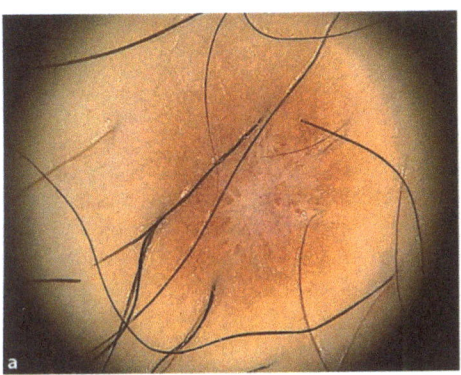 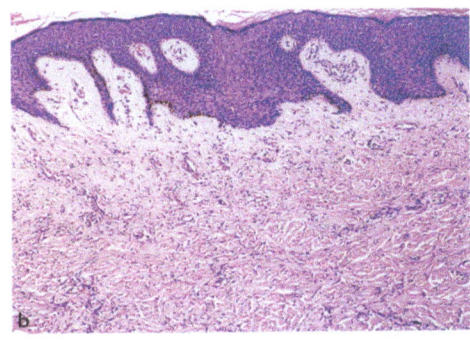

Abb. 17. a Dermatofibrom dermatoskopisch mit zentralem weißen Fleck. **b** Histologisch reichen die basophileren, fibrohistiozytären Proliferate nah an die deutlich akanthotisch verbreiterte Epidermis heran

mit zentralen weißen Flecken reduziert ist. Histologisch zeigen die meisten Dermatofibrome in ihrem Zentrum jedoch eine Hyperpigmentierung der Basalzellschicht. Die weißen Flecken kommen vermutlich durch die oberflächliche Lage der dermalen fibrohistiozytären Proliferate mit engem Kontakt zur Epidermis oder durch die ausgeprägte Akanthose der Epidermis über Histiozytomen zustande (Abb. 17 a und b).

Tabelle 1. Übersicht dermatoskopischer Muster und ihrer histologischen Korrelate

Dermatoskopisches Muster	Histopathologisches Korrelat
Typisches Pigmentnetz	Pigmentierte, verlängerte Reteleisten mit vermehrten Melanozyten in der Basalzellreihe und Melanozytennestern an den Spitzen der Reteleisten
Atypisches Pigmentnetz	Verbreiterte und verlängerte Reteleisten mit atypischen Melanozyten, die als Einzelzellen oder in Nestern entlang der Junktionszone verteilt sind
Schwarze Punkte/Black dots	Umschriebene Ansammlung von Melanozyten oder Melanin im Stratum corneum (Ausschleusung)
Braune Globuli	Gut abgegrenzte junktionale Nester pigmentierter Melanozyten oder kappenartig pigmentierte Melanozyten in der papillären Dermis
Rote Globuli	Nester dermaler, nichtpigmentierter Melanozyten
Streifen	Gut abgegrenzte junktionale Melanozytennester
Blau-weiße Schleier	Akanthotische Epidermis mit kompakter Orthokeratose und mehr oder weniger betonter Hypergranulose über größeren dermalen melaninpigmentierten Arealen
Pigmentierung	Flächig in allen Schichten der Epidermis und/oder in größeren dermalen Bereichen gelagertes Melanin
Hypopigmentierung	Abnahme der epidermalen und/oder dermalen Melaninpigmentierung
Weiße Areale	Fibrose der papillären Dermis
Blaue Areale	Ansammlung von Melanophagen in der papillären und/oder retikulären Dermis
Milienartige Zysten	Intraepidermale Keratinansammlungen (Pseudohornzysten)
Komedoartige Öffnungen (pseudofollikuläre Öffnungen)	Keratinpfröpfe in erweiterten follikulären Öffnungen
Exophytische papilläre Strukturen	Vorgewölbte dermale Papillen, die teleangiektatische Gefäße oder Melanozytennester enthalten, darüber leicht akanthotische Epidermis
Rote Lakunen	Erweiterte Gefäßräume in der papillären Dermis
Blattartige Areale	Pigmentierte, solide Nester basaloider Zellen in der papillären Dermis
Zentraler weißer Fleck	Direkter Kontakt dermaler fibrohistiozytärer Proliferate zur Epidermis

5.2 Fallbeispiele melanozytärer Hautveränderungen*

M. Tronnier, J. F. Kreusch

Die dermatoskopische Untersuchung von Pigmenttumoren verbessert als Routineuntersuchung die Genauigkeit der klinischen Diagnose [3]. Für die Differenzialdiagnose von melanozytären Tumoren in der Dermatoskopie haben verschiedene Arbeitsgruppen eine große Anzahl unterschiedlicher morphologischer Kriterien herausgearbeitet [7, 10, 11, 13, 15–19]. Die bildanalytische Automatisierung der Dermatoskopie bietet die Möglichkeit einer breiten Anwendung dieser Technik, birgt allerdings die Gefahr, dass eine kritische Beurteilung der so errechneten Scores oder der automatisiert gestellten Diagnose ausbleibt. Bislang ist noch nicht abschließend geklärt, wann und in welchen Händen die automatisierte bildanalytische Diagnostik in der Dermatoskopie von Vorteil ist [12].

Goldstandard der Diagnostik, an der die diagnostische Genauigkeit der Dermatoskopie gemessen wird, bleibt die Histologie. Für die histologische Differenzialdiagnostik bei melanozytären Tumoren sind eine große Zahl morphologischer Einzelkriterien zur Objektivierung der Diagnose etabliert [20]. Keines der Kriterien ist für sich diagnostisch, erst durch die Kombination und jeweilige Gewichtung der einzelnen Kriterien wird eine Diagnose gestellt. Allerdings bleibt die Beurteilung über Vorhandensein eines Kriteriums (z. B. symmetrisch vs. asymmetrisch) und dessen Ausprägung weiterhin subjektiv, sodass auch unter erfahrenen Dermatohistopathologen eine gewisse Diskordanz bei der Diagnosestellung zu finden ist [4, 6]. Bei den histomorphologischen Kriterien in der Diagnostik von Pigmenttumoren lassen sich architektonische und zytologische Kriterien unterscheiden. Für eine Korrelation zwischen Dermatoskopie und Histologie ist nur die feingewebliche Architektur des Pigmenttumors von Bedeutung. Zytologische Details können dermatoskopisch nicht erkannt werden. Die histopathologisch-dermatoskopische Korrelation ist für den klinischen Anwender zum Verständnis der beobachteten Befunde bei der Diagnosestellung aber auch z. B. für die Abschätzung der Tumordicke bei Melanomen [1, 14] wichtig. Jedoch ist auch für den Dermatopathologen die Dermatoskopie für eine klinisch-pathologisch Korrelation als Hilfe bei der Diagnosestellung von großer Bedeutung [2, 16, 17]. Überraschenderweise sind bislang nur wenige Arbeiten publiziert worden, die für die Dermatoskopie im Detail auf den korrespondierenden histologischen Befund eingehen [16–18, 21]. Im Nachfolgenden werden exemplarisch wichtige dermatoskopische Befunde anhand der korrespondierenden Histologie erläutert.

Asymmetrie durch unterschiedliche Pigmentierungsintensitäten

Der asymmetrisch makroskopische Aufbau eines Pigmenttumors mit unterschiedlicher Pigmentierungsintensität ist ein wichtiges Kriterium, welches bei der Differenzialdiagnose von Pigmenttumoren für die Diagnose eines Melanoms spricht. Die Kriterien Aufbau (Symmetrie vs. Asymmetrie) und Farbe bzw. Farbänderung sind in die klinisch wie auch dermatoskopisch angewendete ABCD-Regel aufgenommen [19]. Eine Asymmetrie eines melanozytären Tumors aufgrund einer unterschiedlichen Pigmentierung kann ver-

---

* *Anmerkung*: In diesem Text wird der Begriff „Dermatoskopie" verwendet. Viele der nachfolgend beschriebenen Befunde sind aber mit der 9.3fachen Vergrößerung eines „Dermatoskops" nicht ausreichend erkennbar. Sie wurden mit einem Auflichtmikroskop (Vergrößerung 30 bis 60-fach) erhoben, sodass die Bezeichnung „Auflichtmikroskopie" angemessener wäre. Der Begriff „Dermatoskopie" wird nur im Interesse einer einheitlichen Nomenklatur innerhalb dieses Buches benutzt, darf aber nicht suggerieren, dass der damit bezeichnete Instrumententyp für alle hier behandelten Fragestellungen geeignet wäre.

schiedene Ursachen haben: unterschiedliche Zell-Populationen innerhalb eines melanozytären Nävus (z. B. Kombinationsnävus: Compound-Nävus in Kombination mit einem blauen Nävus), Melanom in Assoziation mit einem melanozytären Nävus, unterschiedliche Zell-Populationen in einem Melanom, fokale Regression in einem Melanom, seltener auch in einem Nävus. Bekanntermaßen ist die Farbe eines Pigmenttumors von der Menge und der Lage des Pigmentes in der Haut abhängig. In der Dermatoskopie kann aber nicht sicher zwischen pigmentierten Tumorzellen und einem subtumoral gelegenen Infiltrat mit zahlreichen Melanophagen unterschieden werden. Kompakt gelagerte Melanophagen können zu einer Überschätzung der Tumordicke in der dermatoskopischen Untersuchung führen.

■ Beispiel 1

62-jähriger Mann mit einem deutlich asymmetrischen Pigmenttumor an der rechten Schulter. In der Dermatoskopie weist der hellbraune Anteil keine Netzstruktur und einen inhomogenen Farbton mit geringer randständiger Akzentuierung auf (Abb. 1 a). Der dunkle Anteil ist unregelmäßig strukturlos pigmentiert und zeigt eine grau-blauschwarze Farbe. Bei 3 und 9 Uhr finden sich pseudopodienartige Ausläufer. Die korrespondierende Histologie zeigt ebenfalls eine deutliche Asymmetrie (Abb. 1 b). Der flache Tumoranteil (im Bild links) weist eine relativ flach ausgestrichene Epidermis ohne Atrophie auf. Überwiegend junktional liegen meist einzelnstehend, z. T. zu ungleich großen Nestern aggregierte Melanozyten. Kaum Melanophagen, keine wesentliche Fibrosierung. In der rechten Bildhälfte findet sich ein flächig wachsender Tumorzellrasen ohne Reifung der Zellen zur Tiefe. Die Zellen sind unterschiedlich stark, bis in die Tiefe reichend pigmentiert. Nahezu kein entzündliches Infiltrat (vgl. Beispiel 2). Die Epidermis über den Tumorzellaggregationen ist stellenweise ausgedünnt.

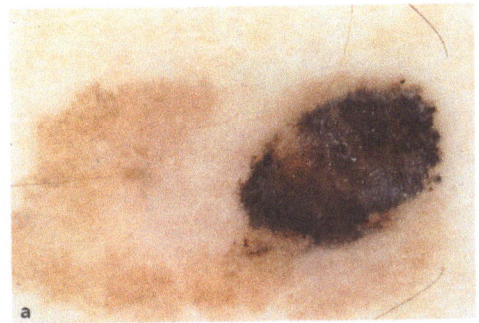

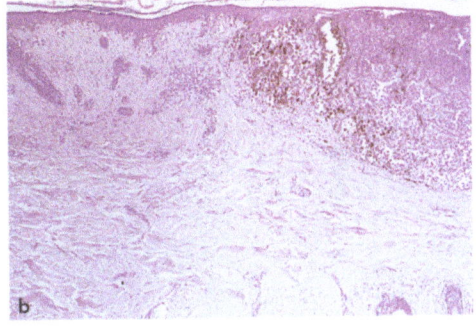

Abb. 1. a Superfiziell spreitendes Melanom, Tumordicke 0,95 mm, deutlich asymmetrische Pigmentierung. **b** Histologie: Der stark pigmentierte Anteil entspricht flächig aggregierten Tumorzellen ohne entzündliches Infiltrat. ×50

■ **Diagnose:** Malignes Melanom, Typ superfiziell spreitendes Melanom mit knotigem Anteil, Tumordicke 0,95 mm, Clark-Level IV.

■ Beispiel 2

40-jährige Frau mit einem deutlich asymmetrischen Tumor an linker Schulter. Das hellbraune linke Areal zeigt in der dermatoskopischen Untersuchung eine recht regelmäßig erscheinende Netzstruktur im Randbereich, im Zentrum Schollen (Abb. 2a). In diesem Areal finden sich vom dermatoskopischen Bild keine sicheren Melanomkriterien. Der dunkel pigmentierte rechte Anteil zeigt zentral keine geordnete Struktur bei unterschiedlichen blau-grau-schwarzen Farbtönen. Im Rand findet sich hier ein sehr grobes, unregelmäßiges und intensiv pigmentiertes Netz. Die korrespondierende Histologie zeigt den zellarmen Anteil des Tumors im rechten

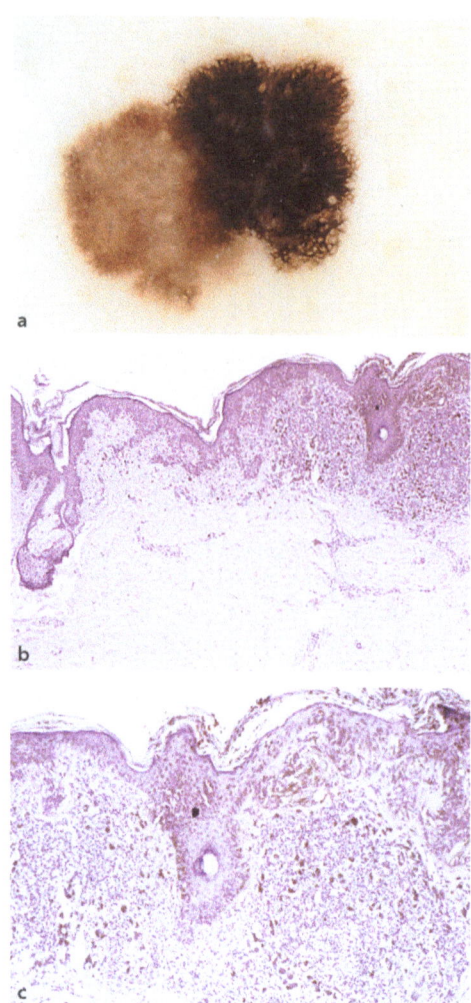

Abb. 2. a Superfiziell spreitendes Melanom, Tumordicke 0,5 mm, deutlich asymmetrische Pigmentierung. **b** Histologie: Übergang vom weniger stark zum stärker pigmentierten Areal. ×50. **c** Histologie: Der stark pigmentierte Anteil zeigt neben den pigmentierten Tumorzellen ein sehr dichtes Infiltrat mit dicht gelagerten Melanophagen. ×100

Bildausschnitt mit eindeutigen Veränderungen eines Melanoms (in situ) (Abb. 2b). Bei diskreter Akanthose ist ein Verlust der Reteleisten zu beobachten. Basal, vielfach aber auch in pagetoider Aussaat finden sich atypische Melanozyten. Im zelldichten Anteil des Tumors zeigt sich eine Akanthose der Epidermis mit verstärktem Pigmentgehalt der Keratinozyten in der Epidermis und im Haarfollikel (Abb. 2c). Junktional (z. T. auch das Korium invadierend) liegen einzelne und zu Nestern konfluierende meist spindelförmige Melanozyten. Subtumoral ist ein sehr dichtes Entzündungsinfiltrat mit zahlreichen diffus verteilten Melanophagen gelegen (Abb. 2b und c, vgl. mit Abb. 1b).

■ **Diagnose:** Malignes Melanom, Typ superfiziell spreitendes Melanom, Tumordicke 0,5 mm, Clark-Level III.

Verlust der Netzstruktur

Das Pigmentnetz spiegelt die intraepidermale Melaninverteilung wider. Bekanntermaßen entsprechen die „Pigmentlöcher" der Epidermis über den Papillenspitzen, während die stärker pigmentiert erscheinenden bogigen oder kreisförmigen Areale durch die Überlagerung des Melanins in den schräg oder senkrecht nach unten verlaufenden basalen epithelialen Zellschichten in den Reteleisten zu erklären sind [7, 9].

Der Verlust der Netzstruktur ist ein wichtiges Kriterium bei der Dignitätsbeurteilung von melanozytären Tumoren. In melanozytären Nävi finden sich die Melanozyten in der Regel im Bereich der Reteleisten(spitze), was zu einer Akzentuierung des optischen Eindruckes eines Netzes führt. Zellnester hingegen sind als rundliche Gebilde („Globuli") zu erkennen. Die regelmäßige Verteilung des Pigmentes kann v.a. bei „frühen" Melanomen bereits verändert sein. Folgende histomorphologischen Veränderungen korrespondieren mit einem Verlust des Pigmentnetzes in der Dermatoskopie:

- ■ Veränderung der regelrechten Epidermisarchitektur. Unregelmäßige Akanthose mit ungleichförmiger Ausbildung von Reteleisten oder oft bei fortgeschrittenen Tumoren eine Atrophie der Epidermis im Rahmen von regressiven Veränderungen. Lokalisationstypische Charakteristika müssen bedacht werden. So ist in der

Regel in (lichtgeschädigter) Gesichtshaut ein Pigmentnetz auch in normaler Haut nicht oder nur weniger stark ausgebildet.
- Melanin in unterschiedlicher Menge und Lokalisation. Hier können melanintragende Keratinozyten (auch Korneozyten), Melanozyten und Melanophagen eine Rolle spielen. Eine flächige Melaninausschleusung in die Hornschicht (oft begrifflich nicht ganz korrekt als „pigmentierte Parakeratose" bezeichnet) kann ein tiefer liegendes Pigmentnetz komplett maskieren. Dies trifft vor allem für den sogenannten hypermelanotischen Nävus zu (5, 9). Durch ein Stripping der Hornschicht (mit Klebeband) gelingt die Abtragung der aufgelagerten Keratose, die tieferen Strukturen können dann dermatoskopisch beurteilt werden [8].

Bei Melanomata in situ, z.T. auch bei dysplastischen Nävi sind die Melanozyten, einzeln oder in Nestern, ungleichmäßig verteilt, finden sich also auch in der Epidermis über den Papillenspitzen. Bei entsprechender Pigmentierung der Melanozyten geht hierdurch die Netzstruktur verloren. Auch dicht gelagerte Melanophagen in den Papillenspitzen oder bandförmig im Bereich des Stratum papillare, die bei dieser oberflächlichen Lage oft einen braunschwarzen Farbton in der Dermatoskopie aufweisen, können durch das dann kontinuierliche Nebeneinander von Melanozyten und Melanophagen in etwa der gleichen Ebene der Haut das Pigmentnetz komplett verdecken bzw. durch Minderung des Kontrastes unkenntlich machen.

- **Beispiel 3**

44-jährige Frau mit einem braunschwarzen rundlichen etwa 2 mm durchmessenden Pigmentfleck am linken Oberschenkel. Die Lupenaufsicht lässt eine aufgelagerte braunschwarze Keratose erkennen (Abb. 3a). Im Rand etwas hellere Pigmentierung. Mit Immersionsöl ist keine Netzstruktur einsehbar (Abb. 3b). Die korrespondierende Histologie zeigt einen stark pigmentierten melanozytären Tumor mit relativ gleichmäßig ausgezogenen Retezapfen und in die Hornschicht ausgeschleustem Melanin (Abb. 3c). Die höhere Vergrößerung lässt die lediglich junktional gelegenen Melanozyten erkennen (Abb. 3d). Vielfach sind diese einzelnstehend oder zu kleineren Gruppen aggregiert.

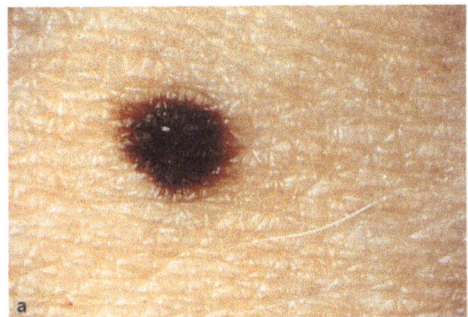
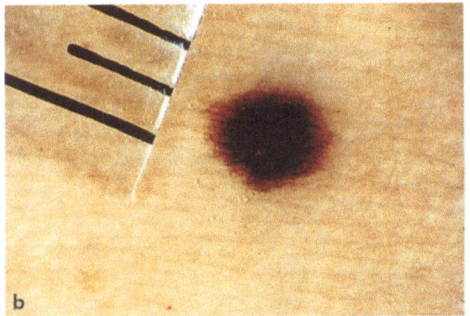
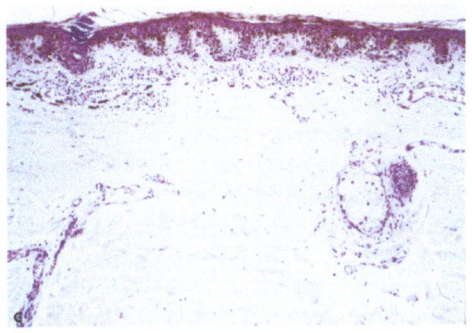

Abb. 3. a Melanozytärer Nävus vom Junktionstyp mit Pigmentausschleusung „hypermelanotischer Nävus". Aufgelagerte pigmentierte Keratose. **b** Pigmentnetz durch Pigment in der Hornschicht maskiert. **c** Histologie: Symmetrischer Tumor mit ausgezogenen Reteleisten mit Pigment in der Hornschicht. ×50

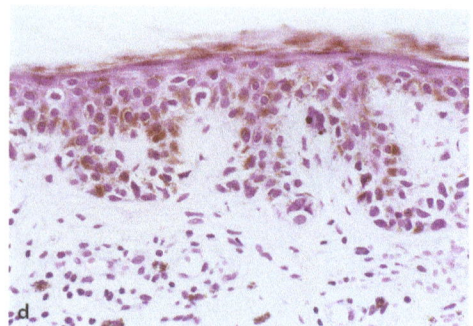

Abb. 3. d Histologie: Einzelnstehende Melanozyten meist basal gelegen. Starke Pigmentierung der Keratinozyten. Transepidermale Pigmentausschleusung. ×200

Die Hornschicht ist kompakt und weist eingelagertes Melanin auf.

■ **Diagnose:** Junktionaler melanozytärer Nävus mit Pigmentausschleusung („hypermelanotischer Nävus").

■ **Beispiel 4**

33-jährige Frau mit einem Tumor am rechten Unterschenkel. In der Dermatoskopie zeigt sich ein nicht ganz gleichmäßig pigmentiertes, stellenweise recht grobes, hell- bis dunkelbraunes Netz. Im Zentrum ist die Netzstruktur z.T. verbreitert, z.T. verwaschen bis aufgelöst. Bei 4 Uhr Haarfollikel (bewirkt „Pseudoasymmetrie") (Abb. 4a). Die korrespondierende Histologie zeigt in der Übersicht eine unscharfe Begrenzung im Randbereich (Abb. 4b). Die Epidermis weist eine geringe und unregelmäßige Akanthose auf. Junktional liegen Melanozyten in ungleich großen Nestern in unregelmäßiger Verteilung. Der Follikelanschnitt entspricht mit hoher Wahrscheinlichkeit dem Haarfollikel bei 4 Uhr. In der höheren Vergrößerung finden sich fokal ausgeschleustes Pigment/pigmentierte Zellen (Abb. 4c). Die Melanozytennester sind nicht nur auf die Spitzen der Reteleisten beschränkt. Die Reteleisten erscheinen kurz, die Papillen dagegen etwas verbreitert. In den Papillen und bandartig im Stratum papillare liegen Melanophagen

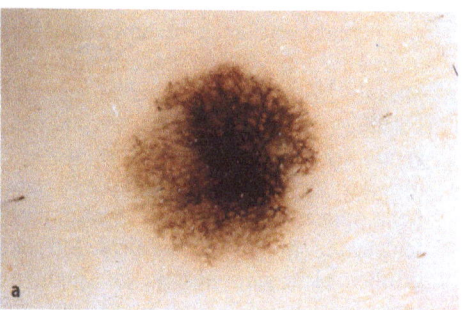

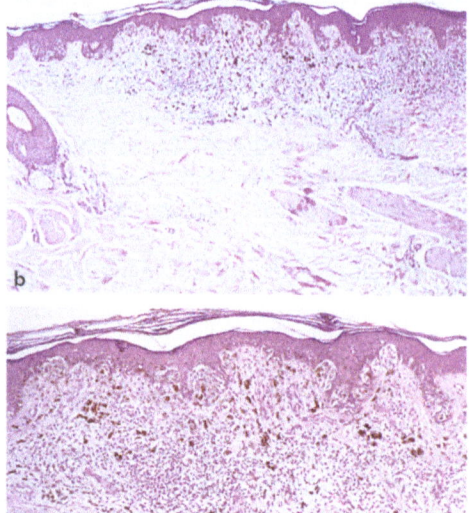

Abb. 4. a Melanoma in situ. Grobes Pigmentnetz im Zentrum verwaschen bis aufgelöst. **b** Histologie: Unregelmäßige Ausbildung der Reteleisten und verbreiterte Papillen. ×50. **c** Histologie: Ungleichmäßig verteilte Tumorzellen und etwa in gleicher Ebene liegende Melanophagen führen zum Verlust einer Netzstruktur. ×100

in einem recht dichten Entzündungsinfiltrat. Lokalisationstypisch sind prominente Gefäße zu beobachten.

■ **Diagnose:** Melanoma in situ.

Zentrale Hypopigmentierung

Helle, also geringer pigmentierte Areale innerhalb eines Pigmenttumors können aus verschiedenen Gründen beobachtet werden. Zum einen kann eine Hypopigmentierung aus einer Verminderung der pigmentierten Melanozyten, der pigmentierten Keratinozyten oder verringerter Anzahl von Melanophagen gegenüber dem angrenzenden Bereich des Pigmenttumors resultieren. Eine geringere Gesamtpigmentmenge im Zentrum entsteht z. B. durch eine bei Melanomen häufiger zu beobachtende ungleichmäßige Verteilung der Tumorzellen, aber auch durch eine zentrale Zerstörung von Tumoranteilen durch Regression. Bei melanozytären Nävi beobachtet man häufig eine zentrale Hypopigmentierung durch hier überwiegend dermal liegende „ausgereifte" und dann weniger stark pigmentierte Melanozyten, während der Randbereich eine stärkere junktionale Komponente und somit stärkere Pigmentierung aufweist. Dieses Phänomen ist allerdings meist begleitet durch eine diskrete zentrale Erhabenheit des Tumors, während bei regressiven Melanomen hypopigmentierte Areale eher flach sind. Nicht selten aber beobachtet man in Melanomen auch erhabene pigmentarme Knoten, die einer nur wenig Melanin produzierenden Zellpopulation entsprechen. Hier trägt die Beurteilung der Vaskularisierung entscheidend zur Abgrenzung eines Melanomknotens von dermalen Nävi bei. Einen weiteren Einfluss auf die Farbe des Pigmenttumors haben die Dicke und Konsistenz der Hornschicht, die Breite der Epidermis, die Kompaktheit des oberen Koriums (z. B. Fibrose) und die Menge und Füllung der Gefäße. Zusammenfassend ist durch eine Konsistenzvermehrung der Haut (Horn, Keratinozyten, Kollagen) eher eine Aufhellung oder weißliche Färbung zu erwarten. Bei flachen melanozytären Tumoren ist bei zentraler Hypopigmentierung oder auch peripherer Hyperpigmentierung und Vorhandensein von Melanophagen die Veränderung als malignitätsverdächtig einzuordnen und zu exzidieren. Wichtig ist, bei der dermatoskopischen Untersuchung darauf zu achten, dass umschriebene Hypopigmentierungen durch Haarfollikel als solche erkannt werden.

Beispiel 5

61-jähriger Patient mit einem Pigmenttumor am Abdomen, der zentral eine inhomogene Aufhellung aufweist. Der hellbraune Rand zeigt eine relativ strukturlose homogene Pigmentierung mit einzelnen Schollen ohne Netzstruktur (Abb. 5a). Sehr verwaschene Grenze zum Rand hin. Im Zentrum überwiegend auf die hypopigmentierten Areale oder Übergangszonen beschränkt finden sich in ungleicher Verteilung Melanophagen. Die korrespondierende Histologie zeigt in der linken Bildhälfte das hypopigmentierte Areal mit flach ausgestrichener Epidermis (Abb. 5b). In den basalen, gelegentlich auch suprabasalen Zellschichten der Epidermis liegen meist einzelstehende, vereinzelt zu gut umschriebenen Nestern aggregierte Melanozyten. Im Korium fällt hier ein kompaktes und z. T. etwas gefäßreicheres Bindegewebe auf. Zur rechten Bildseite hin zeigt die Epidermis eine Akanthose mit unregelmäßig ausgezogenen Reteleisten. Die Melanozyten konfluieren zu größeren Gruppen und Nestern. Dort finden sich recht dichte subläsionale Entzündungsinfiltrate. Die höhere Vergrößerung zeigt nochmals die Übergangszone mit der ungleichmäßig dichten Verteilung der Melanozyten und gruppiert im Korium liegenden Melanophagen (Abb. 5c).

Diagnose: Malignes Melanom, Typ superfiziell spreitendes Melanom, Tumordicke 0,43 mm, Clark-Level IV.

Fazit

Während in der Dermatoskopie die Stereomikroskopie eine dreidimensionale Betrachtungsweise bietet, ist in der Histopathologie die Betrachtung in zwei Ebenen üblich. Eine

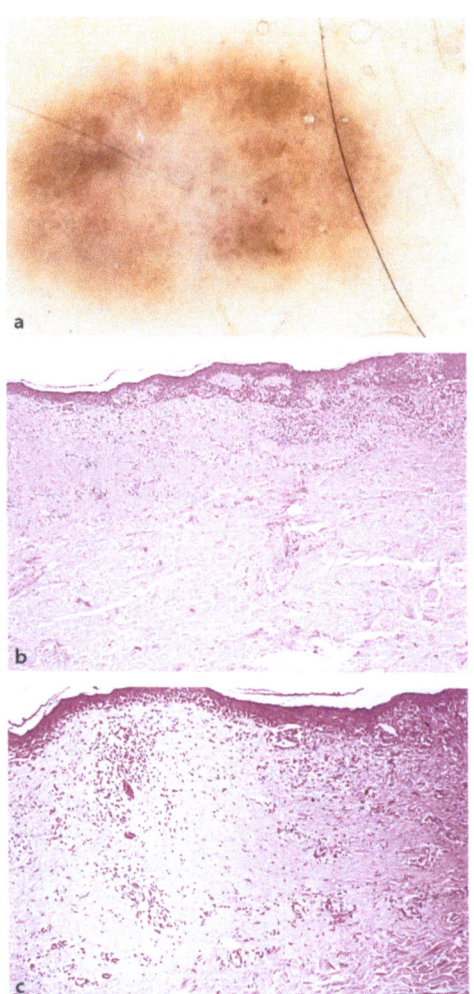

vollständige räumliche Darstellung eines Tumors in der dritten Ebene kann in der Histologie nur durch aufwändige Stufenschnittverfahren erfolgen. Durch die mangelnde Dreidimensionalität lassen sich bestimmte dermatoskopische Kriterien wie z.B. Gefäßmuster oder Pseudopodien in der Routinehistologie nicht sicher erkennen. Ein weiterer entscheidender Unterschied liegt natürlich in der Betrachtungsebene, einer horizontalen Aufsicht in der Dermatoskopie und einer senkrecht zur Hautoberfläche verlaufenden Betrachtungsebene in der Histologie. Interessante Aspekte der Befundkorrelation bei Pigmenttumoren könnten sich bei einer horizontalen histologischen Aufarbeitung des Material in Stufenschnitten ergeben.

Hat sich eine Technik in der Diagnostik etabliert, gilt es, die Empfindlichkeit und Genauigkeit der Methode zu verbessern. Bei der Diagnostik von melanozytären Nävi und Melanomen sind typische Tumoren klinisch wie dermatoskopisch leicht zu erkennen (Beispiel 1 und 2). In der Zukunft der Dermatoskopie aber wird es vor allem wichtig werden, diagnostische Kriterien für die Melanome in frühen Stadien (Beispiel 4 und 5) etablieren zu können, um das klinische Screening zu verbessern.

Abb. 5. a Superfiziell spreit3endes Melanom, Tumordicke 0,43 mm. Zentral ungleichmäßige Aufhellung mit Melanophagen. **b** Histologie: Übergang hypopigmentiert links zum strukturlos pigmentierten Rand des Tumors. ×50. **c** Histologie. Dermale Fibrosierung. Gruppierte Melanophagen im oberen Korium. ×100

5.3 Beitrag der Dermatoskopie zur verbesserten histologischen Diagnostik

J. Bauer, G. Metzler, C. Garbe, A. Blum

Bei der klinischen Einordnung pigmentierter Hautveränderungen und besonders in der Früherkennung maligner Melanome hat die Dermatoskopie einen hohen Stellenwert [1–5]. Der Goldstandard zur definitiven Diagnosestellung ist jedoch nach wie vor die Histologie [6, 7]. Der Histologe sieht am feingeweblichen, vertikalen Schnitt jedoch nur einen winzigen Anteil der Läsion. Ihm fehlen Informationen der dritten Dimension, die in der Dermatoskopie offensichtlich sind. Ein Melanom kann histologisch übersehen werden, wenn nicht repräsentative Schnitte vorliegen und der Kliniker den Verdacht auf ein Melanom nicht klar genug äußert. Die folgenden drei Fälle sollen beispielhaft zeigen, wie solche Fehldiagnosen entstehen können und wie einfache Hinweise des Klinikers, gewonnen durch die Dermatoskopie, diese vermeiden helfen können.

Fall 1

Die 21jährige Patientin berichtete über eine neu entstandene, dunkle Pigmentierung in einem lange bekannten Nävus am Unterbauch. Die dermatoskopische Musteranalyse ergab eine hellbraune Pigmentläsion mit regelmäßigem globulärem Muster und bizarren, atypischen Streifen in einem kleinen Areal am oberen Rand (Abb. 1a). Dermatoskopisch wurde mit Hilfe der Musteranalyse [1, 2] ein frühes Melanom vermutet, das sich in einem vorbestehenden Nävus entwickelt. Die gesamte Läsion wurde exzidiert. Ein histologischer Schnitt entlang Linie I (Abb. 1a) zeigt einen atypischen Nävus (Abb. 1b). Bei Schnitt entlang Linie II ergibt sich die histologische Diagnose eines nävusassoziierten Melanoma in situ (Abb. 1c).

Fall 2

Bei einer 29jährigen Patientin war bei der klinischen Untersuchung eine asymmetrische, pigmentierte Hautveränderung aufgefallen. Die Dermatoskopie zeigte eine melanozytäre Veränderung mit zwei unterschiedlichen Anteilen: der untere Teil besteht aus einem regulären Netzwerk und hellbraunen strukturlosen Arealen; der obere Anteil zeigt ein unregelmäßiges Netzwerk mit peripheren schwarzen Punkten (black dots) (Abb. 1d). Mit Hilfe der dermatoskopischen Musteranalyse [1, 2] wurde ein superfiziell spreitendes Melanom am Rand eines Nävus diagnostiziert. Bei Schnittrichtung entlang Linie I (Abb. 1d) ergibt die Histologie einen atypischen Nävus (Abb. 1e). Hingegen diagnostiziert man bei Schnitt entlang II ein superfiziell spreitendes Melanom (Clark-Level II, Tumordicke nach Breslow 0,5 mm) (Abb. 1f).

Fall 3

Die 26jährige Patientin berichtete, eine dunkle Pigmentierung habe sich am Rand eines an der Brust seit langem bestehenden Nävus neu gebildet. Dermatoskopisch zeigte sich im unteren Teil des Blickfeldes eine hellbraune melanozytäre Hautveränderung mit einem regulären Netzwerk. Oberhalb davon in unmittelbarer Nähe fand sich eine zweite, asymmetrische, strukturlose, melanozytäre Neubildung mit peripheren schwarzen Punkten (black dots) und unregelmäßigen Streifen (Abb. 1g). Nach der Musteranalyse [1, 2] wurde bei der oberen Veränderung ein Melanom vermutet. Beide Läsionen wurden durch eine Exzision entfernt. Ein histologischer Schnitt entlang Linie I (Abb. 1g) zeigte histologisch einen Compound-Nävus (Abb. 1h). Hingegen zeigte ein Schnitt entlang Linie II (Abb. 1i) ein Melanoma in situ in Nachbarschaft eines Compound-Nävus.

Kapitel 5 Histologisches Korrelat dermatoskopischer Bilder

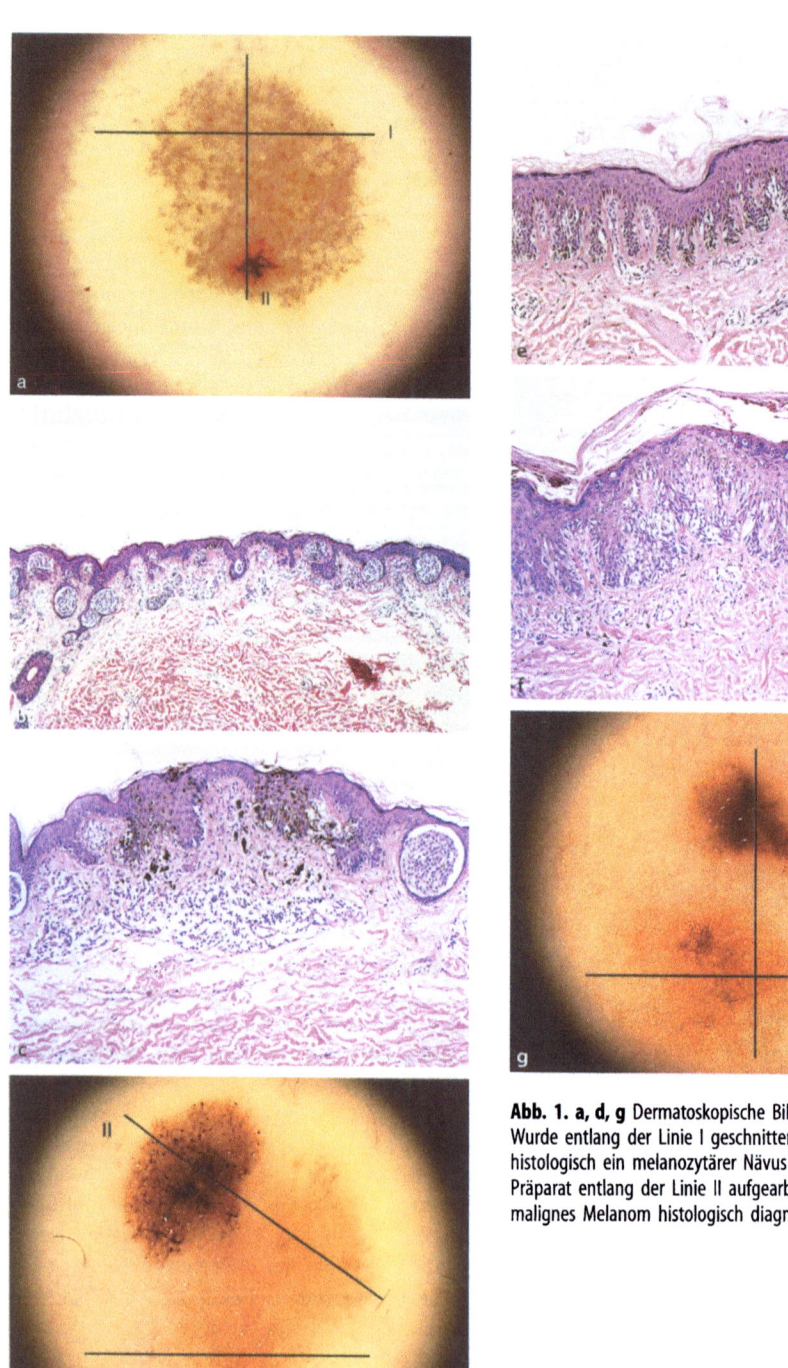

Abb. 1. a, d, g Dermatoskopische Bilder der Fälle 1–3: Wurde entlang der Linie I geschnitten, zeigte sich histologisch ein melanozytärer Nävus (**b, e, h**). Wurde das Präparat entlang der Linie II aufgearbeitet, wurde ein malignes Melanom histologisch diagnostiziert (**c, f, i**)

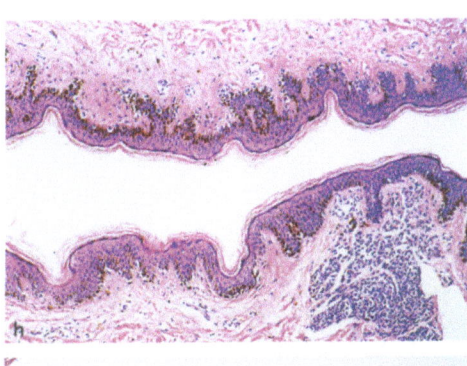

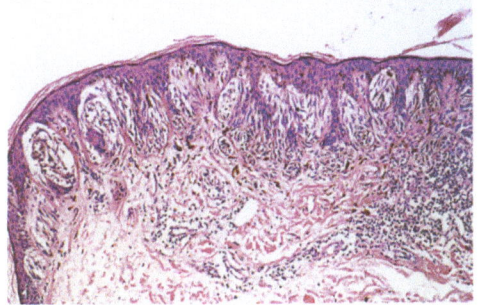

Abb. 1 h, i

Schlussfolgerungen

Üblicherweise werden exzidierte Hauttumoren quer zur Längsachse des Exzidats halbiert und auf den so entstandenen Schnittflächen in Paraffin eingebettet. Diese Anschnitte werden repräsentativ für das gesamte Präparat befundet. Einen repräsentativeren Gesamteindruck erhält man jedoch nur durch eine aufwendige Aufarbeitung der gesamten Läsion durch Serienschnitte [8]. Serienschnitte werden in der Regel nur dann angefertigt, wenn der Einsender bereits den Verdacht auf ein Melanom äußert oder der Histologe Verdacht schöpft. Der Histologe bekommt anhand weniger Vertikalschnitte nur einen unvollständigen Eindruck der Gesamtläsion. Hingegen vermittelt die Dermatoskopie einen guten Gesamteindruck der Veränderung und die in der Histologie fehlende dritte Dimension kann am dermatoskopischen, horizontalen Bild gut überblickt werden. So erhalten wir entscheidende Informationen über besonders auffällige Areale der pigmentierten Hautveränderungen, an denen auf Grund der dermatoskopischen Muster Verdacht auf Malignität besteht. Zusätzlich ermöglicht uns der Einsatz von digitalen Bildanalysesystemen suspekte, pigmentierte Hautveränderungen auch über die vierte Dimension, nämlich den zeitlichen Verlauf, zu dokumentieren und so bereits diskrete Veränderungen zu objektivieren.

Das Beispiel der von uns berichteten Fälle zeigt deutlich, dass bei nävusassoziierten Melanomen (Fall 1 und 2) und bei Melanomen die Nävi direkt benachbart sind und die gemeinsam exzidiert werden (Fall 3) ein Hinweis auf das verdächtigste Areal dem Histologen helfen kann, direkt einen repräsentativen Schnitt zu fertigen. Zwei Pigmentveränderungen in einem Exzidat sollten möglichst bereits vom Operateur getrennt werden. Auch bei histologisch schwieriger zu diagnostizierenden Melanomen (z. B. spitzoiden oder nävoiden Melanomen) hilft ein Hinweis auf das dermatoskopisch auffälligste Areal zu einer klaren Diagnosestellung. Der Hinweis auf das verdächtigste Areal kann durch eine Zeichnung oder ein Foto (Polaroid, digitaler Ausdruck, Teledermatoskopie [9]) erfolgen. Diese sollte möglichst wie bei der mikrographisch kontrollierten Chirurgie durch eine Fadenmarkierung oder eine Farbstoffmarkierung ergänzt werden. Der Verdacht auf ein Melanom sollte auf dem Anforderungszettel klar geäußert werden. Der Histologe kann so bei Melanomverdacht gezielt einen diagnostischen Schnitt erhalten und gegebenenfalls durch Serienschnitte den geäußerten Verdacht gezielt ausräumen oder bestätigen. Das Risiko, eine falsche Diagnose zu stellen wird in diesen Fällen deutlich verringert. Sollten dennoch die dermatoskopische Verdachtsdiagnose und die histologische Diagnose nicht übereinstimmen, so muss der Histologe seine Diagnose überprüfen und gegebenenfalls tiefere Schnittstufen anfertigen.

KAPITEL 6

Differenzierung zwischen melanozytären und nichtmelanozytären Hauttumoren*

6.1 Differenzierung nach Kreusch

J. F. KREUSCH

Der Wunsch nach verbesserter Erkennung maligner Melanome führte ab etwa 1980 zur Wiederentdeckung der Dermatoskopie. Die direkte Mikroskopie der Haut als an sich sehr naheliegende Methodik wurde bis etwa 1940 meist zur Untersuchung von Gefäßstrukturen der Haut benutzt [14], da seinerzeit in der Dermatologie den Pigmenttumoren nur geringes Interesse galt. Mit der Entwicklung des Dermatoskopes durch Braun-Falco et al. etablierte sich daneben der Begriff Dermatoskopie, der allerdings auf den Gebrauch dieses Instruments beschränkt bleiben sollte.

Die dermatoskopische Untersuchung pigmentierter Hauttumoren erfolgt fast immer mit dem Ziel, maligne Melanome zu erkennen und rechtzeitig einem kurativen Eingriff zuzuführen. Die für den Anfänger verwirrende Vielfalt von Befunden erfordert eine systematische Vorgehensweise. Hierzu gibt es verschiedene Ansätze mit den damit verbundenen Vorzügen und Schwächen. Ziel sollte es stets sein, über eine im naturwissenschaftlichen Sinn universelle Methodik zu verfügen, die alle interessierenden Objekte zutreffend beschreiben und klassifizieren kann. Die Diagnostik pigmentierter Tumoren war zunächst überwiegend phänomenologisch und ausschließlich an Befunden der Pigmentierung orientiert [4, 9]. Erst später kam eine Betrachtungsweise auf, die sich vermehrt an histopathologischen Korrelaten der Befunde orientierte [15, 20] und damit einen Bezug zu dem Referenzverfahren herstellt.

Einen großen Fortschritt für die dermatoskopische Diagnostik pigmentierter Hautveränderungen – stets mit dem Ziel der Identifizierung maligner Melanome – bedeutete die Erkenntnis, dass sich melanozytische von nichtmelanozytischen Pigmentmalen systematisch, mit wenigen, einfach zu erlernenden Merkmalen unterscheiden lassen [6]. Die zuverlässige Trennung dieser beiden großen Klassen von Hauttumoren verhindert unangebrachte Eingriffe wie unnötig große Exzisionen harmloser Tumoren unter Melanomverdacht oder Kürettage eines als z.B. seborrhoische Keratose verkannten malignen Melanoms. Dieser Differenzierungsschritt wird bei klinischer Diagnosestellung nicht so bewusst vollzogen, da die mit dem bloßen Auge sichtbaren Merkmale viel weniger spezifisch für diese Unterscheidung sind.

---

* *Anmerkung*: In diesem Text wird der Begriff „Dermatoskopie" verwendet. Viele der nachfolgend beschriebenen Befunde sind aber mit der 9.3-fachen Vergrößerung eines „Dermatoskops" nicht ausreichend erkennbar. Sie wurden mit einem Auflichtmikroskop (Vergrößerung 30 bis 60-fach) erhoben, sodass die Bezeichnung „Auflichtmikroskopie" angemessener wäre. Der Begriff „Dermatoskopie" wird nur im Interesse einer einheitlichen Nomenklatur innerhalb dieses Buches benutzt, darf aber nicht suggerieren, dass der damit bezeichnete Instrumententyp für alle hier behandelten Fragestellungen geeignet wäre.

Allerdings wird mit dem Begriff „Dermatoskopie" sehr häufig ausschließlich die Untersuchung pigmentierter Hautveränderungen verbunden. Dies ist eine historisch gewachsene Sichtweise. Eine Systematik zur Differenzierung melanozytärer und nichtmelanozytärer Gebilde hat aber aus Gründen der Vollständigkeit auch die gering bis gar nicht pigmentierten Varianten melanozytärer Tumoren wie dermale Nävi und amelanotische Melanome zu berücksichtigen. Zwischen stärkstens pigmentierten und pigmentfreien Tumoren gibt es ein Kontinuum aller möglichen Pigmentierungsgrade. Dabei kann ein Tumor in seiner Gesamtheit stark oder schwach pigmentiert sein, aber auch isoliert pigmentierte bzw. pigmentfreie Areale unterschiedlicher Größe und unterschiedlichen Ursprungs aufweisen. Merkmale der Pigmentierung sind somit eine, aber nicht die einzige Gruppe von diagnostisch wichtigen Befunden. Unter dem Gesichtspunkt der Erkennung maligner Melanome ist es zwar zunächst sinnvoll, der umgangssprachlichen Gewohnheit zu folgen und alle „Hautveränderungen" mit auch nur kleinen farbig erscheinenden Anteilen zunächst als „pigmentiert" zu bezeichnen. Dennoch sollte nicht versäumt werden, auch bei der Beurteilung nichtpigmentierter Hautveränderungen dermatoskopische Instrumente einzusetzen. Der Begriff „Hautveränderung" ist absichtlich umfassender gewählt als „Hauttumor", da nicht nur bei farblich auffälligen Neubildungen der Haut, sondern auch bei exogenen oder endogenen Pigmentierungen gelegentlich an das Vorliegen eines malignen Melanoms gedacht werden muss.

Befundkategorien zur Unterscheidung melanozytärer und nichtmelanozytärer Hautveränderungen

An sich ist die Feststellung trivial, dass Asymmetrie, Art der Randbegrenzung, uneinheitliche Pigmentierung, Durchmesser und weitere sich primär nicht zur Erkennung einer der beiden Hauptklassen von Hauttumoren eignen. Dennoch bestimmen derartige Befunde auch bei harmlosen Tumoren die klinische Auffälligkeit und können Melanomverdacht auslösen. Zur dermatoskopischen Unterscheidung melanozytärer von nichtmelanozytären Tumoren genügen zwei Merkmalskategorien, die analog zum histologischen Befund einen direkten Bezug zur Genese der Pigmentierung und zum räumlichen Aufbau eines Tumors haben: Dies sind die mikroskopisch erkennbaren Binnenstrukturen („Pigmentmuster") und die ebenfalls mikroskopisch viel besser beurteilbare Farbtönung des Pigments. Melanozytäre Tumoren bilden mikroanatomisch ganz andere Strukturen aus als nichtmelanozytäre Gebilde. Viele Strukturen ihrer Pigmentierung werden durch die Mikroanatomie desjenigen Hautbezirks bestimmt, an dem sich das jeweilige Gebilde befindet.

Farbtöne von Pigmenten und Farbstoffen verschiedenen Ursprungs, z. B. von Blut und Melanin, unterscheiden sich bei genauerem Hinsehen deutlich. Sehr wichtig ist die Feststellung, dass diese Farbtöne nicht von der Lokalisation am Körper abhängen, allenfalls von der Hautschicht, in der sie anzutreffen sind. So sind auf der Rumpfhaut, unter den Nägeln und auf den Schleimhäuten Farbtöne von Blut stets gleich, was analog auch für Melanin gilt. Von größerer Bedeutung ist vielmehr, in welcher Schicht der Haut sich das Pigment befindet: Melanin im Stratum corneum erscheint tiefschwarz bis grauschwarz, im Bereich der Basalschicht und des oberen Korium ist es von einem typischen braunen bis rotbraunen Farbton. Im tieferen Korium wechselt der Farbton nach Schwarz bis Grauschwarz, um in tiefsten Schichten ins Stahlblaue überzugehen [1]. Kenntnis dieser lageabhängigen Farbvariation erlaubt Rückschlüsse auf die räumliche Anordnung der Pigmentierung sowie die zuverlässigere Erkennung der Genese.

Eine wichtige Voraussetzung zur Beurteilung von Farbtönen ist die Konstanz der Farbtemperatur des eingestrahlten Lichts. Ferner spielt der Farbton der Haut eine Rolle, der vom Anpressdruck der Kontaktplatte der optischen Instrumente erheblich beeinflusst wird. Je nach Auflagedruck wird die Haut blasser oder – nach Reduktion des Drucks – wieder rötlicher. Dieser Hintergrundton wiederum beeinflusst die Farbtönung der Hauttumoren. Hiervon kann man sich leicht überzeugen.

Zur Differenzierung melanozytärer von nichtmelanozytären pigmentierten Tumoren sind in den meisten Fällen Merkmale der Pigmentierungsstruktur sowie der Farbtöne der Pigmentierung ausreichend. Beide müssen plausibel zueinander passen. Die Kenntnis dessen, was plausibel zueinanderpasst, macht das Fachwissen des Dermatologen aus. Vorauszusetzen ist die Kenntnis der Mikroanatomie und Topografie der Haut sowie der verschiedenen Ursachen, die zu farbigen Hautveränderungen führen. Dies können Farbstoffe und Pigmente endogener und exogener Herkunft sein.

Exogene Pigmentierungen

Der Verdacht auf exogene Pigmentierung oder Färbung ist oft aus Angaben der Patienten abzuleiten, klinisch fallen viele dieser Veränderungen dadurch auf, dass sie bizarre, aus der belebten Natur nicht geläufige Formen und ungewöhnliche Farbtöne haben. Dennoch kommt es immer wieder vor, dass artifizielle, farbige Hautveränderungen als Pigmenttumoren angesehen und unter Melanomverdacht vorgestellt werden. Beispielsweise weisen Silberniederschläge nach Anwendung von Silbernitratlösung auf Haut und Nägeln Farbtöne auf, die denjenigen von Melanin äußerst ähnlich sind. Selbst Patienten mit pigmenthaltigen Parasiten der Haut kommen gelegentlich mit der Frage nach Vorliegen eines Melanoms in die dermatologische Sprechstunde. Diese Gruppe pigmentierter Veränderungen soll nicht weiter abgehandelt werden.

Endogene Pigmentierungen

Endogene Pigmente und Farbstoffe sind fast ausschließlich zwei großen Stoffklassen zuzuordnen, denen hämoglobinogenen und denen nichthämoglobinogenen Ursprungs. Aus Hämoglobin können eisenhaltige und eisenfreie Abbauprodukte entstehen: Hämosiderin und Bilirubin. Hautveränderungen können somit ihre Farbtönungen mehr oder weniger frischem Blut verdanken (z. B. Hämangiome oder Hämorrhagien) oder gespeicherten eisenhaltigen Pigmenten des Hämoglobinabbaus.

Gelbe Farbtöne können der Eigenfarbe des Keratins, der Einlagerung von Lipofuszinen oder – sehr selten – Bilirubin entsprechen. Gelbliche Tumoren wie Xanthome und Xanthelasmen weisen die gelbe Farbe von Lipiden auf. Alle sonstigen endogenen Pigmentierungen werden durch Melanine verursacht. Eine Systematik, die alle pigmentierten Hautveränderungen berücksichtigt, zeigt Abbildung 1.

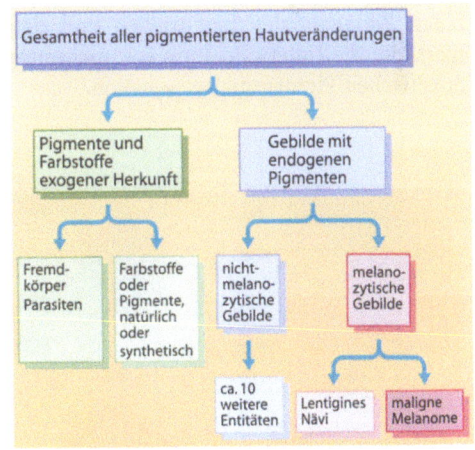

Abb. 1. Systematische Einteilung pigmentierter Hautveränderungen (nach [7])

1. Merkmale in melanozytischen Tumoren

Melanozytäre Tumoren weisen relativ wenige, stets wiederkehrende Merkmale ihrer Farbtönung und ihrer Pigmentierungsstrukturen auf.

Zur Unterscheidung der Hauptgruppen der Pigmentmale (melanozytisch und nichtmelanozytisch, Abb. 1) sind nur zwei Merkmalskategorien ausreichend, nämlich die **Strukturen** und die **Farbtöne** der **Pigmentierung**. Diese etwas abstrakt erscheinenden Oberbegriffe umfassen wenige Einzelmerkmale, die sich meistens sehr gut aus dem histologischen Befund erklären lassen. Dabei ist stets die Lokalisation des Befundes zu berücksichtigen, da die Mikroanatomie der dermoepidermalen Grenze die Pigmentstrukturen bestimmt. Die zahlreichen klinisch verwendeten und oft nicht sehr spezifischen oder sensitiven Merkmalskategorien wie Form, Oberfläche und weitere können durchaus bei der weiteren Differenzierung innerhalb der Hauptgruppen der Pigmentmale nützlich sein. Es werden zunächst Pigmentmuster und -farbtöne in melanozytischen Pigmentmalen beschrieben und definiert, die die Unterscheidung von nichtmelanozytischen Pigmentmalen gestatten.

2. Pigmentmuster (Abb. 2)

Melanozytische Gebilde – Nävi wie Melanome – weisen charakteristische Pigmentmuster auf, die Anwesenheit eines dieser Muster – in den melanintypischen Farbtönen – definiert ein gegebenes Pigmentmal als melanozytisch. Hierauf sollte man sich beschränken, ohne gleich eine Aussage zur Dignität abzugeben. Stets ist die Lokalisation zu beachten, die das Zustandekommen einiger Muster sehr gut erklärt [5]. Weitergehende Schlüsse aus Besonderheiten dieser Muster (z. B. der Netzstruktur) werden in einem späteren Abschnitt gegeben.

Zunächst seien die lokalisationsabhängigen Muster melanozytärer Pigmentmale aufgeführt:

- Das „Netzmuster" („retikuläres Muster", „reticular pattern"): es lässt sich gut durch die Mikroanatomie der dermoepidermalen Grenzschicht erklären, ist daher nur an den Körperpartien zu finden, die Reteleisten und dermale Papillen aufweisen. Das sind der Rumpf und die proximalen Extremitäten. Es wurde bereits vielfach erwähnt [4, 5, 9, 14]. Das Netzmuster ist am häufigsten in junktionalen Nävi (in ca. 75%) zu finden, ist seltener in Nävi vom Compound-Typ vorhanden (Tabelle 1). In malignen Melanomen findet es sich am häufigsten in den flachen Antei-

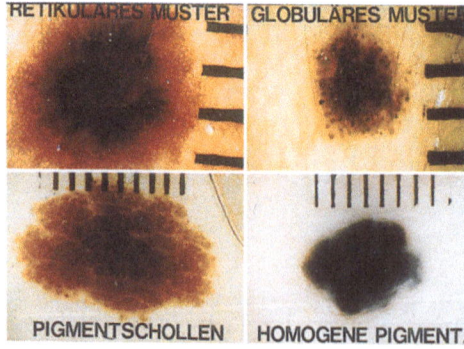

Abb. 2. Pigmentmuster melanozytärer Tumoren. Links oben: Netzmuster (retikuläres Muster), rechts oben: Globuläres Muster, links unten: Schollenstruktur, rechts unten: strukturlose (homogene) Pigmentierung (blauer Nävus). Alle Muster weisen eine der melanintypischen Farben auf

Tabelle 1. Häufigkeit des Netzmusters in melanozytären Tumoren [nach 7]

Tumortyp	n	Häufigkeit des Netzmusters (%)
■ Junktionale Nävi	53	75,5
■ Epidermokoriale Nävi	167	52,1
■ Koriale Nävi	28	28,6
■ Kongenitale Nävi	15	20,0
■ Blaue Nävi	18	0
■ Spitz-Nävi	9	16,7
■ Superfiziell spreitende Melanome (SSM)	101	48,5
■ Noduläre Melanome (NM)	16	43,8

len von superfiziell spreitenden Melanomen, während es in knotigen Teilen und nodulären Melanomen oft fehlt. In akrolentiginösen und Lentigo-maligna-Melanomen kann dieses Muster wegen der andersartigen lokalen Mikroanatomie nicht vorkommen.

Auch viele papillomatöse, dermale sowie alle blauen Nävi weisen kein Netzmuster auf, aus seiner Abwesenheit kann also nicht geschlossen werden, es liege kein melanozytärer Tumor vor. Es gibt nur zwei Ausnahmefälle, bei denen ein Netzmuster von Melaninfarbtönen in einem nichtmelanozytären Tumor angetroffen wird: Das pigmentierte Histiozytom bzw. Dermatofibrom weist im Randbereich sehr prägnante, regelmäßige Netzstrukturen auf. Auch in der akzessorischen Mamille findet man ein Netzmuster, Tumorverdacht dürfte allerdings kaum jemals bestehen.

- Das **Pseudo-Netzmuster** ist charakteristisch für die Gesichtshaut. Mit zunehmender Dauer der Lichtexposition flachen die in dieser Region ohnehin kurzen dermalen Papillen und ihre Gegenstücke, die Reteleisten, soweit ab, dass die dermoepidermale Grenze fast plan ist, sie wird nur durch die zahlreichen Haar-Talgdrüsenostien durchbrochen. Diese „Löcher" in der ansonsten gleichmäßig pigmentierten Basalschicht sind die Erklärung für das im Gesicht beobachtete Pseudonetz. Auch dieses kommt fast ausschließlich bei melanozytären Pigmentmalen vor, fehlt den in dieser Region sehr häufigen Lentigines seniles.
- Das **Leisten- und Gittermuster** ist auf die Hand- und Fußflächen beschränkt, die melaninhaltigen Strukturen folgen in akralen Nävi den Rillen, in akrolentiginösen Melanomen oft den typischen Leisten der akralen Haut. Auch Einblutungen orientieren sich in dieser Region an den Leisten, weisen aber die Farbtöne von Blut auf.

Die genannten drei Muster – sofern sie von melanintypischem Farbton sind – sind mit den genannten Ausnahmen diagnostisch für melanozytäre Pigmentmale der genannten Regionen.

Die folgenden Muster sind lokalisations-*un*abhängig:
- Das „**globuläre Muster**" : Rundliche Gebilde von ca. 100–200 μm Durchmesser findet man in Nävi wie in Melanomen, sie werden auch als „brown globules" [4, 5, 12] bezeichnet. Die Struktur ist plausibel durch pigmentierte Nävuszellnester erklärbar.
- „**Pigmentschollen**": Eine unscharf begrenzte Aggregation der Pigmentierung in Form, meist auf den Kuppen – papillomatöser Nävi, aber auch in anderen, meist großflächigen Nävi und gelegentlich in Melanomen anzutreffen. Obwohl dieses Muster sehr häufig in harmlosen Nävi vorkommt [7], erfährt es wenig Beachtung.

Pigmentschollen und globuläres Muster stellen Endpunkte eines Kontinuums dar – je dichter die „Globuli" gepackt sind und miteinander verschmelzen, desto ähnlicher wird der Befund dem Muster der „Pigmentschollen". Typischerweise sind Pigmentschollen in papulösen, papillomatösen Nävi anzutreffen, nicht jedoch in makulösen, junktionalen Nävi. Einzelne Globuli findet man bereits in vielen junktionalen und epidermokorialen Nävi zwischen die Netzmaschen eingestreut, ganz so, wie sich im histologischen Schnitt verstreute Nävuszellnester nachweisen lassen. Es gibt aber Nävi und auch Melanome, die ausschließlich aus Globuli bestehen. Dieser fließende Übergang führt manchmal zu Definitionsproblemen, ob das angetroffene Muster schon „Schollen" oder noch „Globuli" zu nennen sei. Die richtige Begriffswahl ist letztlich nicht entscheidend, wenn man sich im klaren ist, dass beide Muster nur das Vorliegen eines melanozytischen Tumors anzeigen, sie eignen sich nur sehr bedingt zur Festlegung der Dignität.

- „**Homogene Pigmentierung**": Eine gleichmäßige, in sich nicht erkennbar strukturierte Pigmentierung, sowohl in Nävi verschiedener histologischer Typen als auch in malignen Melanomen vorkommen. Eine homogene Pigmentierung weisen u.a. blaue Nävi auf, aber auch knotig-kompakte Melanome sowie Junktionsnävi, die viel Melanin in das Stratum corneum abgeben. Diese sogenannte „pigmentierte Parakeratose" stellt eine unstrukturierte Pigmentierung der Hornschicht dar, sie überdeckt alle tieferliegenden Strukturen. Bei extrem hohen Melaningehalten erscheint die „pigmentierte Parakeratose" angedeutet sternartig, radiär-streifig strukturiert. Dies kann zu Verwechslungen mit Pseudopodien und sogenannten radiären Streifen führen.

- **„Explosionsmuster" (starburst pattern):** Dieses sehr charakteristische Muster ist ausschließlich in Reed-Nävi zu beobachten. Gleichmäßig treten aus dem zentral gelegenen, homogen pigmentierten Tumor Ausläufer aus, die Pseudopodien maligner Melanome ähneln. Es hat sich aber gezeigt, dass bei Tumoren diesen Musters zumindestens bei Kindern und Jugendlichen stets Reed-Nävi diagnostiziert wurden. Wird diese Struktur bei Erwachsenen beobachtet, muss die Differenzialdiagnose des malignen Melanoms mitbedacht werden.

Die Schleimhäute weisen in den für die Dermatologie bedeutsamen Abschnitten ebenfalls kaum epitheliale Reteleisten, eher in Dehnungsrichtung eine leichte Wellung auf. Somit fehlt auch hier die mikroanatomische Grundlage für das Netzmuster melanozytischer Pigmentmale. Man findet in diesen Bereichen ebenfalls eine homogene Pigmentierung, jedoch ohne die Pseudonetzstruktur, da Haar-Talgdrüsenostien fehlen. Für die Zonen ausgeprägter Verzahnung von Epithel und Submukosa in mastikatorischer und spezialisierter Mukosa der Mundhöhle (z.B. im Bereich des harten Gaumens oder der Zungenoberseite) liegen zu wenige Erfahrungen vor.

Farbtöne und Strukturen in nichtmelanozytischen Pigmentmalen (Abb. 3)

Die meisten melanozytischen Hauttumoren sind auch pigmentiert. Allerdings befinden sich unter den pigmentarmen melanozytischen Tumoren die diagnostisch besonders problematischen amelanotischen Melanome. Von den nichtmelanozytischen Tumoren sind sehr viele pigmentarm oder sogar pigmentfrei. Hier können die pigmentierten Formen die diagnostisch schwierigeren sein.

Dermatoskopie darf sich bei nichtmelanozytischen Tumoren also nicht auf die kleine Teilmenge der pigmentierten Gebilde beschränken, sondern muss durch Einführung neuer Merkmalskategorien eine auch für pigmentfreie Tumoren gültige Formensprache entwickeln, die das Fundament für die Anwendung der Methode verbreitert.

Nichtmelanozytische Pigmentmale der Haut stellen histogenetisch eine sehr viel heterogenere Gruppe dar als die melanozytischen Pigmentmale. Die nichtmelanozytischen pigmentierten Hautveränderungen lassen sich unterteilen in solche, die ihren Farbton Blut oder Blutbestandteilen verdanken und sonstige epitheliale und mesenchymale nichtmelanozytische Pigmentmale. Schließlich sind einige Tumoren und Dermatosen bekannt, die ihren Farbton sowohl Blut

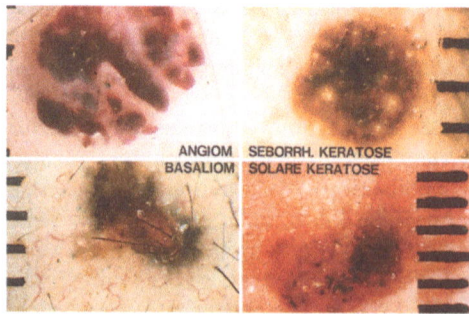

Abb. 3. Farbtöne nichtmelanozytärer Tumoren. Links oben: Hämangiom, rechts oben: seborrhoische Keratose, links unten: Basalzellkarzinom, rechts unten: solare Keratose. Melanintypische Farbtöne und Muster melanozytärer Tumoren fehlen

(kutane Lymphome und Metastasen) als auch sonstigen Pigmenten verdanken, beispielsweise die flachen Papeln hämorrhagisch-pigmentärer Dermatosen (Akroangiodermatitis Mali-Kuiper, eisenspeichernde Histiozytome), die gut vaskularisiert sind, aber auch erhebliche Mengen an Hämosiderin enthalten.

Das klinische Spektrum nichtmelanozytischer, obligat oder fakultativ pigmentierter Tumoren gliedert sich in fünf Hauptgruppen:

1. Angiomatöse Neubildungen, bei denen der Farbton auf ihrem hohen Blutgehalt beruht, z. B. kapilläre und kavernöse Hämangiome, Angiokeratome, Angiofibrome und das Granuloma teleangiectaticum. Seltenere vaskuläre Tumoren sind Kaposi-Sarkome und das Angiosarkom (Hämangioendotheliom). Ihre Herkunft ist meist leicht an Gefäßstrukturen und Blutfarbtönen zu erkennen. Auch Hämorrhagien gehören in diese Kategorie.
2. Epitheliale Neubildungen, die entweder nur durch die Eigenfärbung des Keratins auffallen, aber auch zusätzlich eingelagertes Melanin oder Blut enthalten können. Dies ist z. B. bei seborrhoischen Keratosen der Fall, die eine erhebliche Formenvielfalt aufweisen und gelegentlich beträchtliche diagnostische Probleme aufwerfen können.
3. Tumoren der Hautanhangsgebilde wie Zysten und Tumoren des Haar-Talgdrüsenfollikels. So geraten dunkle Komedonen in der Variante eines Riesenkomedo gelegentlich unter Melanomverdacht. Auch von epidermalen Zysten gibt es pigmentierte Varianten [13], hier kann die Basalschicht des Epithels Melanozyten enthalten, vor allem bei Dunkelhäutigen. Durch Streuungsphänomene des Lichts [1] erscheinen sie klinisch blau. Zysten und Tumoren der apokrinen und ekkrinen Schweißdrüsen sind nur selten pigmentiert, so das Syringocystadenoma papilliferum und das Hidradenoma papilliferum. Beim „Hidrokystome noire" trägt wahrscheinlich eine geringe Einblutung zum Farbton der tiefliegenden zystischen Gebilde bei.
4. Mesenchymale Tumoren, die ihre Farbtöne meist gespeicherten Pigmenten verdanken, hierbei handelt es sich fast stets um Hämosiderin oder Lipofuszine. Während die Pigmentierung des Histiozytoms häufig auf gespeichertem Hämosiderin und Lipofuszin beruht, weisen Dermatofibrome eine akanthotisch verbreiterte Epidermis mit basaler Hyperpigmentierung auf. Weiche, gestielte Fibrome infarzieren (z. B. durch Abdrehen des Stiels) gelegentlich. Das schwarze nekrotische Gebilde kann u. U. als Melanom angesehen werden.
5. Lipidhaltige Tumoren wie Xanthome oder Xanthelasmen erscheinen typischerweise gelb und stellen kein diagnostisches Problem dar.

Nichtmelanozytische Pigmentmale bilden also eine Gruppe, die sich aus Gebilden höchst unterschiedlicher Genese zusammensetzt. Die Gruppenzugehörigkeit ist weniger durch Anwesenheit gemeinsamer Merkmale zu definieren, sondern besser durch die Abwesenheit der oben genannten melanozytentypischen Merkmale. Das dermatologische Fachwissen erleichtert dann die weitere diagnostische Einordnung. Diese Betrachtungsweise eröffnet den Weg zu einem sehr treffsicheren diagnostischen Vorgehen.

In ganz oder teilweise thrombosierten Hämangiomen erscheinen die Blutmassen in den Gefäßen und Lakunen schwarz, sind aber äußerst scharf begrenzt und weisen bei der kräftigen Beleuchtung des Dermatoskops einen rötlichen oder rötlich-violetten Randsaum auf. Die Farbtöne entsprechen auch bei mikroskopischer Betrachtung denjenigen, die wir aus der täglichen Erfahrung als bluttypisch kennen; diese Definition ist unmittelbar einleuchtend. Analog sind die Farben in Hämorrhagien zu beschreiben. Sofern es sich um ältere Einblutungen in dickere Keratinschichten (Nägel, Handflächen oder Fußsohlen) handelt, kann man um die Blutstropfen einen rötlich-braunen Hof erkennen. Dieser tritt erst nach einigen Tagen auf und erlaubt Rückschlüsse auf das Alter der Veränderung.

Blutgefäße und blutgefüllte Hohlräume sowie Blutstropfen stellen einfach und zuverlässig erkennbare Strukturen dar.

Farbtöne und Pigmentmuster in seborrhoischen Keratosen (Abb. 4)

Schwieriger sind die Farbtöne in seborrhoischen Keratosen zu beschreiben. Bei hyperkeratotischen seborrhoischen Keratosen können gelegentlich nur die gelblichen Farbtöne dicker Keratinschichten [19] beobachtet werden. Sofern in ihnen zusätzlich Melanin enthalten ist, finden sich bräunliche bis schwarze Farbtöne. Diese sind charakteristischerweise nie so „rein" wie bei melanozytischen Gebilden, sondern erscheinen stets etwas trüb, gebrochen, „schmutzig" oder „opak". Stets ist der gesamte Tumor bis zur Oberfläche pigmentiert. Diese Beschreibung des Farbcharakters ist am besten bildlich zu vermitteln.

Seborrhoische Keratosen weisen meist kein retikuläres oder globuläres Pigmentmuster auf. Sofern im Randbereich netzartige Strukturen sichtbar sind, fehlt ihnen der typische Farbton melanozytärer Tumoren. Da das Melanin mehr oder weniger gleichmäßig in der akanthotischen Hornmasse verteilt ist, findet man in vielen seborrhoischen Keratosen eine strukturlose Pigmentierung. Sie weisen häufig – aber nicht obligat – die weißlichen, tiefliegenden Pseudohornzysten und die sogenannten Hornpfröpfe als gelbliche bis tiefschwarze rundliche Gebilde auf, die man jedoch auch oft in melanozytären Nävi vom Compound- und dermalen Typ findet. Es gibt jedoch zahlreiche seborrhoische Keratosen, denen diese Strukturen fehlen. Diese weisen häufiger eine Binnenstruktur in Form mehr oder weniger stark pigmentierter gewundener, parallel verlaufender Leisten auf, die an eine Hirnoberfläche erinnern und daher Gyri genannt werden.

Eine weitere Ausnahme sind die flachen, retikulären seborrhoischen Keratosen (Lentigines seniles), die eine Art grobes Netzmuster aufweisen, welches zu Verwechslungen mit melanozytären Pigmentmalen Anlass geben kann.

Eine weitere Besonderheit stellen entzündlich veränderte, z.B. intertriginös gelegene seborrhoische Keratosen dar. Die Entzündung ist histologisch besser zu erkennen als klinisch, dermatoskopisch ergibt sich jedoch ein charakteristischer Befund: in entzündeten seborrhoischen Keratosen sind die Blutgefäße stets weitgestellt und von einem „Halo" aus weißlichem Material umgeben, das in Keratin übergehen kann (siehe Kapitel 4.10).

Farbtöne und Strukturen in solaren (aktinischen) Keratosen, M. Bowen, Plattenepithelkarzinomen und Virusakanthomen (vulgären Warzen)

Aktinische Keratosen, Keratoakanthome, Virusakanthome (z.B. vulgäre Warzen), M. Bowen und Bowen-Karzinome weisen in den verhornten Abschnitten die Eigenfarbe von Keratin auf. Die Kenntnis und Beachtung dieses Befundes hilft in Zweifelsfällen zur

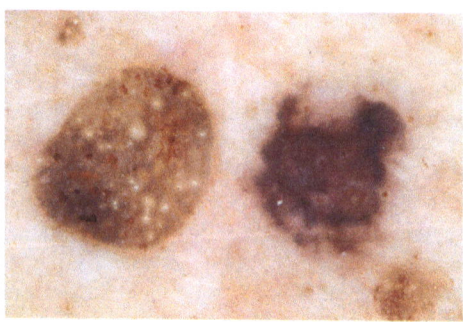

Abb. 4. Malignes Melanom (rechts) unmittelbar neben seborrhoischer Keratose: Die Unterschiede der Farbtöne werden deutlich

korrekten Einstufung als „keratinisierender Tumor". Im M. Bowen und dem Bowen-Karzinom imponieren allerdings gelegentlich Farbtöne, die sehr denjenigen in melanozytischen Pigmentmalen ähneln, also ein eher „reines" Braun oder Schwarz aufweisen. Hilfreich sind hier die Gefäßstrukturen und der Befund „Keratinisierung" um die erkennbaren Gefäße (s.u.).

Die keratinisierenden Tumoren sind „in der Substanz" pigmentiert, d.h. etwa vorhandenes Melanin ist recht gleichmäßig und strukturlos im Keratin verteilt, welches wiederum die bekannte Eigenfarbe aufweist. Daher finden sich keine typischen Muster, sondern eine homogene Farbgebung. Wegen des speziellen Vaskularisierungsmusters (s.u.) finden sich in diesen Tumoren häufig kleine, längliche, okkludierte Gefäßanteile mit dem schwarzbraunen Farbton älteren Bluts, gelegentlich erkennt man im umgebenden Keratin auch den bereits oben beschriebenen Diffusionshof. Einen ähnlichen Befund weisen auch vulgäre Warzen auf, in diesen erkennt man die Bluteinschlüsse, sowohl klinisch als schwarze Punkte als auch histologisch als Erythrozytenaggregationen im Keratin.

Farbtöne und Pigmentmuster in Basalzellkarzinomen

In Basalzellkarzinomen finden sich ausschießlich gelblich- bis graubraune bis grauschwarze Farbtöne, auch hier nicht als „reine", „transparente" Farbtöne, sondern mehr noch als bei seborrhoischen Keratosen „trüb" und „schmutzig" wirkend. Typisch ist der gelbbraune Farbton der randständigen Tumorausläufer („ahornblattartige Ausläufer"). Weißliche Farbtöne in vielen knotigen Basalzellkarzinomen gehören zu den rundlichen Pseudohornzysten (Hornperlen).

Basalzellkarzinome enthalten oft weit auseinanderliegende pigmentierte Tumorinseln, in denen man keines der Muster findet, die man aus melanozytischen Gebilden kennt. Stereoskopisch erweisen sich diese Tumorinseln meist als in der Tiefe gelegen. Gelegentlich gehen von diesen Inseln radspeichenartige Ausläufer aus (sog. „spokewheel areas" [11]. Die pigmentfreien Areale zwischen solchen pigmentierten „Inseln" weisen nicht die Merkmalskombination von „Regression" auf, d.h. es fehlen die randständigen Melanophagen. Typisch sind auch im Randbereich der Basalzellkarzinome finger- oder blattartige Ausläufer, die nach auswärts weisen und mit Ahornblättern verglichen wurden [15]. Sie sind von ganz anderer Form als Pseudopodien der Melanome, der Farbton ist meist ein schmutziges Graubraun oder Gelbbraun.

Farbtöne und Pigmentmuster in Dermatofibromen und Histiozytomen

Dermatofibrome und Histiozytome, die bekanntlich oft nach Entzündungen wie Follikulitiden oder Insektenstichen auftreten, durchlaufen eine zeitabhängige Veränderung: Neu entstandene Dermatofibrome sind rötliche Knoten, die in einem weißen Stroma haarnadelartige Gefäße aufweisen. Die Gefäße weisen keinen abgrenzbaren weißen Hof auf, wie man ihn bei keratinisierenden Tumoren findet. Nach längerer Bestandsdauer verbleibt im Zentrum eine weißliche Zone, welche die palpatorisch als auch histologisch gut nachweisbare Fibrosierung anzeigt, jetzt aber gefäßarm ist. Sofern Histiozytome Hämosiderin enthalten, kann diese Zone einen bläulichen Farbton annehmen, bedingt durch die Ablagerung des Pigments in tiefen Hautschichten. In der Randzone dagegen stellt man bräunliche, melanintypische Farbtöne fest, sowie ein sehr regelmäßiges Netzmuster. Das Netzmuster ist bedingt durch die postinflammatorische Hyperpigmentierung der akanthotisch verbreiterten epidermalen Basalschicht.

Vor allem Histiozytome weisen in ihrem Randbereich ein Netzmuster auf, das langsam zur Umgebung hin verdämmert. Das Netzmuster ist bei der histologisch zu beobachtenden Akanthose der Epidermis wegen der sehr langen Reteleisten besonders ausgeprägt. Dies ist eine der wenigen Ausnahmen von der Regel, dass ein Netzmuster ausschließlich in melanozytischen Pigmentmalen anzutreffen ist. Zum weißlichen Zentrum dieser Tumoren bleiben oft isolierte Inseln akanthotischer Epidermis stehen, die noch das Netzmuster besitzen. Sie sind vermutlich Epithelreste, die nach Traumatisation durch Kratzen übriggeblieben sind. Diese sehr charakteristische Befundkonstellation muss man sich beim Erlernen der Dermatoskopie als Ausnahme einprägen, in Verbindung mit dem charakteristischen Tastbefund trägt sie zu einer verlässlichen Diagnosestellung bei.

Analyseweg zur Erkennung melanozytischer Hautveränderungen

Die hohe Fehlerrate beim klinischen Erkennen melanozytärer Tumoren und umgekehrt der richtigen präoperativen Diagnose nichtmelanozytärer Tumoren ist immer wieder berichtet worden.

Es ist bemerkenswert, mit welcher Intensität Methoden und Algorithmen zur Identifizierung maligner Melanome innerhalb der Gruppe melanozytärer Tumoren erstellt und geprüft werden [2, 3, 10, 16, 17]. Dabei wird die Auswahl, welche Gebilde als melanozytisch anzusehen und somit weiterer Analyse zu unterwerfen seien, weitgehend dem unbewaffneten Auge überlassen. Der dermatoskopische Nachweis allein eines Netzmusters ist – entgegen häufig publizierter Ansicht – sicher nicht beweisend für einen melanozytären Tumor, sein Fehlen schließt melanozytäre Veränderungen nicht aus. An vielen Körperregionen und in vielen melanozytären Tumoren (vor allem dermalen und blauen Nävi, aber auch vielen Melanomen) fehlt das Netzmuster vollständig.

Voraussetzung für eine zutreffende Merkmalsanalyse ist eine angemessene Leistung des optischen Instrumentariums. Vergleicht man die Nomenklatur und Bewertung der verschiedenen Pigmentmuster in der Literatur, so fällt auf, dass die Beschreibung und Differenzierung verschiedener Strukturen auch von der optischen Leistung der verwendeten Instrumente abhängt. Variabilität der Vergrößerung ist – wie stets in der Mikroskopie – sehr hilfreich. Mit einer geringen Vergrößerung muss die Übersicht über den Tumor gewonnen werden. Bestimmte Details sind aber nur bei höherer Vergrößerung zu erkennen. Dies gilt z. B. für das genauere Unterscheiden von z. B. Schollenmuster und globulärem Muster. Die Anwesenheit klar abgrenzbarer Globuli, d. h. Nestern pigmentierter Melanozyten, ist bei ca. 30facher Vergrößerung deutlich zu erkennen, nicht jedoch bei 10facher Vergrößerung. Ähnliches gilt für die Befunde der Vaskularisierung, die bei 10facher Vergrößerung nicht sicher auszumachen sind, z. B. punktartige, terminale Kapillargefäße.

Auf dem Weg zur Diagnose des malignen Melanoms sind zwei Schlüsselentscheidungen zu treffen: Es sind dies die Identifizierung als melanozytärer Tumor, und – sofern diese erfolgt ist – die Unterscheidung zwischen gut- und bösartigen melanozytären Tumoren. Die sichere Identifizierung melanozytärer Tumoren stellt die Voraussetzung zur Erfassung aller malignen Melanome dar. Fällt ein Tumor durch dieses Raster, sind alle weiteren diagnostischen Anstrengungen zum Scheitern verurteilt.

Nur zwei Arbeitsgruppen haben sich systematisch dieses Problems angenommen: Der erste publizierte Differenzierungsweg melanozytärer und nichtmelanozytärer Tumoren stammt von Kreusch und Rassner [6]. Damit wurden folgende Ergebnisse erzielt (nichtpublizierte Daten, Tabelle 2).

Tabelle 2. Sensitivität und Spezifität der Identifizierung melanozytischer Pigmentmale (Stichprobengröße: 497 melanozytische Tumoren, 76 nichtmelanozytische Tumoren)

	Klinisch	Dermatoskopisch
■ Sensitivität (in %) für melanozytische Pigmentmale	98,1	98,9
■ Spezifität (in %) für melanozytische Pigmentmale	61,5	87,2

Stolz et al. [18] haben diesen Weg später modifiziert (siehe Kapitel 6b). Während der Weg nach [1] versucht, alle melanozytären Tumoren in einem Schritt von den restlichen Gebilden zu separieren, teilen die von Stolz verwendeten Merkmale und Systematik Tumoren melanozytärer Genese in 3 Gruppen ein, wobei blaue Nävi separat geführt werden und nach Abgrenzung aller klassisch-melanozytären und klassisch-nicht-melanozytären Tumoren der gesamte Rest als melanozytär aufgefasst wird. In diesen „Rest" gelangen daher auch alle selteneren oder ungewöhnlichen sonstigen Tumoren, die mit den angegebenen Merkmalen sonstiger Tumoren nicht beschrieben werden können. Da sie als „melanozytär" angesehen werden, kann dies leicht Melanomverdacht auslösen, ferner werden sie der genaueren Analyse und der Erarbeitung neuer Merkmale entzogen.

Zu kritisieren ist an beiden geschilderten Vorgehensweisen die Beschränkung auf pigmentierte Tumoren. Die Vorgabe „pigmentierter Tumor" suggeriert, dass ein Dermatoskop nur auf dunkle Tumoren gesetzt werden solle. Damit fallen dermale Nävi und vor allem amelanotische Melanome von vornherein aus der Analyse heraus. Kreusch und Koch [8] haben den Differenzierungsgang auf nichtpigmentierte Tumoren ausgedehnt, indem die Befunde der Vaskularisierung mitverwendet werden. Die zusätzliche Information, die die Gefäßstrukturen bieten, erlaubt auch die Differenzierung melaninarmer Tumoren. Dieser Ansatz gestattet selbst die Charakterisierung amelanotischer maligner Melanome und ist die Ergänzung des hier umrissenen Trennungsgangs im Sinne eines umfassenden Systems zur dermatoskopischen Charakterisierung fast aller pigmentierter und nicht-pigmentierter Tumoren und Veränderungen an allen Bereichen der menschlichen Haut und Schleimhaut.

Der Satz von Fritsch und Pechlaner: „Any pigmented lesion can be defined by incident light microscopy" kann mit den beschriebenen Kriterien ausgedehnt werden auf: „fast alle Hauttumoren können dermatoskopisch besser als klinisch charakterisiert werden."

6.2 Differenzierung nach Stolz
W. STOLZ

Differenzialdiagnose pigmentierter Hautveränderungen

Für die Differenzialdiagnose pigmentierter Hautveränderungen empfiehlt sich ein mehrstufiges Vorgehen (Abb. 1), das auf einen Vorschlag von Kreusch und Rassner [1] zurückgeht und von uns modifiziert wurde [5, 6]. Zunächst muss geklärt werden, ob eine melanozytäre oder nichtmelanozytäre Hautveränderung vorliegt. Hierfür hat sich der mehrstufige melanozytäre Algorithmus bewährt. Falls die Diagnose einer melanozytären Hautveränderung gestellt wird, kann mit Hilfe der ABCD-Regel der Dermatoskopie und dem daraus resultierenden Dermatoskopie-Punktwert (DPW) eine Unterscheidung in benigne, suspekte oder maligne melanozytäre Hautveränderungen vorgenommen werden (siehe Kapitel 7a). Zuvor müssen aber einige benigne melanozytäre Hautveränderungen abgegrenzt werden, die aufgrund ihrer Struktur- und Farbkomponenten falsch positive DPW erreichen können. Im einzelnen sind hier melanozytäre Nävi vom Schollentyp, papillomatöse melanozytäre Nävi, pigmentierte Spitz-/Spindel-

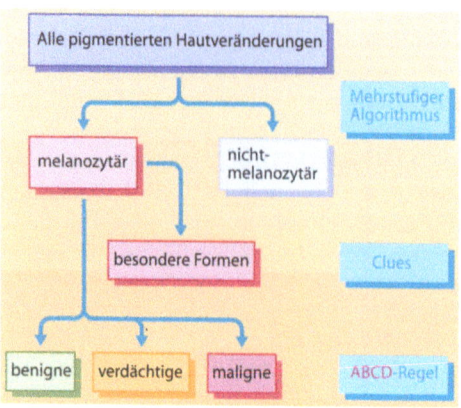

Abb. 1. Differenzialdiagnostik pigmentierter Hautveränderungen

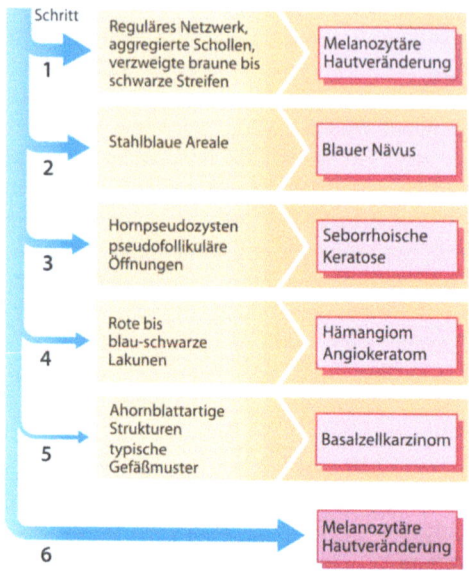

Abb. 2. Mehrstufiger dermatoskopischer Algorithmus

zellnävi, rezidivierende Nävi, kongenitale Nävi, Nävi spili und agminierte melanozytäre Nävi bedeutsam. Obwohl es sich um keine melanozytäre Hautveränderung handelt, ist auch die Sonnenbrand-Lentigo („ink-spot-Lentigo") zu berücksichtigen.

Bei den verbleibenden melanozytären Hautveränderungen gelingt mit Hilfe des DPW in der überwiegenden Zahl eine Identifizierung von suspekten Befunden und malignen Melanomen. Bei unauffälligem DPW muss geprüft werden, ob zusätzliche Kriterien für Malignität (vaskuläres Muster, Regressionsareale, Pseudopodien) vorliegen. Für Gesicht bzw. Hand- und Fußflächen sind zusätzlich besondere lokalisationsabhängige Malignitätskriterien zu beachten. Differenzialdiagnostisch bedeutsame Primärkriterien lassen – auch wenn sie einzeln vorkommen – in der Regel eine sichere Diagnosestellung zu. Daneben gibt es weitere sogenannte Sekundärkriterien, die vor allem dann wichtig und nützlich werden, wenn die Primärkriterien fehlen oder nicht klar zu interpretieren sind. Wie bei jeder anderen apparativen Untersuchung in der Medizin sollte das Ergebnis der Dermatoskopie nicht isoliert gesehen, sondern stets im Zusammenhang mit den anamnestischen und übrigen klinischen Daten gewertet werden.

Unterscheidung zwischen melanozytären und nichtmelanozytären Veränderungen

Für diese Fragestellung wird der melanozytäre Algorithmus vorgeschlagen (Abb. 2) [5, 6].

Erster Schritt

In der ersten Stufe ist zu entscheiden, ob die drei Primärkriterien Netzwerk, aggregierte Schollen und verzweigte Streifen vorliegen. Sie belegen eine melanozytäre Hautveränderung, wenn Farbe und Topographie stimmen. Das Netz muss regelmäßige Maschen und eine braune Farbe aufweisen. Die Schollen müssen aggregiert vorliegen und eine braune, blaugraue oder schwarze Farbe besitzen. Rote oder milchig-rote Schollen werden als nicht ausreichend sicheres Merkmal angesehen, weil sie gelegentlich mit roten Lakunen bei eruptiven Hämangiomen und Angiokeratomen verwechselt werden können. Die Streifen müssen verzweigt sein und ebenfalls eine braune, blaugraue oder schwarze Farbe zeigen. Rote streifige Verdichtungen des Pigmentnetzes kommen nicht vor; bei so imponierenden Strukturen handelt es sich um feine Gefäße, die z. B. beim pigmentierten Basalzellkarzinom zu finden sind. Da Punkte und einzelne Schollen auch bei nichtmelanozytären Hautveränderungen wie pigmentierten Basalzellkarzinomen oder seborrhoischen Keratosen auftreten können, sind diese im mehrstufigen melanozytären Algorithmus nicht als Primärkriterien zur Identifikation melanozytärer Läsionen angeführt.

Dermatofibrome und akzessorische Mamillen stellen eine Ausnahme von der Regel dar, da die Kriterien Netz und verzweigte Streifen nur bei melanozytären Hautveränderungen vorkommen. Da Dermatofibrome besonders im Randbereich oft sehr stark pigmentierte und lange Reteleisten aufweisen, sind in der Peripherie um ein weißes oder hautfarbenes Zentrum sehr häufig netzartige Strukturen oder verzweigte Streifen zu beobachten. Klinisch stellt diese Differenzialdiagnose aber gewöhnlich kein Problem dar, da der Tastbefund eines derben kutanen Knötchens eindeutig ist. Sehr selten finden sich einzelne verzweigte Streifen auch bei seborrhoischen Keratosen.

Zweiter Schritt

Falls die für melanozytäre Hautveränderungen typischen Strukturelemente (Netz, Streifen, Schollen) nicht vorhanden sind, wird im zweiten Schritt geprüft, ob eine flächige stahlblaue Pigmentierung wie bei einem blauen Nävus (Naevus coeruleus) vorliegt. Dabei können innerhalb dieser stahlblauen Pigmentierung auch einige dunkelblaue Schollen und Punkte auftreten. Intradermale Melanommetastasen können auch unter dem Bild von homogenen stahlblauen Arealen imponieren, so dass in Zweifelsfällen eine dermatohistopathologische Untersuchung anzustreben ist. Häufig befinden sich allerdings die Zellen bei den Melanommetastasen in unterschiedlichen Ebenen, so dass unterschiedliche Farbtöne zwischen stahlblau, blaugrau und braun resultieren (siehe Kapitel 4.8).

Dritter Schritt

Im dritten Schritt wird nach pseudofollikulären Öffnungen und multiplen Pseudohornzysten gesucht, den bedeutendsten Primärkriterien für seborrhoische Alterswarzen. Wichtig bei der Diagnose einer Verruca seborrhoica senilis ist immer, dass keine Merkmale für einen melanozytären Tumor (Netz, Streifen, regelmäßig angeordnete Schollen) vorliegen, weil bei papillomatösen melanozytären Nävi auch einzelne pseudofollikuläre Öffnungen und Pseudohornzysten auftreten können. Bei einem kleineren Teil der seborrhoischen Keratosen findet sich ein Berg-und-Tal-Muster, bei flachen Herden auch fingerabdruckartige Strukturen.

Vierter Schritt

Im vierten Schritt des Algorithmus können Hämangiome und Angiokeratome aufgrund von roten, blauroten oder rotschwarzen Lakunen abgegrenzt werden.

Fünfter Schritt

Im fünften Schritt wird nach pigmentierten Basalzellkarzinomen gesucht, die sich durch schmutzig graubraune sowie graublaue bis schiefergraue Strukturen auszeichnen, die z.T. in einem typischen, ahornblattartigen Muster vorliegen. Zusätzlich können sich an der Oberfläche breitere, sich baumartig verzweigende Gefäße unterschiedlichen Kalibers (arborisierende Gefäße) oder feine Kapillaren befinden. Wenig pigmentierte Basalzellkarzinome weisen oft einzelne, hauptsächlich peripher liegende, schiefergraue Schollen und/oder flächige Areale gleicher Farbe auf. Manchmal sind schiefergraue Punkte und Schollen auch in einem radspeichenartigen Muster angeordnet. Nach Menzies et al. [2] lassen sich bei Basalzellkarzinomen bereits früher als bei malignen Melanomen oberflächliche Ulzerationen finden, was als Sekundärkriterium diagnostisch hilfreich sein kann (s. auch Kapitel 4.9).

Sechster Schritt

Nach dem fünften Schritt bleiben pigmentierte Hautveränderungen übrig, die nicht positiv identifiziert werden können. Diese sind fast immer auch melanozytären Ursprungs und müssen daher, wie die im ersten Schritt als melanozytär erkannten Fälle, im Hinblick auf ihre Dignität evaluiert werden.

Nachbar et al. [3] haben in einer prospektiven Studie nachgewiesen, dass mit Hilfe des Algorithmus die Anzahl der richtigen Diagnosen bei pigmentierten nichtmelanozytären Hautveränderungen um mehr als 30% ansteigt.

Der hier dargestellte Algorithmus wurde auch bei der Konsensus-Konferenz anlässlich des 1. Dermatoskopie-Weltkongresses für Dermatoskopie 2001 in Rom für die Unterscheidung zwischen melanozytären und nichtmelanozytären Hautveränderungen eingesetzt [4].

KAPITEL 7: Diagnostische Algorithmen bzw. Scores der Dermatoskopie

7.1 Die ABCD-Regel für melanozytäre Hauttumoren
W. Stolz

Zur Beurteilung der Dignität von melanozytären Hautveränderungen haben wir die ABCD-Regel der Dermatoskopie entwickelt [8]. Diese beruht auf einer semiquantitativen Bestimmung der vier Merkmale Asymmetrie, Begrenzung, Farbe (Color) und Differenzialstruktur. Mit Hilfe dieses Schemas und einer Formel lässt sich ein Dermatoskopie-Punktwert (DPW) als Maß dafür berechnen, ob eine Hautveränderung gut- oder bösartig ist (Abb. 1) [8].

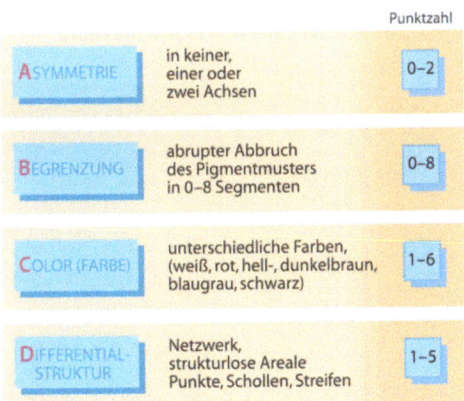

Abb. 1. ABCD-Regel der Dermatoskopie

Asymmetrie

Zur Bestimmung des Punktwertes für Asymmetrie werden die Hautveränderungen mit Hilfe zweier senkrecht zueinander stehender Achsen geteilt. Anschließend wird geprüft, ob entlang dieser beiden Achsen Symmetrie oder Asymmetrie vorliegt. Asymmetrie wird dabei vor allem auch im Hinblick auf unterschiedliche Farben und Strukturelemente beurteilt und nicht allein hinsichtlich der Kontur. Besteht an keiner Achse Asymmetrie, beträgt der Punktwert 0. Bei Asymmetrie entlang einer Achse ist er 1, entlang beider Achsen 2. Die Orientierung der beiden Achsen wird immer so gewählt, dass der Asymmetrie-Punktwert möglichst niedrig bleibt. Oft erscheint im konventionellen makroskopischen Bild die Hautveränderung symmetrisch – erst im dermatoskopischen Bild fällt eine deutliche Asymmetrie auf.

Begrenzung

Beim Kriterium Begrenzung wird untersucht, ob ein scharfer Abbruch des Pigmentmusters am Übergang zur umgebenden Haut vorliegt. Für die semiquantitative Analyse dieses Kriteriums werden die Hautveränderungen ausgehend vom Mittelpunkt in 8 gleich große Segmente unterteilt. Für jedes Segment, in dem ein abrupter Abbruch des Pigmentmusters festzustellen ist, wird ein Punkt vergeben. Demzufolge beträgt der niedrigste Wert 0, der höchste 8. Da nur bei einem kleinen Teil der melanozytären Hautveränderungen eindeutig sichtbare abrupte Pigmentmusterabbrüche festzustellen sind und diese Herde schon häufig auch ohne den „Begrenzungs-Faktor" über dem Grenzwert für maligne Melanome liegen, ist die Gewichtung dieses Merkmals gering.

Farbtöne (Color)

Zur Ermittlung des Color-Punktwertes wird die Zahl der unter dem Dermatoskop beobachteten Farben gezählt. Es werden insgesamt 6 Töne unterschieden: weiß, rot, hellbraun, dunkelbraun, blaugrau und schwarz. Weiß wird als eigener Farbton dann berücksichtigt, wenn das betreffende Areal heller als die umgebende normale Haut erscheint. Die Werte für den Color-Punktwert liegen zwischen 1 und 6. Wie für die Asymmetrie gilt auch hier, dass dermatoskopisch in der Regel mehr Farbtöne entdeckt werden als bei der konventionellen makroskopischen Untersuchung.

Differenzialstruktur

Die Differenzialstruktur melanozytärer Hautveränderungen kann sich aus bis zu fünf unterschiedlichen Komponenten zusammensetzen: Netzwerk, strukturlose Anteile, Streifen, Schollen und Punkte. Je größer die Polymorphie ausgeprägt ist, desto höher ist auch die Wahrscheinlichkeit für ein malignes Melanom.

Die unterschiedlichen Strukturelemente sind in der konventionellen makroskopischen Aufnahme, wenn überhaupt, nur sehr schwer zu erkennen und oft nur dermatoskopisch nachzuweisen.

Im Gegensatz zum mehrstufigen Algorithmus zur Unterscheidung melanozytärer und nichtmelanozytärer Hautveränderungen werden hier auch rote Punkte und Schollen als Strukturelemente gezählt.

Dermatoskopie-Punktwert

Mit Hilfe einer Formel (Abb. 2) lässt sich ein endgültiger Dermatoskopie-Punktwert (DPW) berechnen. Liegt er zwischen 1,0 und 4,75, so handelt es sich in den meisten Fällen um eine unauffällige melanozytäre Hautveränderung (Abb. 3) [7]. Bei einem Wert über 5,45 muss mit hoher Wahrscheinlichkeit vom Vorliegen eines malignen Melanoms ausgegangen und die Hautveränderung rasch exzidiert werden. Obwohl gutartig, können einige Hautveränderungen trotzdem einen DPW über 5,45 aufweisen. Dazu zählen z. B. melanozytäre Nävi mit einer papillomatösen Komponente, rezidivierende melanozytäre Nävi, kongenitale melanozytäre Nävi, melanozytäre Nävi mit einer lentiginösen Komponente, melanozytäre Nävi mit Schollenmuster und pigmentierte Spindelzell- oder Spitz-Nävi. Im Gegensatz zu den anderen Typen können melanozytäre Nävi mit einer lentiginösen Komponente präoperativ häufig nicht verlässlich mit klinischen oder dermatoskopischen Kriterien erkannt werden.

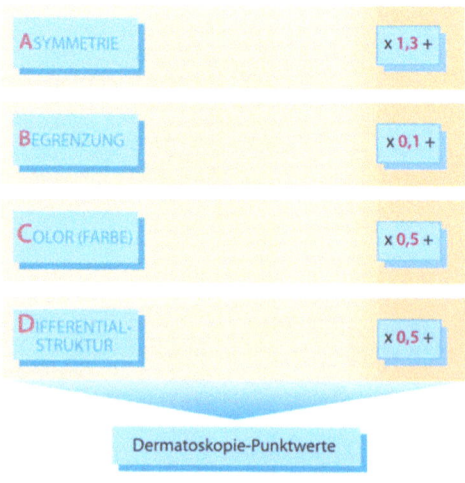

Abb. 2. Formel für die ABCD-Regel der Dermatoskopie

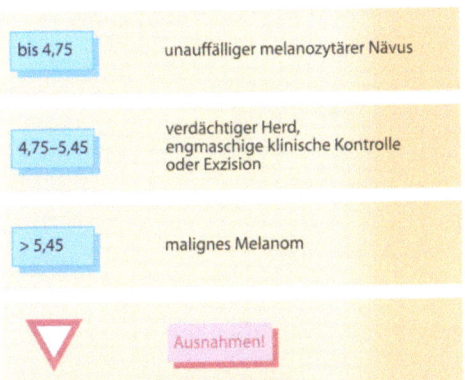

Abb. 3. Bedeutung des Dermatoskopie-Punktwertes

Pigmentierte melanozytäre Veränderungen mit einem DPW zwischen 4,75 und 5,45 werden als verdächtig eingestuft. Sie müssen entweder entfernt oder engmaschig kontrolliert werden, wenn sie sich nicht eindeutig bestimmten Ausnahmen zuordnen lassen. Die Verlaufskontrolle kann in idealer Weise z. B. mit dem DermoGenius Ultra® Videodermatoskop durchgeführt werden (s. auch Kapitel 3).

Die Verlässlichkeit der ABCD-Regel im klinischen Alltag wurde in einer prospektiven Studie von Nachbar et al. [4] überprüft. Hierbei ergab sich eine Spezifität von 90,3% und eine Sensitivität von 92,8% bei einem Schwellenwert von 5,45. In dieser Untersuchung wies kein malignes Melanom einen Punktwert unter 4,75 auf. Auch Feldmann et al. [2] zeigten den Wert der ABCD-Regel bei der Unterscheidung zwischen benignen und malignen melanozytären Hautveränderungen. Binder et al. [1] beobachteten, dass sich im Vergleich mit der Musteranalyse die ABCD-Regel insbesondere für in der Dermatoskopie noch nicht so Erfahrene eignet, um eine gute diagnostische Einschätzung zu erreichen. Eine Verbesserung der diagnostischen Genauigkeit ist möglicherweise auch bei Einbeziehung der Anamnese zu erwarten. In einer verblindeten Untersuchung mit Prof. A. Kopf in New York zur Unterscheidung zwischen malignen Melanomen und dysplastischen Nävi konnten wir mit der ABCD-Regel eine Sensitivität von 100% erreichen [5]. Bei der im Internet durchgeführten Konsensuskonferenz „Dermatoskopie" anlässlich des 1. Weltkongresses der Dermatoskopie 2001 in Rom, die von H. P. Soyer, G. Argenziano und S. Chimenti hervorragend organisiert wurde, wurde die ABCD-Regel der Dermatoskopie mit den anderen Algorithmen zur Bestimmung der Dignität von melanozytären Hautveränderungen (erweiterte Musteranalyse, 7-Punkte-Checkliste von Argenziano und Kriterien von Menzies [6]) verglichen. Dabei zeigten bei Analyse der Receiver Operator Characteristic (ROC) alle Regeln einen Wert für die „area under the curve" (AUC) zwischen 0,78 und 0,82, was einen guten Wert für ein Diagnoseverfahren darstellt. Je näher der AUC-Wert bei 1 liegt, desto besser ist die Klassifikation mit diesem Kriterium.

Selbstverständlich können auch mit der ABCD-Regel nicht alle malignen Melanome identifiziert werden. Insbesondere bei zum großen Teil amelanotischen, regressiven oder knotigen malignen Melanomen sind niedrigere Punktwerte als 5,45 möglich. Daher sollten bei unauffällig eingestuften Veränderungen noch zwei Schlüsselkriterien (milchig-rote und regressive Areale) geprüft werden, die insbesondere bei den zuletzt genannten Melanom-Typen beobachtet werden können. Weiterhin sind im Gesicht und an Hand-/Fußflächen zusätzliche Kriterien für die Dignitätsbeurteilung wichtig. Sie müssen daher bei pigmentierten Hautveränderungen in diesen Lokalisationen noch untersucht werden, bevor die Diagnose einer benignen melanozytären Hautveränderung gestellt werden kann.

Computerunterstützte Diagnostik

Da die visuelle Beurteilung der einzelnen Komponenten der ABCD-Regel gerade am Anfang nicht einfach ist, entwickelten wir in den letzten Jahren in einem interdisziplinären Verbundprojekt mit Physikern, Informatikern, Statistikern und Dermatologen das

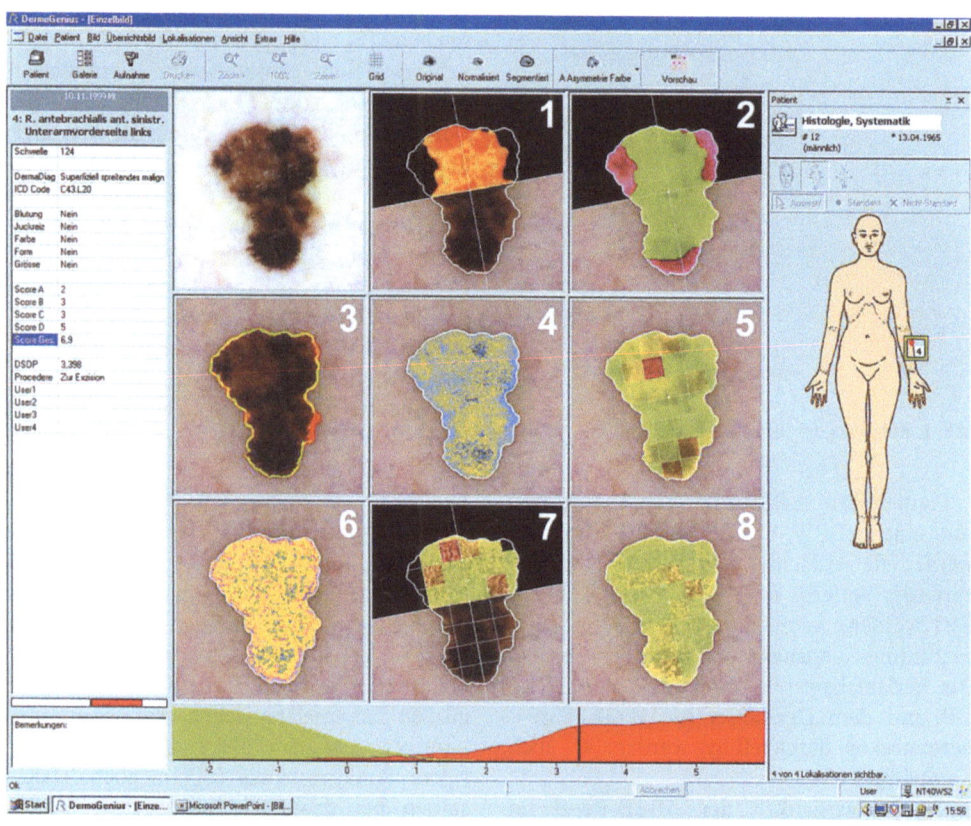

Abb. 4. Visualisierung der Werte für Asymmetrie der Farbe (1), Asymmetrie der Form (2), Asymmetrie der Struktur (7), Berandung (3), Farbvielfalt (4), Farbhomogenität (5), Strukturvielfalt (6) und Strukturhomogenität (8) bei einem malignen Melanom. Bis auf Farb- und Strukturvielfalt weisen bei der Visualisierung mit DermoGenius Ultra® mehr rote Bildpunkte auf ein malignes Melanom, mehr grüne Bildpunkte auf einen benignen melanozytären Nävus hin. In der letzten Zeile erfolgt die Einordnung der Läsion in ein kumulatives Histogramm, das die Werte für den digitalen standardisierten dermatoskopischen Punktwert für melanozytäre Nävi (grün) und maligne Melanome (rot) enthält. Diese Hautveränderung wird unter die malignen Melanome eingeordnet. Mit freundlicher Genehmigung der Linos AG, München

DermoGenius Ultra® System, das die einzelnen Komponenten der ABCD-Regel quantitativ bestimmen und auf dem Bildschirm visualisieren kann [9]. Dadurch wird die Anwendung der ABCD-Regel transparenter und objektiver.

Bei der computerunterstützten Klassifizierung von Aufnahmen werden neben konventionellen Algorithmen Methoden der nichtlinearen Dynamik (Skalierungs-Index-Methode) eingesetzt (Abb. 4). Bei einem Datensatz mit 189 malignen Melanomen und 560 gutartigen melanozytären Nävi, der aus über 7000 dokumentierten pigmentierten Hautveränderungen ausgewählt wurde, konnten mit dem neuen Verfahren über 90 Prozent der Hautveränderungen richtig klassifiziert werden. Bei der Klassifikation mit DermoGenius Ultra® konnte bei einem multizentrischen Datensatz ein AUC-Wert von über 0,9 erzielt werden.

7.2 Menzies-Score für pigmentierte Hauttumoren

S. Menzies

Im folgenden Abschnitt wird eine bereits früher publizierte Methode zur Diagnose von malignen Melanomen detailliert beschrieben [1]. Es handelt sich um eine vereinfachte Methode, die auf 11 dermatoskopischen Merkmalen basiert. Diese können alle mit einem herkömmlichen Handdermatoskop bei 10facher Vergrößerung wahrgenommen werden (z. B. Dermatoscope^{TM} Heine Ltd, Episcope^{TM} Welch Allyn Inc.) und werden nur nach den Kategorien vorhanden und fehlend bewertet. Diese Klassifikation vermindert die Intra- und Interobserver-Fehler, die entstehen, wenn Kriterien graduell bewertet werden. Schließlich wurde ein Atlas erstellt, der auch unerfahrenen Anwendern ermöglicht, die Methode zu erlernen [2]. So konnte in einer australischen Studie gezeigt werden, dass Allgemeinärzte ihre Sensitivität in der Diagnose des malignen Melanoms dadurch um 39% steigern konnten [3].

Die vorgestellte Methode (Tabelle 1) wurde an einem Set von 107 invasiven Melanomen und 278 anderen, klinisch atypischen pigmentierten Hautveränderungen entwickelt [1]. Letztere beinhalteten unter anderem nichtmelanozytäre Veränderungen wie seborrhoische Keratosen, Hämangiome und Dermatofibrome. Als „negative Kriterien" wurden Merkmale mit sehr niedriger Sensitivität (0%) für Melanome gewählt. Die neun „positiven Kriterien" besitzen hingegen eine hohe Spezifität (>85%) für das maligne Melanom [1]. Anschließend wurde die Methode an einem unabhängigen Set von 45 invasiven Melanomen und 119 anderen atypischen pigmentierten Hautveränderungen getestet. Die Methode erreichte eine Sensitivität von 92% und eine Spezifität von 71% für invasive Melanome. Die mittlere Tumordicke nach Breslow der untersuchten Melanome von unter 0,7 mm stellt ein für die in Australien diagnostizierten Melanome repräsentatives Set dar. Es muss betont werden, dass die meisten der Nicht-Melanome, anhand derer die Spezifität errechnet wurde, bereits klinisch so atypisch waren, dass die Indikation zur Exzision gestellt wurde. Unter Anwendung der vorgestellten dermatoskopischen Methode wäre in 71% der Fälle eine Exzision vorab zu vermeiden gewesen. Daher wird die Spezifität der Methode bei ihrer breiten Anwendung erheblich größer sein.

Tabelle 1. Algorithmus zur dermatoskopischen Diagnose des malignen Melanoms. Ein Melanom wird diagnostiziert, wenn keines der beiden negativen Kriterien und ein oder mehrere positive Kriterien erfüllt sind [2]

Negative Merkmale (beide dürfen nicht vorhanden sein)
- Symmetrisches Pigmentierungsmuster
- Vorhandensein nur einer Farbe

Positive Merkmale (mindestens eines vorhanden)
- Blauweißer Schleier
- Multiple braune Punkte
- Pseudopodien
- Radiales Strömen
- Narbenartige Depigmentierung
- Periphere schwarze Punkte und Globuli
- Multiple (5–6) Farben
- Multiple blaue/graue Punkte
- Verbreitertes Pigmentnetz

■ Negative Kriterien – beide Kriterien dürfen nicht erfüllt sein

1. Symmetrie des Pigmentierungsmusters – bedeutet eine Symmetrie des Pigmentierungsmusters zu jeder beliebigen Achse durch das Zentrum (bzw. den Schwerpunkt) der melanozytären Hautveränderung. Eine Symmetrie der Form wird nicht gefordert (Abb. 1).
2. Einzelne Farbe – als Farben werden schwarz, grau, blau, rot, braun und dunkelbraun, nicht jedoch weiß gewertet.

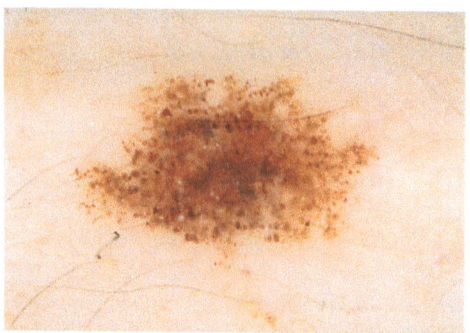

Abb. 1. Diese melanozytäre Veränderung weist zwar eine asymmetrische Form auf, ist jedoch hinsichtlich ihres Pigmentierungsmusters zu allen Achsen durch ihr Zentrum symmetrisch. Sie weist somit das negative Merkmal der Symmetrie des Pigmentierungsmusters auf und muss somit benigne sein. Diagnose: Melanozytärer Compound-Nävus

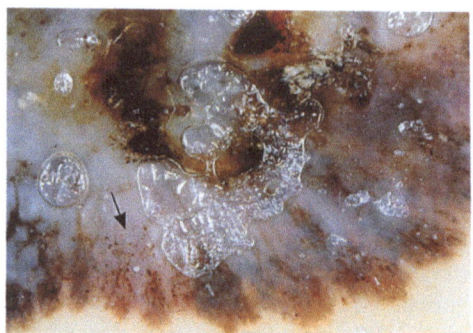

Abb. 3. Ausgedehnter blauweißer Schleier und umschriebene multiple braune Punkte (Pfeil) finden sich bei diesem 1,8 mm dicken Melanom

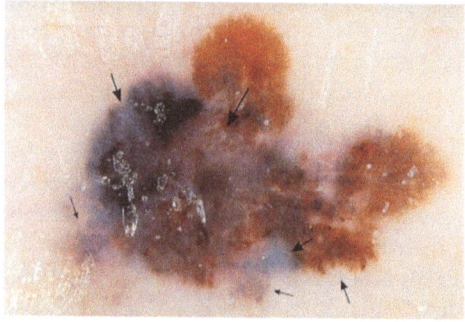

Abb. 2. Dieser Tumor weist mehr als eine Farbe auf und ist hinsichtlich des Pigmentierungsmusters asymmetrisch. Zusätzlich finden sich die positiven Kriterien multiple Farben, multiple blaugraue Punkte (kleinster Pfeil), radiales Strömen (zweitkleinster Pfeil), blauweißer Schleier (zweitgrößter Pfeil) und narbenartige Depigmentierung (größter Pfeil). Diagnose: Superfiziell spreitendes Melanom, Tumordicke 1,3 mm

■ Positive Kriterien – mindestens ein Kriterium muss erfüllt sein

1. Blauweißer Schleier – bezeichnet eine unregelmäßige, konfluierende bläuliche Pigmentierung mit einem darüberliegenden, milchglasartigen weißen Schleier (Abb. 2 und 3). Er wird nicht gewertet, wenn er mit blauroten Lakunen in Hämangiomen oder mit klar definierten Strukturen wie den großen ovoiden Nestern in pigmentierten Basalzellkarzinomen assoziiert ist. Er darf nicht die gesamte Veränderung einnehmen, wie man es bei vielen blauen Nävi findet.
2. Multiple braune Punkte – meint umschriebene Ansammlungen dunkelbrauner Punkte. Histologisch handelt es sich dabei um intraepidermale (suprabasale) Melanomzellen (Abb. 3). Sie werden durch ihre geringe Größe (es handelt sich eher um Punkte als um kleine Globuli), ihre große Zahl in umschriebener Anordnung definiert und liegen nicht locker gestreut.
3. Radiale Streifen – fingerartige Ausläufer am Rand der Läsion (Abb. 2). Histologisch handelt es sich um radial konfluierende Nester intraepidermal gelegener Melanomzellen, wie man sie in superfiziell spreitenden Melanomen findet.
4. Pseudopodien – haben dasselbe histologische Korrelat wie das radiale Strömen. Es handelt sich um kolbenförmige Ausläufer am Rand der Veränderung. Sie können von einem Pigmentnetz oder einer flächigen Pigmentierung ausgehen (Abb. 4) [4].
5. Narbenartige Depigmentierungen – sind Areale aus rein weißen, scharf begrenzten unregelmäßigen Ausläufern (Abb. 2). Narbenartige Depigmentierungen können von den häufig vorkommenden hypopigmentierten Arealen durch ihre rein weiße Farbe und ihre scharfe, unregelmäßige Begrenzung unterschieden werden.

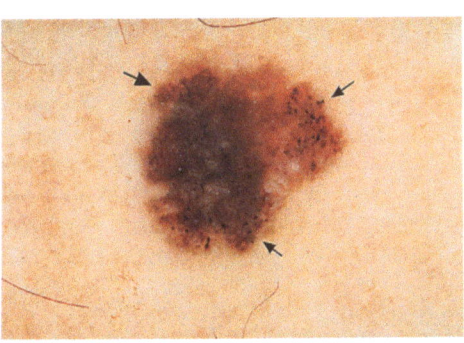

Abb. 4. Dieser Tumor hat mehr als eine Farbe und eine Asymmetrie des Pigmentierungsmusters. Es weist darüber hinaus die positiven Kriterien periphere schwarze Punkte und Globuli (kleiner Pfeil) und ein umschriebenes Areal mit einem verbreiterten Pigmentnetz, das in Pseudopodien ausläuft (großer Pfeil), auf. Diagnose: Superfiziell spreitendes Melanom, Tumordicke 0,8 mm

6. Periphere schwarze Punkte/Globuli – finden sich nahe oder unmittelbar am Rand des Tumors. Sie haben im Gegensatz zu den braunen Globuli in benignen Pigmentveränderungen eine tiefschwarze Farbe (Abb. 4).
7. Multiple (5–6) Farben – um ein signifikantes positives Merkmal zu sein, müssen mindestens fünf von sechs möglichen Farben (rot, braun, dunkelbraun, schwarz, grau, blau) vorhanden sein (Abb. 2).
8. Multiple blaugraue Punkte – Melanophagen stellen sich als zum Teil aggregierte blaugraue Punkte dar. Sie werden oft als „pfefferkornartig" (peppering) beschrieben (Abb. 2).
9. Verbreitertes Pigmentnetz – bezeichnet eine Zunahme der Breite der Maschen oder Stege des für melanozytäre Veränderungen typischen Pigmentnetzes (Abb. 4).

Die Lentigo maligna und andere In-situ-Melanome können mit dem oben beschriebenen Algorithmus diagnostiziert werden, da sie häufig die positiven Kriterien des Pseudonetzwerkes und seltener multipler blaugrauer Punkte aufweisen. Noch seltener finden sich braune Punkte, periphere schwarze Punkte, Pseudopodien und radiale Streifen.

■ **Dank.** Die gezeigten Abbildungen sind dem Buch „An atlas of surface microscopy of pigmented skin lesions. Menzies SW, Crotty K, Ingvar C, McCarthy W. McGraw-Hill Book Co. Sydney 1996" entnommen [2].

7.3 7-Point-list für melanozytäre Hauttumoren

G. Argenziano, G. Fabbrocini, P. Carli, V. De Giorgi, M. Delfino

Die Dermatoskopie ist eine nichtinvasive In-vivo-Technik zur Beurteilung pigmentierter Hautveränderungen, die mit Hilfe von verschiedenen Dermatoskopen eine neue Dimension der klinisch-morphologischen Diagnostik eröffnet hat [1]. Verschiedene Studien zeigten, dass die Dermatoskopie die diagnostische Sicherheit pigmentierter Hautveränderungen verbessert. Die Genauigkeit in der klinischen Diagnose des malignen Melanoms beträgt bei Dermatologen, je nach Erfahrung, 65% bis 80% [2, 3]. In einer neuen systematischen Untersuchung ergab sich für die Dermatoskopie eine 10% bis 27% höhere Sensitivität im Vergleich zur klinischen Diagnose mit bloßem Auge [4].

Österreichische Arbeitsgruppen schlugen eine qualitative Musteranalyse zur Unterscheidung zwischen gut- und bösartigen pigmentierten Hautveränderungen vor [5–8]. Im Jahr 1989 wurde in Hamburg bei einer Konsensuskonferenz der Arbeitsgemeinschaft Analytische Morphologie in der Arbeitsgemeinschaft Dermatologische Forschung eine neue, standardisierte Terminologie für die Dermatoskopie erarbeitet, um die Methode bei den klinischen tätigen Dermatologen besser bekanntzumachen [9]. Ein höherer Grad an Diagnosegenauigkeit bei pigmentierten Hautveränderungen wird jedoch nur von in der Dermatoskopie erfahrenen Untersuchern erreicht, da eine Vielzahl feiner Unterschiede und Kriterien in der Musteranalyse qualitativ bewertet werden mussten [10, 11]. Vor kurzem wurde die ABCD-Regel für die Dermatoskopie auf Basis einer semiquantitativen Auswertung entwickelt, um auch für in der Dermatoskopie unerfahrene Untersucher einen höheren Grad an Diagnosegenauigkeit zu erreichen. Diese zuverlässige Methode kann leicht erlernt und angewendet werden [12–14].

Ziel unserer Studie war es, die Zuverlässigkeit einer neuen 7-Punkte-Checkliste, die auf einer vereinfachten Musteranalyse basiert, mit der ABCD-Regel für die Dermatoskopie und mit der herkömmlichen Musteranalyse für die Diagnose melanozytärer Hautveränderungen zu vergleichen.

Material und Methoden

In einer Studie wurden dermatoskopische Bilder von 342 melanozytären Hautveränderungen ausgewertet. Alle Pigmentmale wurden mit Immersionsöl bedeckt und anschließend in vivo mit 10facher Vergrößerung dermatoskopisch fotografiert (Dermaphot, Heine Optotechnik, Herrsching, Deutschland). Die 35-mm-Farbdiapositive wurden nach Projektion mit einem Diaprojektor (Kodak Ektapro 5000 Slide Projector, Kodak Aktiengesellschaft, Stuttgart, Germany) untersucht. Anschließend wurden alle Hautveränderungen exzidiert und histologisch untersucht. Die Studie umfasste 117 maligne Melanome und 225 klinisch atypische, melanozytäre Nävi. Alle Nävi wurden klinisch als atypisch eingestuft und so die Indikation zur Exzision gestellt. Die Gruppe der Melanome schloß 18 In-situ-Melanome, 50 invasive Melanome mit einer Tumordicke von weniger als 0,76 mm und 49 mit einer Tumordicke größer als 0,75 mm (mittlere Tumordicke 0,9 mm) ein. Die Gruppe der Nävi enthielt 114 histologisch atypische und 111 unauffällige melanozytäre Nävi.

Tabelle 1. Häufigkeiten der dermatoskopischen Variablen in melanozytären Hautveränderungen (n = 196) und ihre statistische Signifikanz bei univariater Klassifikation des Trainingssatzes

Dermatoskopische Kriterien	Variable	Häufigkeit n und Anteil [%]		Chi^2	P
		Melanome (n=57)	Nävi (n=139)		
Atypisches Pigmentnetz	Unregelmäßig	13 (22,8)	47 (33,8)	2,31	0,13
	Prominent	0	8 (5,8)	3,42	0,06
	Unregelmäßig und prominent	30 (52,6)	24 (17,3)	25,33	<0,001
Grau-blaue Bereiche	Vorhanden	27 (47,4)	6 (4,3)	53,51	<0,001
Atypisches Gefäßmuster	Vorhanden	22 (38,6)	7 (5,0)	36,12	<0,001
Radiale Streifen	Vorhanden	34 (59,6)	14 (10,1)	53,73	<0,001
Unregelmäßig diffuse Pigmentierung	Vorhanden	44 (77,2)	42 (30,2)	36,23	<0,001
Unregelmäßige Punkte und Globuli	Vorhanden	42 (73,7)	25 (18,0)	55,74	<0,001
Regressionsmuster	Weiße Bereiche	15 (26,3)	10 (7,2)	13,28	<0,001
	Hypopigmentierte Bereiche	19 (33,3)	30 (21,6)	2,98	0,08
	„Peppering"	21 (36,8)	12 (8,6)	22,97	<0,001

Dermatoskopische Kriterien

Bei der Untersuchung der dermatoskopischen Bilder wurde die Häufigkeit von 7 dermatoskopischen Kriterien, die wir die „7-Punkte-Checkliste" nannten, mit 11 Variablen erfasst (Tabelle 1). Diese Eigenschaften wurden nach ihrer Häufigkeit beim Melanom [8, 9, 16] und nach ihrem histopathologischen Substrat ausgewählt [17–19] (Tabelle 2). Die meisten dieser Eigenschaften sind Teil der Richtlinien der Konsensuskonferenz [9]. Zusätzlich wurden die folgenden in die 7-Punkte-Checkliste aufgenommen: unregelmäßige, diffuse Pigmentierung („blotches") [7], multiple grau-blaue Punkte („peppering") [19–22] und atypisches Gefäßmuster [14, 19, 21, 23] (Definitionen siehe Tabelle 2).

Im Gegensatz zur Terminologie der Ergebnisse der Konsensuskonferenz [9] benutzten wir die Bezeichnung „atypisches" Pigmentnetz, um alle möglichen Eigenschaften des Netzes beschreiben zu können, die häufig bei Melanomen vorkommen. Der Begriff „prominent" wurde gewählt, um die Hyperpigmentierung und die Verbreiterung der Netzlinien zu bezeichnen, die bei niedriger Vergrößerung (10fach) kaum genauer beschrieben werden können. Der Durchmesser der Netzmaschen wurde nicht ausgewertet, da diese Eigenschaft geringe Bedeutung hat [16, 22]. Radiale Streifen und Pseudopodien sind morphologisch nicht identisch, haben jedoch als gemeinsames histopathologisches Korrelat radial zusammenfließende Melanozytenzellnester [9, 24] und wurden daher als ein Kriterium zusammengefasst. Obwohl sich Punkte (Dots) und Globuli durch ihre Größe unterscheiden, wurden sie ebenfalls als einzelnes Kriterium betrachtet, da beide verschiedene Farben (schwarz, braun oder

Tabelle 2. Definitionen und histologische Korrelate der dermatoskopischen Kriterien, die signifikant mit Melanomen assoziiert sind

Dermatoskopisches Kriterium	Definition	Histologisches Korrelat
Atypisches Pigmentnetz	Prominentes (hyperpigmentiertes oder verbreitertes) und unregelmäßiges Pigmentnetz	Hyperpigmentierte oder verbreiterte Reteleisten mit unregelmäßiger Form oder Verteilung.
Grau-blaue Bereiche	Unregelmäßige, zusammenströmende, grau-blaue bis weiß-blaue, verbreiterte Pigmentierung, nicht kombiniert mit rot-blauen Lakunen oder mit ahornblattartiger Pigmentierung	Pigmentierte Melanophagen oder Melanozyten des mittleren Stratum reticulare der Dermis
Atypisches Gefäßmuster	Lineare, punktförmige oder globuläre rote Strukturen, in unregelmäßiger Verteilung, außerhalb von Regressionszonen und kombiniert mit anderen melanozytären Pigmentmustern	Neovaskularisation oder vaskularisierte amelanotische Melanozytennester
Radiale Streifen	Radial und asymmetrisch angeordnete lineare oder knollige Extensionen am Rand der Läsion	Konfluierende radiale Melanozytennester in der Junktionszone
Unregelmäßige diffuse Pigmentierungen („blotches")	Braune, graue oder schwarze, diffus pigmentierte Bereiche mit unregelmäßiger Form oder Verteilung und abruptem Abbruch	Pigmentierung aller Schichten der Epidermis oder des oberen Corium (Melanozyten oder Melanophagen)
Unregelmäßige Punkte („Dots") und Globuli („Globules")	Schwarze, braune oder blaue runde Strukturen in unregelmäßiger Verteilung innerhalb der Veränderung	Pigmentaggregate in Stratum corneum, Junktionszone oder Dermis
Regressionsmuster	Weiße, narbenartige Depigmentierung oder „peppering" (gesprenkelte multiple blau-graue Punkte innerhalb eines hypo- oder depigmentierten Areals in unregelmäßiger Verteilung)	Pigmentlose Bereiche und Fibroplasie mit eingestreuten dermalen Melanophagen

blau) haben [22] und bei einem 10fach vergrößerten dermatoskopischen Bild nicht sicher unterschieden werden können [19]. Weiße, narbenartige Bereiche, hypopigmentierte Bereiche, und grau-blaue Punkte („peppering") wurden auf Grund ihrer ähnlichen histopathologischen Bedeutung als „Regressionsmuster" bezeichnet und ebenfalls als ein einzelnes Kriterium gewertet. Wir verwendeten die Bezeichnung grau-blaue Punkte („peppering") anstelle von grau-blauen Bereichen („grey-blue areas"), weil diese besser das typische dermatoskopische Bild der dermalen Melanophagen beschreibt, die sich innerhalb der Regressionszonen in kleinen Gruppen finden. Außerdem beschreibt der Begriff „grau-blaue Bereiche" die unregelmäßige, konfluierende, grau-blaue bis weißlich-blaue diffuse Pigmentierung, die histopathologisch pigmentierten Melanophagen oder Melanozyten in mittlerer retikulärer Dermis entspricht [18]. Weißliche Schleier („milky way") wurden nicht berücksichtigt, da diese wegen des bläulichen Pigments in weißlichen Schleiern häufig mit „grau-blauen Schleiern" gleichgesetzt werden [22, 25].

Die Auswertung des Vorhandenseins oder Fehlens der Abwesenheit einzelner dermatoskopischer Kriterien wurde in Übereinstimmung von mindestens zwei von drei dermatoskopisch erfahrenen Untersuchern durchgeführt. Für jedes Pigmentmal vermerkten die gleichen Beobachter bei gleichem Vorgehen die Bewertung und Diagnose nach der 7-Punkte-Checkliste der Dermatoskopie und nach der ABCD-Regel für die Dermatoskopie nach Stolz et al. [12]. Läsionen mit Punktezahlen von 4,75 oder niedriger wurden als gutartig und die mit mehr als 4,75 Punkten wurden als Melanome eingestuft. Im Gegensatz zu der Originalarbeit von Stolz et al. schlossen wir den Bereich der zweifelhaften Pigmentmale (Punktezahl 4,76–5,45) in die Gruppe der Melanome ein, um eine geringere Anzahl von falsch-negativen Ergebnissen zu erhalten und um die Empfindlichkeit der Methode dadurch zu erhöhen.

Statistische Analyse

342 Pigmentmale wurden zufällig in einen Trainingssatz von 57 Melanomen und 139 Nävi und in einen Testsatz von 60 Melanomen und 86 Nävi eingeteilt. Im Trainingssatz wurden absolute und relative Häufigkeiten jeder dermatoskopischen Variablen Melanome und Nävi errechnet. In einer univariaten Analyse wurden die signifikanten Unterschiede zwischen Melanomen und Nävi durch einen unabhängigen Chi^2-Test berechnet. Für die signifikanten Variablen ($p < 0,01$) wurden durch eine schrittweise logistische Regression (Biomedical Data Package (BMDP) Dynamic, Version 1993, Statistical Software Inc, Cork, Ireland) eine Gewichtung ihrer unterschiedlichen Bedeutung für die Diagnosestellung eines Melanoms berechnet und diese mittels Odds-Ratio ausgedrückt. Zunächst wurde eine komplexe Formel zur Berechnung der Wahrscheinlichkeit entwickelt, dass es sich bei einem Pigmentmal mit bestimmten Kriterien um ein Melanom handelt [28]. Für das zweite Modell wurden die einzelnen Kriterien, die durch die multivariate Analyse errechnet wurden, entsprechend ihrer Odds-Ratio gewichtet. Daraus wurde eine einfache Methode für den klinischen Gebrauch entwickelt, die auf Haupt- und Nebenkriterien basiert. Die dermatoskopischen Bilder des Testsatzes wurden dann von den erfahrenen und von zwei weniger erfahrenen (9-Stunden-Training der ABCD-Regel und 7-Punkte-Checkliste) Untersuchern mit der letztgenannten Methode ausgewertet. Schließlich wurden Sensitivität, Spezifität und Diagnosegenauigkeit für Melanome bei der Musteranalyse durch erfahrene Untersucher und für die ABCD-Regel und die 7-Punkte-Checkliste für beide Untersuchergruppen ermittelt.

Ergebnis

Im Trainingssatz zeigten 8 Variablen der 7 dermatoskopischen Kriterien signifikante Unterschiede zwischen Melanomen und Nävi (Tabelle 1). Die Formel für die Unterscheidung melanozytärer Hautveränderungen ergab bei einer Schwelle von 0,15 eine Sensitivität von 93% und eine Spezifität von 75%. Dieses Modell war wegen seiner Komplexität nicht für den klinischen Einsatz geeignet. Darauf wurde ein einfaches diagnostisches Modell entwickelt, das in Sensitivität und Spezifität der zuvor genannten Formel nahe kommt. Die 3 Kriterien mit einer Odds-Ratio von über 5 in der multivariaten Analyse wurden als Hauptkriterien bezeichnet und diesen wurde ein Punktwert von 2 zugewiesen, die Nebenkriterien mit einer Odds-Ratio von weniger als 5 erhielten den Punktwert 1 (Tabelle 3). Durch einfache Addition der Punktwerte der einzelnen Kriterien erlaubte eine Punktzahl von drei oder mehr die Diagnose eines Melanoms im Trainingssatz mit einer Sensitivität von 93%, einer Spezifität von 78% und einer Diagnosegenauigkeit von 60%.

Die Zuverlässigkeit der 7-Punkte-Checkliste wurde am Testsatz überprüft und ergab eine Sensitivität von 97%, eine Spezifität von 71% und eine Diagnosegenauigkeit von 68% für Melanome. Für Trainings- und Testsatz

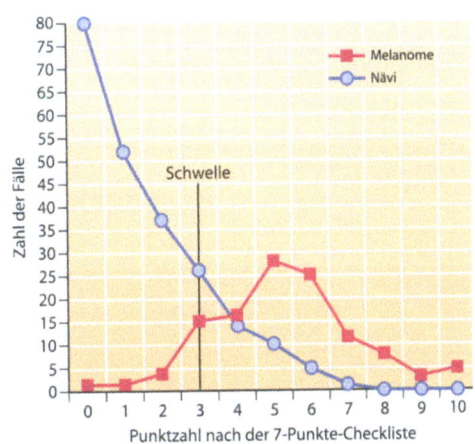

Abb. 1. Klassifikation der Veränderungen nach der 7-Punkte-Checkliste

fanden wir eine Sensitivität von 95%, eine Spezifität von 75% und eine Diagnosegenauigkeit von 64% für Melanome (Tabelle 4, Abb. 1). Insgesamt 280 (81,9%) der 342 melanozytären Hautveränderungen wurden durch diese Methode richtig diagnostiziert, verglichen mit 247 durch die ABCD-Regel für die Dermatoskopie richtig erkannte Diagnosen (72,2%) und 309 korrekten Diagnosen bei der Musteranalyse (90,4%). Verglichen mit der ABCD-Regel erlaubte die 7-Punkte-Checkliste eine bessere Sensitivität (95 versus 85%), Spezifität (75 versus 66%) und Diagnosegenauigkeit (64 versus 51%), während

Tabelle 3. 7-Punkte-Checkliste

Dermatoskopische Kriterien	Odds-Ratio*	P	7-Punkte-Wertung**
Hauptkriterien			
Atypisches Pigmentnetz	5,19	<0,001	2
Grau-blaue Bereiche	11,10	<0,001	2
Atypisches Gefäßmuster	7,42	0,001	2
Nebenkriterien			
Radiale Streifen	3,01	<0,001	1
Unregelmäßige diffuse Pigmentierungen	4,90	<0,001	1
Unregelmäßige Punkte und Globuli	2,93	0,04	1
Regressionsmuster	3,89	0,004	1

* Faktor um den ein Kriterium die Wahrscheinlichkeit der Diagnose eines Melanoms erhöht.
** Die Mindestpunktzahl für die Diagnose eines Melanoms beträgt 3

Tabelle 4. Sensitivität, Spezifität und Diagnosegenauigkeit der Methoden

Methode	Sensitivität [%]	Richtig-positive/ gesamte Melanome	Spezifität [%]	Richtig-negative/ gesamte Melanome	Diagnose-genauigkeit [%] ***
Gesamte dermatoskopische Diagnose (EB*)	91	106/117	90	203/225	76
7-Punkte-gewertete Diagnose (EB)	95	111/117	75	169/225	64
ABCD-gewertete Diagnose (EB)	85	99/117	66	148/225	51
7-Punkte-gewertete Diagnose (WE-1**)	93	56/60	45	39/86	52
ABCD-gewertete Diagnose (WE-1)	88	53/60	35	30/86	46
7-Punkte-gewertete Diagnose (WE-2)	85	51/60	48	41/86	49
ABCD-gewertete Diagnose (WE-2)	95	57/60	27	23/86	46

* EB erfahrene Beobachter, ** WE-1 und WE-2 weniger erfahrene Beobachter, *** die Diagnosegenauigkeit wird als [richtig-positive/(richtig-positive + falsch-positive + falsch-negative)] errechnet

sie im Verhältnis zur Musteranalyse eine Zunahme der Sensitivität (95 versus 91%), aber eine Abnahme der Spezifität (75 versus 90%) und der Diagnosegenauigkeit (64 versus 76%) brachte (Tabelle 4). Mit der 7-Punkte-Checkliste erreichten weniger erfahrene Untersucher ebenfalls eine höhere Diagnosegenauigkeit und Spezifität verglichen mit der ABCD-Regel (49–52 versus 46% und 45–48 versus 27–35%), während die Sensitivität von 85–93% für die 7-Punkte-Checkliste und von 88–95% für die ABCD-Regel reichten. Unabhängig von der verwendeten Methode konnten die in der Dermatoskopie unerfahrenen ebenso wie erfahrenen Untersucher einen hohen Prozentsatz der Melanome (85–95%) richtig erkennen, die Spezifität und folglich die Genauigkeitswerte hingegen waren bei den unerfahrenen Untersuchern niedriger (Tabelle 4).

Von den 117 Melanomen hatten 111 eine 7-Punkte-Wertung von 3 oder mehr und wurden folglich von erfahrenen Untersuchern richtig als Melanome erkannt. Sechs Melanome mit einem Punktwert von unter 3 wurden mit dieser Methode nicht erkannt (5% falsch-negative Diagnosen). Fünf Melanome hatten einen ABCD-Wert unter 4,76 und wurden in der Musteranalyse als gutartige Veränderungen eingestuft. Drei Melanome zeigten eine diffuse, intensiv schwarze Pigmentierung, die das auflichtmikroskopische Bild völlig verschleierte. Ein Pigmentmal zeigte das typische Muster des Spitz-Nävus (periphere, regelmäßige, große braune Globuli [26]). Zwei Pigmentmale waren strukturlos. Nach der ABCD-Regel hatten 18 (15%) von 117 Melanomen weniger als 4,76 Punkte und wurden folglich mit dieser Methode falsch-negativ eingestuft. Die meisten dieser Läsionen waren in nicht mehr als einer Achse asymmetrisch und zeigten wenige Farben und Strukturelemente. Von den 99 Melanomen mit höheren Punktezahlen als 4,75 hatten 84 (71,8% aller Melanome) höhere Punktwerte als 5,45 und 15 (12,8% aller Melanome) lagen mit 4,76–5,45 im Bereich der verdächtigen Pigmentmale.

Mit der Musteranalyse wurden 11 (9%) Melanome als gutartig und somit falsch-negativ eingestuft. Tabelle 5 zeigt die Zahl der mit den 3 Methoden richtig diagnostizierten Melanome, die nach ihrer histologischen Tumordicke in zwei Gruppen (kleiner 0,75 und größer 0,76 mm) eingeteilt wurden. Mit der 7-Punkte-Checkliste wurden 169 von 225 melanozytären Nävi richtig erkannt (Punktzahl <3). Die meisten der mit dieser Methode falsch-positiv als Melanome diagnostizierten 56 (25%) Nävi (Punktzahl >3) zeigten histologische Eigenschaften von dysplastischen Nävi (35 der 56 Male). Bei den übrigen Pigmentmalen ergaben sich histologisch 17 Junktions- oder Compound-Nävi, 3 Spitz-Nävi und ein blauer Nävus. Von den 77 mit der ABCD-Regel falsch-positiv diagnostizierten Nävi wurden 48 (21,3% aller Nävi) als Melanome (Punktzahl >5,45) und 29 (12,9% aller Nävi) als verdächtig (Punktwert 4,76–5,45) eingestuft. Mit der Musteranalyse betrug der Anteil der falsch-positiven Diagnosen 10% (22 Nävi wurden als Melanome eingestuft).

Diskussion

Die frühe Erkennung des malignen Melanoms ist heute eine der größten Herausforderungen in der dermatologischen Praxis. Die Dermatoskopie hat sich als eine wertvolle Methode für die Verbesserung der klinischen Diagnose des Melanoms erwiesen [6, 7]. Die dermatoskopischen Kriterien zur Unterscheidung zwischen gut- und bösartigen melanozytären Hautveränderungen sind bisher jedoch noch nicht standardisiert. Zwei ähnlich zuverlässige Methoden zur Diagnose melanozytärer Hautveränderungen mit ähnlicher Zuverlässigkeit sind bei Dermatologen recht verbreitet: 1) Die Musteranalyse, die sich auf die qualitative Einschätzung zahlreicher dermatoskopischer Kriterien durch einen erfahrenen Untersucher stützt, und 2) die ABCD-Regel für die Dermatoskopie, die auf einer semiquantitativen Analyse von Asymmetrie, Begrenzung, Farbe (Color) und dermatoskopischen Strukturelementen (Differenzialstrukturen) beruht. Von der ABCD-Regel wurde angenommen, dass sie auch für weniger erfahrene Untersucher geeignet ist, da sie im Verhältnis zur Musteranalyse weniger komplex ist.

Die wichtigste Aussage früherer Arbeiten über die ABCD-Regel war, dass von erfahrenen Untersuchern mehr als 90% der melanozytischen Hautläsionen richtig erkannt wurden [12, 13]. Kürzlich verglichen Rao et al. die diagnostische Sicherheit erfahrener und weniger erfahrener Untersucher in der Unterscheidung früher Melanome und atypischer Nävi durch klinische Untersuchung, ABCD-Regel und Musteranalyse [27]. Im Verhältnis zur klinischen Diagnose berichteten sie eine Zunahme der Sensitivität durch die Dermatoskopie (sowohl mit Musteranalyse als auch mit der ABCD-Regel), jedoch eine Abnahme der Spezifität mit der ABCD-Regel. Demgegenüber erhöhte sich die Spezifität durch die Musteranalyse für alle außer für einen der sehr erfahrenen Untersucher. Insgesamt war die Diagnosegenauigkeit mit der ABCD-Regel geringer als in den früheren Arbeiten (38–64% für erfahrene und 39–44% für weniger erfahrene Untersucher), während die Musteranalyse eine bessere Diagnosegenauigkeit für die erfahrenen (41–64%) und weniger erfahrenen (43–54%) Untersucher ergab.

Unsere Ergebnisse ähneln im Wesentlichen denen der oben genannten Studie.
- Die herkömmliche dermatoskopische Musteranalyse durch erfahrene Untersucher ist die zuverlässigste Methode zur Unterscheidung melanozytärer Hautveränderungen. Sie ergab im Vergleich zu den anderen Methoden (ABCD-Regel, 7-Punkte-Checkliste) den höchsten Diagnosegenauigkeitswert (76%) und die höchste Zahl korrekter Diagnosen (90%). Diese Werte sind mit den Ergebnissen früherer Arbeiten [6, 7, 16] vergleichbar und bestätigen die Validität der Musteranalyse.
- In den Händen erfahrener Untersucher ergab die 7-Punkte-Checkliste die beste Sensitivität (95%), insbesondere für frühe Melanome (Tabelle 5). Verglichen mit der Musteranalyse war die Spezifität niedriger (75 versus 90%), da die semiquantitativen Scoring-Systeme zu einer Überschätzung besonders atypischer Nävi neigen. Um die Sensitivität zu erhöhen, muss man auf ein Maximum an Spezifität und Diagnose-

Tabelle 5. Anzahl der richtig diagnostizierten Melanome nach ihrer histologischen Dicke

Dicke des Melanoms	Richtig diagnostizierte Melanome, Anzahl (%)		
	7-Punkte-Checkliste	ABCD-Regel für die Dermatoskopie	Musteranalyse
< 0,76 mm, einschließlich In-situ-Melanome (n = 68)	63 (93)	57 (84)	58 (85)
> 0,75 mm (n = 49)	48 (98)	42 (86)	48 (98)

genauigkeit verzichten. Eine Abnahme der Spezifität hat eine gewisse Zunahme der Exzisionen gutartiger Nävi zur Folge; die Zunahme der Sensitivität würde hingegen die Wahrscheinlichkeit, Melanome zu übersehen, verringern. Das von uns vorgeschlagene Modell benötigt nur 7 dermatoskopische Kriterien (Tabelle 2), so dass auch weniger erfahrene Untersucher mit der Methode arbeiten können. Tatsächlich konnte gezeigt werden, dass mit dieser vereinfachten 7-Punkte-Musteranalyse nicht nur von erfahrenen Untersuchern, sondern auch von weniger erfahrenen Dermatologen ein hoher Prozentsatz von Melanomen (85–93%) sicher erkannt werden konnte. Die niedrigen Spezifitätswerte (45–48%) bei den weniger erfahrenen Untersuchern konnten dadurch erklärt werden, dass die meisten der Nävi klinisch atypisch waren und daher exzidiert wurden. Die Spezifität der Methode in der alltäglichen klinischen Praxis sollte allerdings viel höher sein. Für die Diagnose eines Melanoms werden mindestens 1 Haupt- und 1 Nebenkriterium oder 3 Nebenkriterien gefordert. Das bestätigt die früher publizierte Regel, dass normalerweise ein einzelnes Kriterium nicht genügt, die Diagnose eines Melanoms zu stellen [7].

- Die ABCD-Regel für die Dermatoskopie wurde durch unsere Studie als zuverlässige Methode zum Erkennen von Melanomen bestätigt (Sensitivität 85–95%). Bei erfahrenen Untersuchern hatten 13% aller Melanome ABCD-Punktwerte im Bereich dysplastischer Nävi. Unsere Entscheidung, alle Pigmentmale aus diesem Bereich wie Melanome zu behandeln, erhöhte die Empfindlichkeit dieser Methode. Die Zahl falsch-positiver Ergebnisse war jedoch für erfahrene und weniger erfahrene Untersucher hoch (Spezifitätsbereich 27–66%). Wie in der Arbeit von Rao et al. [27] schlossen auch wir eine hohe Zahl histologisch atypischer Nävi (114 von 225) ein, von denen die meisten dermatoskopische Asymmetrie, häufig in zwei Achsen, zeigten. Auf Grund der hohen Gewichtung der Asymmetriewerte (1,3 Punkte bei Asymmetrie in 1 Achse, 2,6 Punkte bei 2 Achsen) in der ABCD-Regel betrachteten wir in unserer Studie die Asymmetrie als den bedeutendsten Faktor für die hohe Zahl der falsch-positiven Ergebnisse. Im Gegensatz dazu zeigten die meisten Melanome, die falsch-negativ als Nävi diagnostiziert wurden, eine symmetrische Form und Verteilung von Farben und Strukturen (höchster Asymmetriewert 1,3).

Zusammenfassend stellt die 7-Punkte-Checkliste eine Vereinfachung der Musteranalyse dar, da weniger Kriterien erfasst und mit einer semiquantitativen Methode gewertet werden. Sie kann wie die ABCD-Regel für die Dermatoskopie leicht erlernt und angewendet werden und hat sich als zuverlässig für die Diagnose des Melanoms erwiesen. Die niedrigere Zahl falsch-positiver Ergebnisse von in der Dermatoskopie geübten gegenüber ungeübten Untersuchern zeigt jedoch, wie wichtig Erfahrung für eine bessere Diagnosegenauigkeit ist. Die 7-Punkte-Checkliste brachte eine bessere Diagnosegenauigkeit im Vergleich zur ABCD-Regel, da diese dazu neigt, atypische Nävi als Melanome einzustufen.

7.4 Vereinfachte ABC-Regel für melanozytäre Hauttumoren

A. BLUM

In Abhängigkeit von der Erfahrung des Dermatologen liegt die diagnostische Genauigkeit, ein Melanom zu entdecken, im Rahmen der klinischen Untersuchung zwischen 65 bis 80% [6, 12, 19]. In einer Analyse von Publikationen über die Effektivität der Dermatoskopie konnte nachgewiesen werden, dass der Einsatz der Dermatoskopie die Sensitivität um 10–27% gegenüber der klinischen Diagnose mit dem bloßen Auge erhöht [8]. Diese Verbesserung wurde mit durch die Entwicklung von verschiedenen Algorithmen bzw. Scores erreicht.

Stolz und Mitarbeiter entwickelten überwiegend auf der Grundlage der Musteranalyse [15, 16] die ABCD-Regel der Dermatoskopie [13, 17, 18] (siehe auch Kapitel 7a). Entsprechende Punkte werden für die Kriterien der Asymmetrie (A), Begrenzung (B), Color (C) und Differenzialstrukturen (D) vergeben und mittels Dermatoskopie-Punktwert (DPW) die Dignität der melanozytären Läsionen bestimmt. Menzies und Kollegen erarbeiteten ein Modell mit zwei negativen und neun positiven Kriterien [9, 10, 11] (siehe auch Kapitel 7.2). Bei Nichterfüllung beider negativer Kriterien (punktförmige oder axiale Symmetrie der Pigmentierung sowie das Vorhandensein einer einzelnen Farbe) und dem Nachweis von einem oder mehr der positiven Kriterien besteht nach den Autoren der Verdacht auf ein Melanom. Argenziano und Mitarbeiter führten den Algorithmus der 7-Point-list ein, aufgeteilt in drei Haupt- und vier Nebenkriterien [1] (siehe auch Kapitel 7c). Ab einer Punktzahl von drei, d.h. beim Nachweis von einem Haupt- und einem Nebenkriterium bzw. zwei Haupt- oder drei Nebenkriterien, besteht nach Argenziano et al. dermatoskopisch der Verdacht auf ein Melanom. Dal Pozzo und Mitarbeiter entwickelten die 7-Features-for-melanoma (7FFM), aufgeteilt in vier Haupt- und drei Nebenkriterien [5]. Ab einer Punktzahl von zwei, d.h. beim Nachweis von einem Haupt- oder zwei Nebenkriterien, besteht der Verdacht auf ein Melanom.

Alle vier Algorithmen bzw. Scores zeigen eine hohe Sensitivität und etwas geringere Spezifität (Tabelle 1). Hingegen ist ein entscheidender Nachteil die Komplexität im Gebrauch des Algorithmus bzw. Scores: die ABCD-Regel fordert einen aufwendigen Rechengang, der Menzies-Score, die 7-Point-list und die 7FFM sind jeweils eine Aufzählung von verschiedenen, teils unterschiedlich gewichteten Mustern ohne Vereinfachung zur besseren Merkfähigkeit wie bei der ABCD-Regel [1, 5, 9, 10, 11]. Diese Tatsachen waren der Grund für die Überlegung, inwieweit ein neuer Algorithmus aus den bewährten entwickelt werden kann, wobei die Einfachheit für die Merkfähigkeit und Anwendung sowie die Zuverlässigkeit der Methode die zu erfüllenden Kriterien waren.

Tabelle 1. Übersicht der entwickelten Scores zur dermatoskopischen Dignitätseinteilung

Erstautor	Score-Name	Test-/Trainingsset (n)	Sensitivität (%)	Spezifität (%)
Stolz [18]	ABCD	172/–	92,8	91,2
Menzies [10]	Menzies-Score	221/164	92,0	71,0
Argenziano [1]	7-Point-list	342/–	95,0	75,0
Dal Pozzo [5]	7FFM	281/713	94,6	85,5

Methode

Material

Im Rahmen der Pigmentmalsprechstunde der Universitäts-Hautklinik Tübingen wurden vom 11. November 1998 bis zum 2. März 2000 mit zwei identischen Farb-Videokameras von Foto-Finder (Firma TechScreen Software GmbH, Bad Birnbach, Deutschland) 269 melanozytäre Hauttumoren unterschiedlicher Dignität und Größe aufgenommen. Konsekutive und externe Aufnahmen von anderen Geräten wurden nicht mit einbezogen. Bis auf Schleimhautregionen und subunguale Regionen wurden von allen Körperstellen Aufnahmen von den Hauttumoren gemacht. Alle Patienten waren mit den Aufnahmen einverstanden. Bei den 269 Patienten wurden die Hauttumoren nach Aufklärung und schriftlichem Einverständnis in örtlicher Betäubung exzidiert und die Diagnose histologisch gestellt. Von den 269 Hauttumoren waren 185 benigne und 84 maligne melanozytäre Hauttumoren. Von den melanozytären Läsionen waren 181 (67,3%) vollständig und 88 (32,7%) teilweise aufgenommen. Maligne Melanome hatten 39 Frauen und 45 Männer. Für alle Melanome (neun Melanomata in situ, 58 superfiziell spreitende Melanome (SSM), sechs noduläre Melanome (NM), vier akrolentiginöse Melanome (ALM), vier Lentigines malignae (LM) und drei Lentigo-maligna-Melanome (LMM)) lag die durchschnittliche Tumordicke nach Breslow bei 0,96 mm (Standardabweichung 0,70 mm) [4]. Konnte das Melanom vollständig aufgenommen werden, lag die durchschnittliche Tumordicke bei 0,59 mm (Standardabweichung 0,36 mm), bei den großflächigen, teilweise aufgenommenen Melanomen lag die durchschnittliche Tumordicke bei 1,05 mm (Standardabweichung 0,74 mm).

Kamerasystem

Die Farb-Videokamera MediCamm 400 hatte ein CCD-Chip 1/4″ (Charged-coupled device) mit 470000 Pixeln. Das Objektiv hatte einen 14fachen Motorzoom mit integrierter Ansteuerung und einer Brennweite von f=3,9–54,9 mm bei F=1,4 sowie einen Autofokus. Für die dermatoskopischen Aufnahmen war das Sehfeld von 3,2 mm bis ca. 1,0 cm stufenlos mittels Zoom einstellbar, das einer 20–70fachen Vergrößerung am 17″-Monitor entsprach. Bei einer Größe der Läsion bis zu 12 mm im Durchmesser konnte diese vollständig aufgenommen werden. Die Kontaktscheibe zur Haut wurde jeweils mit Softasept®N angefeuchtet und konnte ausgewechselt werden. Eine konstante Ausleuchtung erfolgte durch zwei LCDs, die am Kopf der Kamera integriert waren. Der Desktop war mit Pentium-III-Prozessor (500 MHz, 64 MB RAM). Die Grafikkarte hatte im True Color Mode (32 Bit) eine Auflösung von 1024×768 Pixeln. Der 17″-Farbmonitor (Trinition, Multiscan 200ES, Sony, Japan) hatte bei einer eingestellten Auflösung von 768×576 Pixeln und bei 65536 Farben eine Frequenz von 75 Hz. Zur Digitalisierung des Videosignals diente ein FotoFinder DERMA PCI Frame Grabber. Als Bildformat wurde Joint Photographic Expert Group (JPEG) mit einer Bildgröße von 768×576 Pixeln und einer Farbtiefe von 24 Bit gewählt. Der nötige Speicherplatz pro Bild lag zwischen 125 und 230 kB.

Algorithmen bzw. Scores

Die Erhebung des jeweiligen Algorithmus bzw. Scores wurde nach den in der Literatur vorgegebenen Kriterien durchgeführt: ABCD-Regel [14, 18, 19], Menzies-Score [9, 10, 11], 7-Point-list [1] und 7FFM [5].

Vereinfachte ABC-Regel

Die zu beurteilende melanozytäre Hautveränderung wurde in ihrer Gesamtheit auf Asymmetrie (A), ob in einer oder zwei Achsen, überprüft. Traf einer der beiden Kriterien zu, wurde ein Punkt vergeben (Abb. 1, Tabelle 2).

Ergänzend zu dem Verfahren von Stolz et al. [13, 17, 18] und basierend auf den Be-

Tabelle 2. Vereinfachte ABC-Regel, basierend auf dem Algorithmus von Stolz et al. [13, 17, 18], Menzies et al. [9, 10, 11] und Kittler et al. [7]

Kennzeichen	Kriterium	Punktwert
A	Asymmetrie (ab einer Achse)	1
(A)	Asymmetrie (innerhalb der Läsion, ab einer Achse)	1
B	Begrenzungsabbruch (> 1/4)	1
C	Color (> 2)	1
D	Differenzialstrukturen (> 2)	1
E	Evolution/Änderung vom Patienten bemerkt	+ 1
	Keine bzw. unsichere Angaben	0
	Unverändert in den letzten drei Monaten	–1

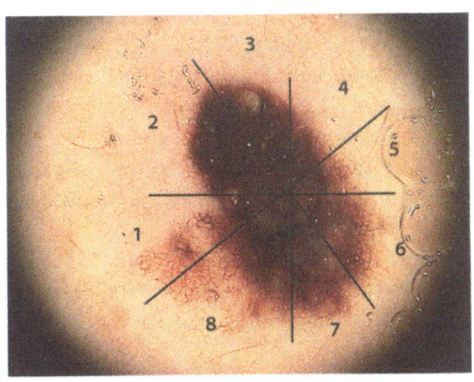

Abb. 2. Begrenzungsabbruch des Pigmentnetzes in mehr als einem Viertel der gesamten Zirkumferenz (B = 1)

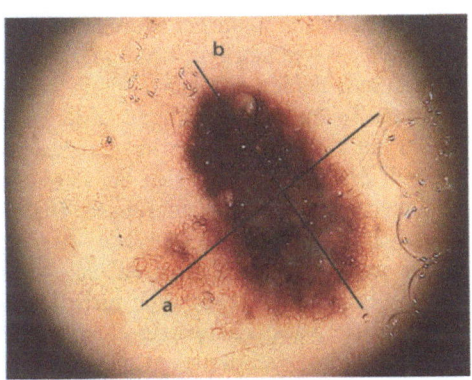

Abb. 1. Asymmetrie der Form (A = 1) und Asymmetrie der Differenzialstrukturen innerhalb ((A)) = 1) der melanozytären Läsion

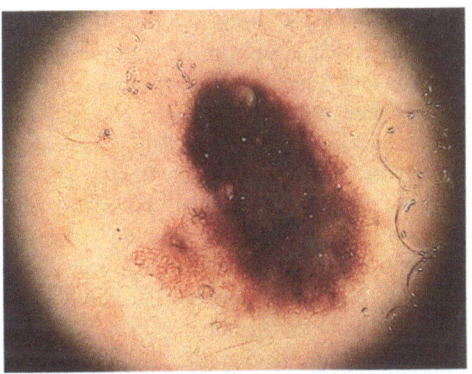

Abb. 3. Drei oder mehr unterschiedliche Farben (C = 1) und Differenzialstrukturen (D = 1) sowie vom Patienten angegebene Veränderung/Evolution in den letzten drei Monaten (E = 1). Gesamtpunktzahl: 6 (maligne). Histologie: Superfiziell spreitendes Melanom (SSM), Tumordicke 0,4 mm, Invasionslevel II nach Clark

obachtungen von Menzies et al. [9, 10, 11] wurde eine bestehende Asymmetrie der Strukturen innerhalb der Läsion separat mit einem Punkt gewertet. Da es hierbei um ein Kriterium innerhalb der Läsion geht, wurde der Buchstabe A mit einer Klammer versehen ((A)) (Abb. 1).

Gab es einen Pigmentabbruch bei mehr als einem Viertel der gesamten Zirkumferenz, wurde ein Punkt vergeben (B) (Abb. 2).

Lagen drei oder mehr unterschiedliche Farben vor, wurde dies mit einem Punkt bewertet (C). Analog zu Stolz et al. wurden die sechs Farben weiß, rot, hell-, dunkelbraun, blaugrau und schwarz gewählt [13, 17, 18] (Abb. 3).

Fanden sich drei oder mehr der fünf Differenzialstrukturen, wurde ein Punkt vergeben (D). Die Differenzialstrukturen wurden ebenfalls von Stolz und Mitarbeitern übernommen: Netzwerk, strukturlose Areale (mehr als 10% der Gesamtfläche), Streifen (ab drei), Schollen (ab zwei) und Punkte (ab drei) (Abb. 3) [13, 17, 18].

Als ergänzendes Kriterium wurde analog zu Kittler et al. [7] die Evolution, die einer Veränderung entspricht, eingeführt (E). Bemerkte der Patient eine Änderung in den letzten drei Monaten, wurde ein Punkt vergeben. Konnte der Patient nur eine unsichere oder keine Angabe machen, wurde kein Punkt vergeben. Gab der Patient glaubhaft an, dass der Hauttumor sich in den letzten drei Monaten nicht verändert hat, wurde ein Punkt abgezogen.

Somit konnten maximal sechs Punkte bei der Beurteilung von melanozytären Hauttumoren vergeben werden (Tabelle 2).

Tabelle 3. Übersicht der Ergebnisse der Dignitätseinteilung der analysierten Algorithmen bzw. Scores

Methode	Sensitivität (%)	Spezifität (%)	Diagnostische Treffsicherheit (%)
ABCD-Regel	90,5	72,4	78,1
Menzies-Score	95,2	77,8	83,3
7-Point-list	90,5	87,0	88,1
7-Features-for-melanoma	94,0	74,6	80,7
A(A)BCDE	90,5	87,0	88,1
A(A)BCD	86,9	88,6	88,1

Statistik

Bei den Ergebnissen der Dermatoskopie wurden Häufigkeiten der Kriterien ermittelt und diese mittels Fishers exaktem Test für Vierfeldertafeln bzw. Chi-Quadrat-Test nach Pearson auf Unterschiede zwischen den benignen und malignen melanozytären Hauttumoren mit einem Niveau 0,05 (zweiseitig) überprüft. Ein p-Wert <0,05 wurde als statistisch auffällig angesehen. Ebenfalls wurden, wenn dies möglich war, die Odds-Ratios und deren Konfidenzbereiche mit einem 95%igen Niveau angegeben. Für die Verfahren der Differenzierungen sowie der Dignitätseinteilung wurden die Sensitivität, die Spezifität und die diagnostische Treffsicherheit angegeben. Für die ABC-Regel wurde dies zunächst ohne Angaben einer Änderung von Seiten des Patienten (A(A)BCD) und anschließend mit den Angaben über mögliche Evolution von Seiten des Patienten (A(A)BCDE) durchgeführt.

Ergebnisse

Die Ergebnisse der ABCD-Regel [p<0,001; Odds-Ratio 25,0; Konfidenz-Intervall (11,3–55,4)], dem Menzies-Score [p<0,001; Odds-Ratio 70,2; Konfidenz-Intervall (24,3–203)], der 7-Point-list [p<0,001; Odds-Ratio 63,7; Konfidenz-Intervall (27,4–148,4)] und der 7FFM (p<0,001; Odds-Ratio 46,39; Konfidenz-Intervall (17,72–121,47)] sind in Tabelle 3 aufgeführt.

Vereinfachte ABC-Regel

Von den 269 melanozytären Hautveränderungen unterschiedlicher Dignität wiesen 83,3% eine Asymmetrie in einer oder beiden Achsen auf. Benigne Läsionen wiesen dieses Merkmal in 76,8% und maligne Läsionen in 97,6% auf (Tabelle 4). Eine Asymmetrie innerhalb der Läsion zeigte sich bei 73,6% aller untersuchten Hautveränderungen. Für die benignen Hautveränderungen traf dies auf 63,2% und für die malignen auf 96,4% zu. Einen Begrenzungsabbruch von mehr als einem Viertel des Netzwerkes konnte bei 27,9% der Hautveränderungen nachgewiesen werden. Bei den benignen Läsionen traf dies auf 9,2% und bei den malignen auf 69,0% zu. Mehr als zwei Farben konnten bei 42,4% aller melanozytären Hauttumoren nachgewiesen werden. Die benignen Hautveränderungen besaßen in 21,6% und die malignen in 88,1% der Fälle dieses Kriterium. Mehr als zwei Differenzialstrukturen zeigten 51,3% der Tumoren. Bei der Dignitätsunterteilung traf dies auf 33,0% der benignen und 91,7% der malignen Hauttumoren zu. Eine Veränderung in den letzten drei Monaten gaben 40,9% der Patienten an und 23,0% verneinten diese; 36,1% konnten keine bzw. nur eine unsichere Angabe machen. Bei den benignen Hautveränderungen bemerkten 34,1% der Patienten eine Veränderung, 31,4% verneinten diese und 34,6% konnten keine bzw. nur eine unsichere Angabe machen. Die Patienten mit Melanom meinten in

Tabelle 4. Übersicht der Kriterien der ABC-Regel und ihre Verteilung auf benigne und maligne melanozytäre Hauttumoren, mit jeweiligem p-Wert (Fishers exakter Test für Vierfeldertafeln), der Odds-Ratio und den Konfidenz-Intervallen (* Pearson-Chi-Quadrat-Test)

Kriterium	Gruppe	Nävus	Melanom	p	Odds-Ratio	Konfidenz-Intervall
Asymmetrie (ab einer Achse)	nein	43	2			
	ja	142	82	<0,001	0,08	0,02–0,34
Asymmetrie (innerhalb, ab einer Achse)	nein	68	3			
	ja	117	81	<0,001	0,06	0,02–0,21
Begrenzungsabbruch (>1/4)	nein	168	26			
	ja	17	58	<0,001	22,1	11,2–43,5
Color (>2)	nein	145	10			
	ja	40	74	<0,001	26,8	12,7–56,6
Differenzialstrukturen (>2)	nein	124	7			
	ja	61	77	<0,001	22,4	9,7–51,4
Evolution/Änderung	nein	58	4			
	ja	63	47			
	unsicher	64	33	<0,001*	–*	–*

56,0%, dass sich die Läsion verändert habe, 4,8% meinten dies nicht und 39,3% konnten keine bzw. nur eine unsichere Angabe machen (Pearson Chi-Quadrat-Test: p<0,001).

Wurden die ersten fünf Kriterien (A-(A)-B-C-D) und die Malignitätsgrenze ab 3 Punkte gewählt, lag die Sensitivität bei 95,2%, die Spezifität bei 64,9% und die diagnostische Treffsicherheit bei 74,3% [p<0,001; Odds-Ratio 36,9; Konfidenz-Intervall (12,9–105,6)].

Wurden die ersten fünf Kriterien (A-(A)-B-C-D) und die Malignitätsgrenze ab 4 Punkte gewählt, lag die Sensitivität bei 86,9%, die Spezifität bei 88,6% und die diagnostische Treffsicherheit bei 88,1% [p<0,001; Odds-Ratio 51,8; Konfidenz-Intervall (23,8–113)].

Wurde den ersten fünf Kriterien das Kriterium der Evolution/Änderung hinzugefügt (A-(A)-B-C-D-E) und die Malignitätsgrenze ab 3 Punkte gewählt, lag die Sensitivität bei 97,6%, die Spezifität bei 58,9% und die diagnostische Treffsicherheit bei 71% [p<0,001; Odds-Ratio 58,8; Konfidenz-Intervall (14,0–246,5)].

Wurde den ersten fünf Kriterien das Kriterium der Evolution/Änderung hinzugefügt (A-(A)-B-C-D-E) und die Malignitätsgrenze

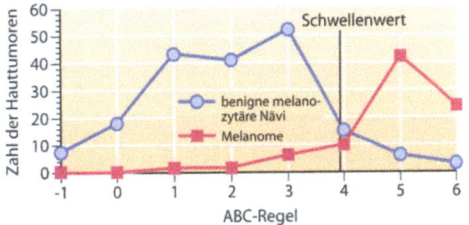

Abb. 4. Verteilung der neu entwickelten ABC-Regel bei den 269 untersuchten melanozytären Hauttumoren mit unterschiedlicher Dignität und dem Schwellenwert

ab 4 Punkte gewählt, lag die Sensitivität bei 90,5%, die Spezifität bei 87,0% und die diagnostische Treffsicherheit bei 88,1% [p<0,001; Odds-Ratio 63,7; Konfidenz-Intervall (27,4–148,4)].

Wurde den ersten fünf Kriterien das Kriterium der Evolution/Änderung hinzugefügt (A-(A)-B-C-D-E) und die Malignitätsgrenze ab 5 Punkte gewählt, lag die Sensitivität bei 78,6%, die Spezifität bei 95,1% und die diagnostische Treffsicherheit bei 90,0% (p<0,001; Odds-Ratio 71,7; Konfidenz-Intervall [30,7–167,5]).

Die Malignitätsgrenze ab 4 Punkten zeigte die besten Werte für die Sensitivität (90,5%), Spezifität (87,0%) und diagnostische Treffsicherheit (88,1%) (Abb. 4). Ohne Berücksichtigung der anamnestischen Angaben erzielten bei einer Malignitätsgrenze ab 4 Punkte die Kriterien (A-(A)-B-C-D) eine Sensitivität von 86,9%, eine Spezifität von 88,6% und eine diagnostische Treffsicherheit von 88,1%. Somit konnte die Malignitätsgrenze für beide Regeln (A(A)BCDE und A(A)BCD) ab vier Punkte festgelegt werden.

Diskussion

Alle bisher beschriebenen Algorithmen bzw. Scores basieren mehr oder weniger auf Bereichen der Musteranalyse [2, 4, 15, 16]. Für ungeübte dermatoskopische Untersucher ist die Musteranalyse nicht zur Dignitätsbestimmung melanozytärer Hautläsionen geeignet. Dies trifft eher auf die entwickelten Algorithmen bzw. Scores zu, wobei für die Anwender Vor- und Nachteile bestehen. Alle Algorithmen bzw. Scores zeigen mit einer gewissen Schwankung eine relativ hohe Sensitivität und eine etwas geringere bis teilweise deutlichere Spezifität (Tabelle 1 und 3). Somit werden Melanome als maligne erkannt. Jedoch werden im unterschiedlichen Maße unterschiedlich häufig benigne melanozytäre Läsionen als maligne eingestuft und exzidiert. Dies trifft besonders für die Algorithmen bzw. Scores zu, deren Spezifität geringer ausgeprägt ist.

Ein entscheidender Nachteil ist die jeweilige Komplexität im Gebrauch eines Algorithmus bzw. Scores für jede zu beurteilende melanozytäre Läsion: die ABCD-Regel fordert einen aufwändigen Rechengang [13, 17, 18]; der Menzies-Score, die 7-Point-list sind jeweils eine Aufzählung von verschiedenen, teils unterschiedlich gewichteten Mustern ohne Vereinfachung zur besseren Merkfähigkeit wie bei der ABCD-Regel [1, 5, 9, 10, 11]. Diese Tatsachen waren der Grund für die Überlegung, inwieweit ein neuer Algorithmus aus den bewährten entwickelt werden kann, wobei die Einfachheit für die Merkfähigkeit und Anwendung sowie die Zuverlässigkeit der Methode die zu erfüllenden Kriterien waren. Die einfache Merkfähigkeit ist mit der ABCD-Regel gegeben. Zumal ist diese Regel weit verbreitet und die grundlegenden Abfragemodi sind bekannt. Mit der vereinfachten ABC-Regel (A(A)BCDE) konnte das Ziel der Einfachheit in der Namensgebung fast, jedoch nicht ganz, erzielt werden. Da die Asymmetrie der gesamten Läsion sowie innerhalb der Läsion erfragt wurde, musste dieser Abfrage Rechnung getragen werden. Es wurde ein zweites, mit Klammern versehenes A, was für die Abfrage innerhalb der Läsion steht, eingefügt.

Statt der unterschiedlichen Werte sowie deren Multiplikationsfaktoren wurde für die neue ABC-Regel jeweils ein Punkt für das erfüllte Kriterium vergeben. Dabei wurden die Grenzen zum Erreichen eines erfüllten Kriteriums modifiziert. In Anlehnung an den Menzies-Score wurde eine neue Variable der Asymmetrie innerhalb der Läsion ab einer Achse eingeführt [9, 10, 11]. Basierend auf den Beobachtungen von Kittler et al. wurde eine bemerkte Veränderung (Evolution) mit einem Punkt bewertet, einer glaubhaft unveränderten Läsion wurde ein Punkt wieder abgezogen [7]. Keine bzw. unsichere Angaben wurden nicht bewertet. Im Gegensatz zu Kittler et al. wurde nicht der Zeitraum von einem Jahr gewählt, sondern nur der der letzten drei Monate. Das Erinnerungsvermögen ist erfahrungsgemäß besser für einen kürzeren als für einen längeren Zeitraum. Es konnten somit pro melanozytäre Hautläsion maximal sechs Punkte erreicht werden.

Analog zur ABCD-Regel zeigten sich bei der ABC-Regel die größten Odds-Ratios bei den Farben (Color), gefolgt von den unterschiedlichen Differenzialstrukturen und dem Abbruch der Pigmentierung. Die Asymmetrie der gesamten Läsionen sowie innerhalb der Läsion zeigten für die Gewichtung der Malignität geringe Werte für die Odds-Ratios. Die Angaben zur Evolution/Veränderung waren wie alle anderen Kriterien signifikant.

Die wichtigste Voraussetzung für die Bestimmung der Malignitätsgrenze und somit

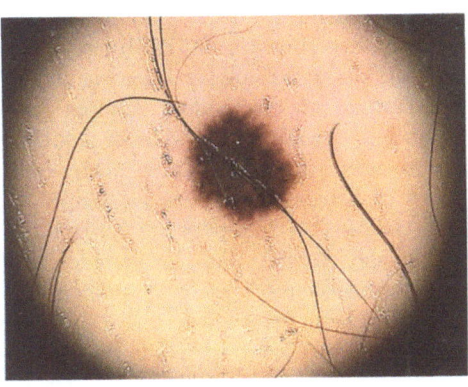

Abb. 5. Melanom in situ: A=1; (A)=1; B=0; C=1; D=1; E=1; Gesamtpunktzahl: 5 (maligne)

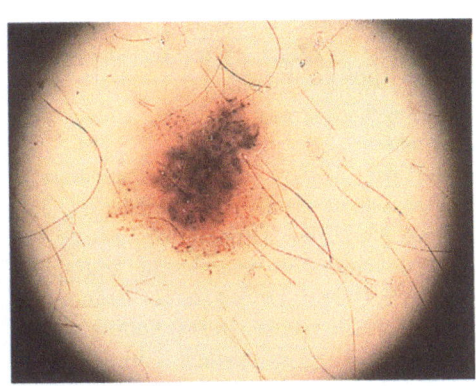

Abb. 7. Dermaler melanozytärer Nävus: A=1; (A)=1; B=0; C=1; D=1; E=−1; Gesamtpunktzahl: 3 (benigne)

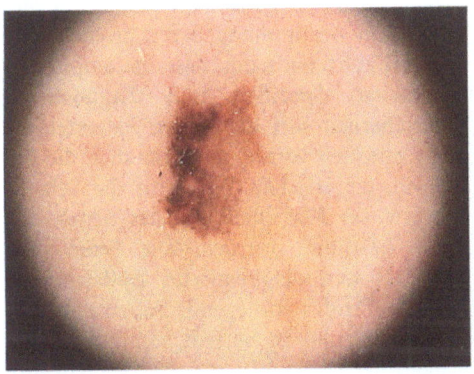

Abb. 6. Melanom in situ: A=1; (A)=1; B=0; C=0; D=1; E=1; Gesamtpunktzahl: 4 (maligne)

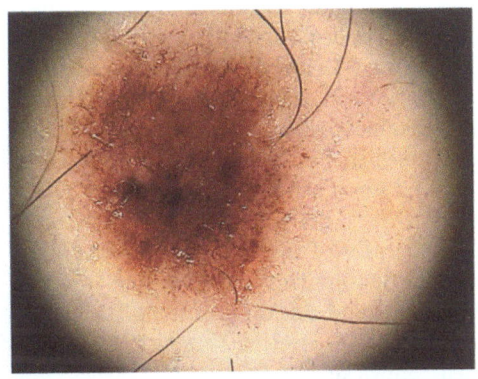

Abb. 8. Dysplastischer melanozytärer Compound-Nävus: A=1; (A)=1; B=0; C=1; D=1; E=−1; Gesamtpunktzahl: 3 (benigne)

für den weiteren klinischen Einsatz war das Erreichen von ähnlich guten Werten wie bei den bereits etablierten Algorithmen bzw. Scores für die Sensitivität, Spezifität sowie diagnostische Treffsicherheit. Ab einer Malignitätsgrenze von vier oder mehr Punkten zeigten sich die besten Werte für die Sensitivität (90,5%), Spezifität (87%) und diagnostische Treffsicherheit (88,1%) (Abb. 5–8).

Bei der ABC-Regel kann die Anamnese ein Bestandteil des Scores werden. Dies hat Vor- und Nachteile: realistische Beobachtungen vom Patienten werden integriert und tragen somit zur Bestimmung der Diagnose bei. Jedoch sind subjektive und suggestive Manipulation durch Patient und Arzt möglich: Patienten berichten z.B. über eine für sie nicht sichere Veränderung, wenn ihnen dies der Arzt mehr oder weniger in den Mund legt. Auf der anderen Seite können Patienten eine ihnen bekannte Veränderung aus Angst vor Malignität verneinen. Die in dieser Studie ermittelten anamnestischen Ergebnisse wurden mit denen von Kittler et al. verglichen [7]: bei 40,9% (versus 37,1% bei Kittler et al.) wurde von den Patienten eine Veränderung angegeben, bei 23,1% (versus 35,1%) keine Veränderung und bei 36% (versus 27,8%) konnte der Patient keine Angaben machen. Somit zeigten sich zwischen den Gruppen bei unterschiedlich abgefragter Zeitspanne ähnliche Werte für die Veränderung. Weniger häufig zeigte sich bei der ABC-Regel, dass sich Läsionen nicht verändert hätten.

Bei der Analyse der Melanompatienten zeigten sich folgende Unterschiede: bei 56% (versus 65,7% bei Kittler et al.) wurde von den Patienten eine Veränderung angegeben, bei 4,8% (versus 13,7%) keine Veränderung und bei 39,2% (versus 20,5%) konnte der Patient keine Angaben machen. Deutlich häufiger wurde bei Kittler et al. eine Veränderung als auch keine Veränderung festgestellt. Hingegen wurde bei der ABC-Regel häufiger keine bzw. unsichere Angabe(n) vom Patienten gemacht, so dass die anamnestischen Angaben nicht in den Score mit eingingen. Da dies mehr als ein Drittel der Patienten ausmachte, wurde die ABC-Regel zusätzlich modifiziert: die anamnestischen Angaben wurden bei einer erneuten Bestimmung nicht berücksichtigt und somit wurde eine neue A(A)BCD-Regel evaluiert. Bei einer Malignitätsgrenze ab vier oder mehr Punkten wurde in dem Kollektiv eine Sensitivität von 86,9%, eine Spezifität von 88,6% und eine diagnostische Treffsicherheit von 88,1% erreicht. Vergleicht man beide neu entwickelten Scores ABC-Regel und A(A)BCD-Regel), zeigt sich ein leichter Abfall der Sensitivität bei der A(A)BCD-Regel bei sonst fast identischen weiteren Ergebnissen.

Die verfügbaren und glaubhaften anamnestischen Hinweise der Patienten verbessern die dermatoskopische Diagnose in vielen Fällen, auf das andere Autoren auch schon hingewiesen haben, ohne es jedoch in einem ihrer Algorithmen bzw. Scores integriert zu haben [1, 5, 9, 10, 11, 13, 18]. In einer Studie (131 melanozytäre Nävi und 36 Melanome) konnte dies insbesondere für den dermatoskopisch nicht so geübten Untersucher bestätigt werden [3]. Durch die anamnestischen Hinweise wurde bei den Untersuchern die Sensitivität leicht und die Spezifität gerade bei den Ungeübten von 70,2 auf 88,5% deutlich verbessert.

Bei der neu entwickelten Klassifikation ist darauf hinzuweisen, dass ein Bias in der Methode und Bestimmung der Schwellenwerte dadurch auftreten kann, dass die empirische Sensitivität, Spezifität und diagnostische Treffsicherheit mit demselben Patientenkollektiv ermittelt wurde, mit dem auch die optimalen, empirischen Werte für die Schwellenwerte zur Klassifizierung der neuen Methode bestimmt wurden. Die Sensitivität, Spezifität und diagnostische Treffsicherheit sind nur für das vorliegende Patientenkollektiv korrekt und es besteht somit die Möglichkeit der Überschätzung. Erst weitere prospektive Untersuchungen werden aufzeigen, ob sich diese guten Ergebnisse bestätigen lassen.

KAPITEL 8 **Muster benigner melanozytärer Nävi im Verlauf**

R. P. Braun, J.-H. Saurat

Angesichts der steigenden Inzidenz des malignen Melanoms und des Fehlens von entsprechenden Therapiemöglichkeiten in fortgeschrittenen Stadien spielt die Früherkennung und Vorsorge eine besonders wichtige Rolle [1–7]. Dermatoskopie wurde in den vergangenen Jahren als nützliche Methode bei der Frühdiagnose des malignen Melanoms beschrieben [8]. Diese Methode verbessert die Diagnosegenauigkeit um 5–30% gegenüber der klinischen Untersuchung [9–16].

Digitale Dermatoskopie ist eine Variante der Dermatoskopie, die sich auf digitale bzw. digitalisierte Bilder stützt. Angesichts der fallenden Preise und des Fortschritts im Bereich der Computer und Videotechnik werden die Systeme immer leistungsfähiger und benutzerfreundlicher. Es handelt sich um ein Untersuchungswerkzeug, das längst die Forschungslaboratorien verlassen und den Einzug in die Praxen von Dermatologen gefunden hat. Die Systeme der neuen Generation erlauben die einfache Abspeicherung und das Wiederaufrufen von Patientendaten und -bildern. Alle Systeme für digitale Dermatoskopie besitzen die Möglichkeit zur Follow-up-Untersuchung.

Die Präventionskampagnen für Hautkrebs der vergangenen Jahre waren sehr erfolgreich (Reduzierung der Mortalität), doch führten diese in der Vergangenheit allerdings auch zu einer steigenden Verunsicherung und Verängstigung von einzelnen Patienten. Da wir es als unethisch betrachten, benigne Läsionen ohne dermatoskopische Atypie- oder Malignitätszeichen zu exzidieren, nur um dem verängstigten Patienten nachzugeben, haben wir diesen Patienten als Alternative eine Kontrolle mittels digitaler Dermatoskopie angeboten. Wir haben diese Patienten mittels digitaler Dermatoskopie in einer speziellen Sprechstunde im Rahmen einer Studie engmaschig kontrolliert.

Diese Art der Nachkontrolle war zwar bereits technisch möglich, jedoch lagen zum Zeitpunkt des Beginns der Studie kaum Daten zu diesem Thema vor. Deshalb wurden alle Teilnehmer über den experimentellen Charakter dieser Studie informiert. Unser Ziel war es herauszufinden, ob ein System für digitale Dermatoskopie dazu in der Lage ist, einen solchen Follow-up technisch zu gewährleisten, welche Art von Veränderungen beobachtet werden können und welche Bedeutung diesen Veränderungen beigemessen werden sollte.

Material und Methoden

Hardware

Unser System basierte auf handelsüblichen Komponenten wie einem digitalen Dermatoskop (Scopeman, Fort Optique, Dourdan, France). Mit diesem System waren Vergrößerungen von 50- und 100fach möglich und die handliche Kamera erlaubte auch den Zugang in schwer zugänglichen Stellen wie Mund- und Anogenitalschleimhaut. Die Bilder wurden mittels eines Raster-OOPS XTLV videoboards, welches an einen Macintosh Quadra Computer angeschlossen war, digitalisiert und in einer selbst programmierten Datenbank (C++) gespeichert. Die so generierten Bilder waren True-color-Bilder mit 24 bit Farbtiefe (16 Mio Farben). Sie wiesen eine Auflösung von 640×480 Pixeln auf. Das System ermöglichte die vergleichende Darstellung von dem aktuellen Bild der Läsion mit dem abgespeicherten auf zwei getrennten Bildschirmen [17].

Patienten

Alle Patienten wiesen eine große Anzahl von pigmentierten Hautläsionen bzw. dysplastischen Nävi auf. Melanompatienten sowie Patienten mit einer positiven Familienanamnese für das maligne Melanom wurden von der Studie ausgeschlossen. Bei der ersten Visite wurde eine Anamnese erhoben sowie eine eingehende klinische Untersuchung durchgeführt. Anschließend wurde eine Ganzkörperuntersuchung mittels digitaler Dermatoskopie durchgeführt. Alle Läsionen mit dermatoskopischen Malignitätskriterien oder Zeichen von schwerer Atypie wurden sofort chirurgisch exzidiert und histologisch untersucht (also von der Studie ausgeschlossen). Alle anderen Läsionen wurden aufgenommen und abgespeichert. Während einer Zeitdauer von 2 Jahren wurden die Patienten in regelmäßigen Zeitabständen von 6 Monaten einbestellt. Bei jeder Kontrolluntersuchung wurden die Patienten nach Veränderungen befragt, die sie selbst beobachtet haben. Alle bei der ersten Visite abgespeicherten Läsionen wurden erneut dermatoskopisch untersucht und abgespeichert. Alle Läsionen, bei denen bei der Nachkontrolle ein klinischer und dermatoskopischer Malignitätsverdacht bestand, wurden ebenfalls exzidiert und histologisch untersucht.

Auswertung

Nach Ablauf der Studie wurden alle abgespeicherten Läsionen von 2 Untersuchern unabhängig voneinander gesichtet. Die Läsionen wurden auf das Vorhandensein von Veränderungen bezüglich international anerkannter dermatoskopischer Kriterien untersucht [10, 13, 18–21]. Hierbei wurden folgende Kriterien berücksichtigt: Veränderungen des Pigmentnetzwerkes, braune Globuli, schwarze Punkte, Auftreten eines weißlichen Schleiers, Auftreten eines rosa-roten Areals, Auftreten eines grau-blauen Schleiers, Auftreten von hypopigmentierten und strukturlosen Arealen.

Die Läsionen wurden anschließend bezüglich Größenveränderungen untersucht. Hierzu wurden die digitalen Bilder mit einem standardisierten Bildanalyseprogramm (OSIRIS, Arbeitsgruppe für digitale Bildanalyse, Kantons- und Universitätsspital Genf) computerunterstützt vermessen. Basierend auf dem dermatoskopischen Bild stellten beide Untersucher eine Arbeitsdiagnose.

Ergebnisse

Zwei Jahre nach dem Beginn der Studie wurden die gespeicherten Daten wie oben beschrieben ausgewertet. Auswertbar waren 150 Läsionen bei 67 verschiedenen Patienten. 28% der Patienten wiesen einen Hauttyp II auf, 62% einen Hauttyp III, und 10% einen Hauttyp IV. Die dermatoskopischen Diagnosen sind in Tabelle 1 aufgeführt. Insgesamt 37 der 150 Läsionen (24%) mussten von der Analyse ausgeschlossen werden: 13 (8%) waren größer als der Bildausschnitt der Kamera bzw. berührten den Bildrand, was eine Größenmessung unmöglich machte, 10 Läsionen (6%) wurden ausgeschlossen, da diese mit unterschiedlichen Vergrößerungen aufgenommen wurden und dadurch nicht vergleichbar waren. 14 Läsionen (9%) mussten ausgeschlossen werden, da die Farbqualität der einzelnen Aufnahmen aufgrund mangelhafter Farbkalibrierung und Standardisierung nicht vergleichbar waren.

Von den 113 Läsionen, die zur weiteren Auswertung zur Verfügung standen, wurden 89 (78%) zweimal nachkontrolliert. 18 (15%) wurden dreimal, fünf Läsionen viermal, zwei Läsionen fünfmal und drei Läsionen sogar sechsmal nachkontrolliert. Der Median zwischen erster und letzter Untersuchung betrug sechs Monate (mit einer Variation zwischen drei und 24 Monaten).

Tabelle 1. Dermatoskopische Diagnosen

Diagnose mittels Dermatoskopie	Veränderungen				
	n	ja	(%)	nein	(%)
Compound-Nävus	58	34	(59)	24	(41)
Atypischer Nävus	31	21	(68)	10	(32)
Nävus-Spitz	13	13	(100)	0	(0)
Lentigo simplex	6	6	(100)	0	(0)
Halo-Nävus	3	3	(100)	0	(0)
Kongenitaler Nävus	2	1	(50)	1	(50)
Gesamt	113	78	(69)	35	(31)

Wir fanden Veränderungen in 78 (69%) der Läsionen während 35 (31%) keine Veränderungen aufwiesen (Tabelle 1). Die Übereinstimmung zwischen den beiden Untersuchern lag hierbei bei 98,24%.

Basierend auf dem dermatoskopischen Bild wurde eine Arbeitsdiagnose erstellt (Tabelle 1). 12 der 113 Läsionen sind im Verlauf der Studie exzidiert worden, weil im Laufe der Studie dermatoskopischer Malignitätsverdacht bzw. Zeichen schwerer Atypie aufgetreten waren. Das Ergebnis der feingeweblichen Untersuchung entsprach in allen Fällen dysplastischen Nävi.

Zur weiteren Auswertung konzentrierten wir uns auf die zwei zahlenmäßig stärksten Gruppen: die Compound-Nävi (n = 34) und die atypischen Nävi (n = 21). Die Veränderungen von diesen 55 Läsionen bei 33 Patienten (21 Frauen und 11 Männern; mit einem Durchschnittsalter von 29,3 Jahren) wurden genauer untersucht.

Verglichen mit den Compound-Nävi fanden sich bei den atypischen Nävi ein gehäuftes Vorkommen bestimmter Kriterien wie: Auftreten von hypopigmentierten bzw. strukturlosen Arealen, grau-blauen Arealen, rosaroten Arealen sowie von weißlichen Schleiern. Dies weist darauf hin, dass Läsionen mit typischen dermatoskopischen Kriterien für dysplastische Nävi in unserer Studie die deutlichsten Veränderungen aufwiesen. Veränderungen der schwarzen Punkte und braunen Globuli wurden hauptsächlich in Compound-Nävi angetroffen. Veränderungen des Pigmentnetzwerkes wurden in beiden Gruppen angetroffen, doch waren diese in beiden Gruppen von unterschiedlicher Natur: In Compound-Nävi fanden sich vorwiegend farbliche Veränderungen des Pigmentnetzwerkes und kaum solche der Netzwerkarchitektur. In der Gruppe der atypischen Nävi fanden sich Veränderungen der Architektur des Pigmentnetzwerkes wie z. B. eine Erweiterung der Netzwerkzwischenräume, eine Verbreiterung der Maschen des Pigmentnetzwerkes sowie eine periphere Ausdehnung des Pigmentnetzwerkes. Bei den atypischen Nävi traten diese Veränderungen gleichzeitig mit blaugrauen Schleiern, weißlichen Schleiern, hypopigmentierten strukturlosen Arealen etc. auf. Eine Größenzunahme wurde vorwiegend bei atypischen Nävi und kaum bei Compound-Nävi beobachtet.

Zusammenfassend konnten wir zwei verschiedene Arten (Muster) von Veränderungen beobachten: Veränderungen vom Typ I (Abb. 1a und b), welche eine Veränderung des Pigmentierungsgrades der Läsionen entsprechen (braune Globuli, schwarze Punkte und Pigmentnetzwerk ohne Veränderungen der Architektur der Läsion) und Veränderungen vom Typ II (Abb. 2a und b), welche durch eine Größenzunahme und Veränderungen der Architektur der Läsion gekennzeichnet sind.

Im Verlauf unseres Follow-up beobachteten wir das Neuauftreten von solchen Typ-II-

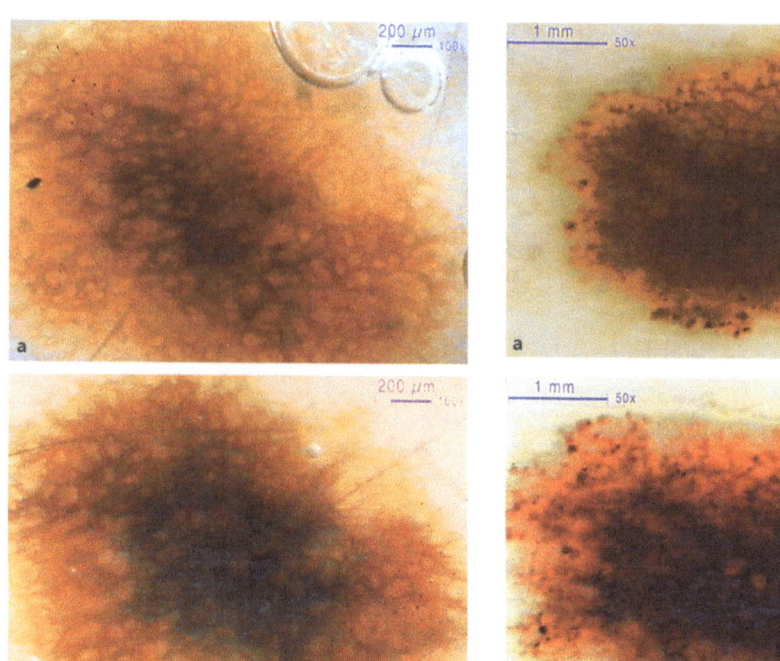

Abb. 1. a Compound-Nävus (26jähriger Patient, Hauttyp III, sonnenexponiertes Areal). **b** Gleiche Läsion wie in **a**, 6 Monate später mit einer deutlichen Zunahme der Pigmentierung im Zentrum ohne Veränderungen der Architektur (Typ-I-Veränderung).

Abb. 2. a Atypischer Nävus (18jährige Patientin, Hauttyp III mit dysplastischem Nävus-Syndrom). **b** Gleiche Läsion wie in **a**, 12 Monate später mit Veränderungen der Architektur (Ausdehnung des Pigmentnetzwerkes, Auftreten eines weißen Schleiers und einer Größenzunahme von 78%: das entspricht typischen Typ-II-Veränderungen)

Veränderungen bei zwei Läsionen. Die beiden Läsionen wurden exzidiert und die feingewebliche Untersuchung bestätigte in beiden Fälle die Diagnose dysplastischer Nävi.

Diskussion

Obwohl wir diese Studie bereits vor einigen Jahren durchgeführt hatten, konnten wir damit die technische Durchführbarkeit eines Follow-up mittels digitaler Dermatoskopie belegen. Insgesamt 24% der Läsionen mussten jedoch aufgrund technischer Probleme von der Analyse ausgeschlossen werden. Eine wichtige Ursache hierin lag darin begründet, dass unser System damals nicht standardisiert war und die Läsionen dadurch nicht vergleichbar waren. Diese Probleme gehören heute bei den meisten Systemen der neueren Generation der Vergangenheit an.

In 68% der Hauttumoren wurden Veränderungen gefunden. Untersuchungen neueren Datums kamen zu wesentlich geringeren Prozentsätzen [22–24]. Ein Grund dafür ist die Tatsache, dass die Evaluierung von Veränderungen subjektiv ist. Hierzu kommt noch die unterschiedliche Definition von dem Term Veränderungen. So haben wir bereits sehr geringe Veränderungen brauner Globuli oder schwarzer Punkte bereits als Veränderungen gewertet.

Weiterhin wurde beim Einschluss der Patienten in die Studie eine gewisse Selektion betrieben. Die Patienten hatten alle mindestens einen Risikofaktor für ein malignes Me-

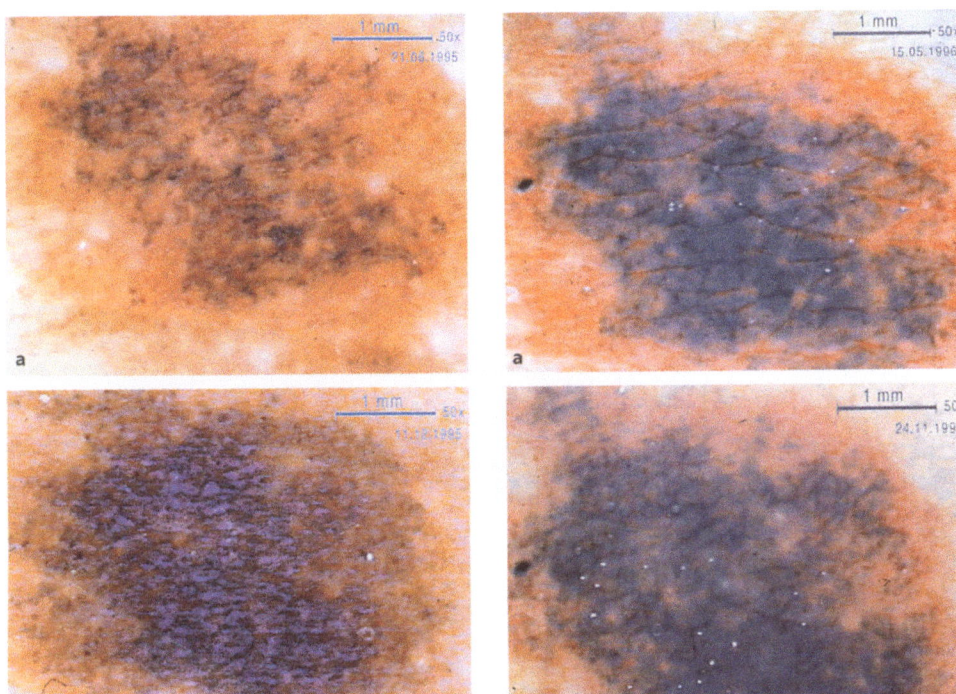

Abb. 3 a, b. Atypischer Nävus (14jährige Patientin, Hauttyp III mit dysplastischem Nävus-Syndrom). Sechs Monate später Typ-I-Veränderungen: Diagnose: Compound-Nävus

Abb. 4 a, b. Atypischer Nävus (13jähriger Patient, Hauttyp III–IV mit zahlreichen Nävi). Sechs Monate später Typ-I-Veränderungen mit Zunahme der Pigmentierung, leichte Größenzunahme und keine Veränderungen der Architektur: Diagnose: Compound-Nävus

lanom und wiesen deshalb eine größere Anzahl von Risikonävi auf, die dann ihrerseits wieder verstärkt Veränderungen aufwiesen.

Pro Patient wurden lediglich einige repräsentative Läsionen aufgenommen und abgespeichert, wobei es wahrscheinlich zu einer weiteren Selektion kam. Wir glauben, dass die Summe dieser Faktoren dafür verantwortlich ist, dass wir einen höheren Prozentsatz von Veränderungen gefunden haben.

Insgesamt konnten wir jedoch zwei verschiedene Muster von Veränderungen beobachten:

- Typ-I-Veränderung: Zunahme des Pigmentgehaltes der Läsionen (schwarze Punkte, braune Globuli und Pigmentnetzwerk) (Abb. 1, 3 und 4) [25].

- Type-II-Veränderung: Größenzunahme der Läsionen sowie Veränderungen der Struktur der Läsionen (Abb. 2, 5 und 6) [25].

Die Typ-I-Veränderungen betreffen die braunen Globuli, die schwarzen Punkte und die Intensität der Pigmentierung des Pigmentnetzwerkes und entsprechen wahrscheinlich saisonbedingten Variationen. Histologisch entsprechen die braunen Globuli oberflächlichen Nestern von melaninhaltigen Näuszellen in der papillären Dermis bzw. der unteren Schichten der Epidermis [26–29]. Schwarze Punkte entsprechen histologisch Melaninklumpen im Stratum corneum der Epidermis. Wir konnten mit Hilfe einer Tape Stripping-Methode kürzlich zeigen, dass die

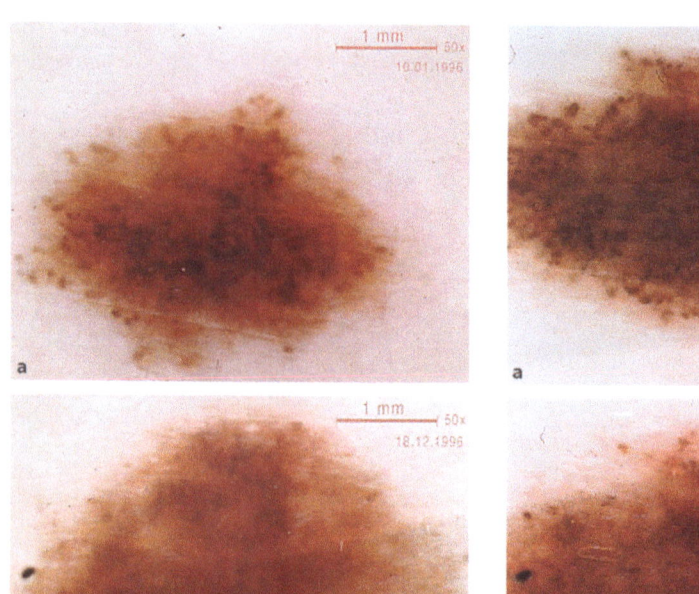

Abb. 5a, b. Atypischer Nävus (24jähriger Patient, Hauttyp II mit zahlreichen dysplastischen Nävi). 12 Monate später Typ-II-Veränderungen mit asymmetrischer Größenzunahme von mehr als 20% und einer Veränderung der Architektur. Diagnose: Dysplastischer melanozytärer Nävus.

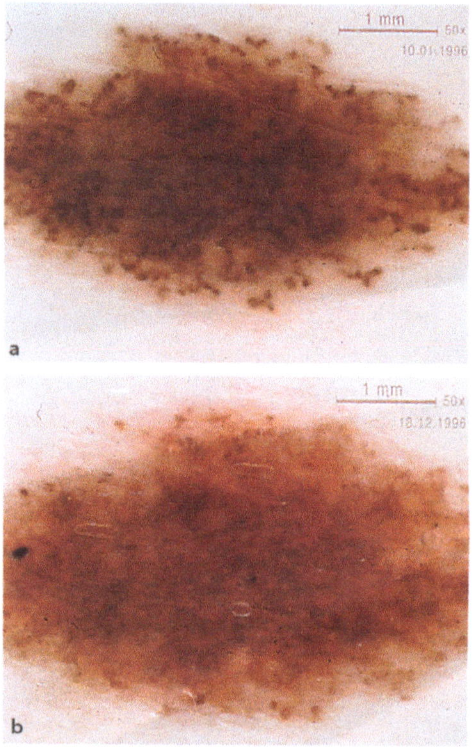

Abb. 6a, b. Atypischer Nävus (38jähriger Patient, Hauttyp II mit zahlreichen dysplastischen Nävi, Vater am malignen Melanom erkrankt). 12 Monate später Typ-II-Veränderungen mit asymmetrischer Größenzunahme von mehr als 20% und einer Veränderung der Architektur. Diagnose: Dysplastischer melanozytärer Nävus

letzteren sich zusammen mit dem Stratum corneum entfernen lassen [30]. Die Läsionen, die in den Sommermonaten untersucht wurden und in sonnenexponierten Arealen lokalisiert waren, wiesen eine größere Anzahl von braunen Globuli und schwarzen Punkten auf im Vergleich zu den Kontrollen im Winter. Dies deckt sich mit den Beobachtungen von Staganelli et al. und bestätigt die Hypothese der Autoren [31, 32]. Allerdings stützt sich die Beobachtung dieser Autoren auf isolierte Aufnahmen und nicht auf eine Follow-up-Untersuchung derselben Läsionen über einen längeren Zeitraum. Aufgrund von histopathologischen Studien ist eine gesteigerte junktionale Aktivität nach Sonnenexposition der Grund für Typ-I-Veränderungen.

Zusätzlich zu den oben beschriebenen Veränderungen der Pigmentierung fanden sich beim Typ II vorwiegend Veränderungen der Architektur (Pigmentnetzwerk, Auftreten von hypopigmentierten Arealen, grau-blauen Arealen, rosa-rote Areale, und weißliche Schleier (Tabelle 2).

Das Pigmentnetzwerk spiegelt eine relative Häufung von Melanin in den Basalzellen der Epidermis wider und entspricht histologisch den Reteleisten der dermoepidermalen Junktionszone [26–29]. Jede Veränderung der Architektur der dermoepidermalen Junktionszone zieht gleichzeitig eine Veränderung des

Tabelle 2. Veränderungen der einzelnen dermatoskopischen Kriterien

Veränderungen	Compound-Nävi-Typ-I		Atypische-Nävi-Typ-II	
	(n = 34)	%	(n = 21)	%
■ Pigmentnetzwerk (PN)	19	56	19	90
– Pigmentierung	17	50	14	67
– Netzwerkarchitektur	9	26	19	90
– Veränderungen (Ausdehnung) in der Peripherie	12	35	17	81
■ Braune Globuli (BG)	28	82	7	33
■ Schwarze Punkte (SP)	25	74	6	29
■ Auftreten von weißlichen Schleiern (WS)	9	26	7	33
■ Auftreten von rosa-roten Arealen (RRA)	5	15	9	43
■ Auftreten von grau-blauen Arealen (GBA)	17	50	18	86
■ Auftreten von hypopigmentierten Arealen (HA)	3	9	6	29
■ Größenzunahme	12	35	17	81

Pigmentnetzwerkes nach sich. Weißliche Schleier entsprechen einer Zone von kompakter Orthokeratose, die gelegentlich von einer Hypergranulose der Epidermis begleitet werden kann. Grau-blaue Areale entsprechen Melanin in den tieferen Schichten der Dermis. Der grau-blaue Farbton kommt hierbei durch ein optisches Phänomen (Tyndall-Effekt) zustande. Das histopathologische Korrelat ist Melanin und/oder Hämosiderin in den mittleren und tieferen Schichten der Dermis, welches sowohl intrazellulär (Makrophagen) als auch extrazellulär vorkommen kann [26–29]. Hypopigmentierte Areale sind Zonen mit im Vergleich zum Rest der Läsion einer relativ helleren Pigmentierung. Diese Struktur entspricht Arealen der Epidermis mit weniger Melanin bzw. Gegenden mit einer dünneren Epidermis und abgeflachten Reteleisten [26–29]. Veränderungen dieser Strukturen in Läsionen, die als atypische Nävi eingestuft werden, sind daher keinesfalls unerwartet und sollten als wichtige Kriterien bei der Verlaufsbeobachtung von pigmentierten Hautveränderungen eingestuft werden.

In diesem Zusammenhang ist ebenfalls interessant, dass zwei Läsionen, die zu Beginn der Studie noch als Compound-Nävi eingestuft wurden und im Laufe der Beobachtung die Typ-II-Veränderungen aufwiesen, tatsächlich histologisch dysplastische Nävi waren.

Hieraus kann gefolgert werden, dass Typ-I-Veränderungen physiologische Veränderungen von pigmentierten Hautveränderungen z. B. nach Sonnenbestrahlung entsprechen und keiner weiteren Therapie (Chirurgie) bedürfen, während Typ-II-Veränderungen eine chirurgische Exzision nach sich ziehen sollten.

Wir konnten zeigen, dass eine solche Verlaufsbeobachtung von pigmentierten Hautveränderungen mittels digitaler Dermatoskopie technisch machbar ist und dass es verschiedene Arten von Veränderungsmustern gibt, die unterschiedlich interpretiert werden müssen.

Aufgrund der relativ geringen Patientenzahl und der methodischen Probleme betrachten wir unsere Ergebnisse lediglich als vorläufig. Weitere Studien dieser Art in der Zukunft werden zeigen, ob sich die Ergebnisse dieser Studie bestätigen lassen.

KAPITEL 9 Automatische Bildanalyse dermatoskopischer Bilder zur Melanomdiagnose

S. MENZIES

Um dem weniger Geübten die Beurteilung melanozytärer Hautveränderungen zu erleichtern, wurde begonnen, automatische Bildanalyse-Systeme zu entwickeln. Als automatische Diagnosesysteme bezeichnet man Geräte, die die Diagnose ohne die Fachkenntnis des Anwenders stellen können. Die Entwicklung solche Geräte hängt mit dem weltweiten Anstieg der Melanom-Inzidenz und der geringen diagnostischen Sicherheit von Ungeübten bei der Beurteilung von pigmentierten Hautveränderungen zusammen [9, 12, 19]. Die ersten Bildanalyse-Systeme legten den Schwerpunkt auf die Merkmale von digitalisierten klinischen Bildern [4, 7, 9, 12, 17, 19]. Durch die zunehmende Verbreitung und Optimierung der Dermatoskopie und der damit verbundenen besseren morphologischen Detailwahrnehmung arbeiten immer mehr Arbeitsgruppen an der Bildanalyse von dermatoskopischen Bildern an Stelle konventioneller Fotografien. Im Folgenden wird die bisher erschienene Literatur zu diesem Thema zusammengefasst [2].

Schindewolf et al. untersuchten digitalisierte dermatoskopische Bilder von 194 Melanomen und 126 melanozytären Nävi [13]. Der Median der Tumordicke nach Breslow und die Anzahl der dysplastischen melanozytären Nävi wurde nicht angegeben. Ein kreuzvalidiertes statistisches Modell ergab eine korrekte Klassifikation in 78% der Läsionen. Die Sensitivität und Spezifität wurden nicht genannt. Die computerdermatoskopische Analyse war der digitalen Analyse von digitalisierten konventionellen Diapositiven (35 mm) derselben Läsionen nicht überlegen.

Binder et al. untersuchten digitalisierte dermatoskopische Dias (35 mm) von 37 Melanomen (mediane Tumordicke 0,72 mm nach Breslow) und 75 melanozytärer Nävi (42 dysplastische Nävi) [3]. Für einen kleinen unabhängigen Testsatz wurde eine 90%ige Sensitivität und eine 74%ige Spezifität erreicht.

Unsere Arbeitsgruppe untersuchte zuerst digitalisierte Diapositive (35 mm) dermatoskopischer Bilder von 75 invasiven Melanomen (mediane Tumordicke 0,7 mm nach Breslow) und von 95 atypischen melanozytären sowie nichtmelanozytären pigmentierten Läsionen [10]. Eine kreuzvalidierte statistische Analyse ergab eine 93%ige Sensitivität und eine 67%ige Spezifität für Melanome. Anschließend wurde eine 3-CCD-Videokamera für die Dokumentation von dermatoskopischen Bilder entwickelt [11]. Dieses Gerät (Mk1 Skin Polarprobe, Polar Technics, Australien) wurde entworfen, um durch ein vergrößertes Aufnahmefeld sowie durch Kontrolle von Beleuchtung und Farbkalibrierung bessere Ergebnisse zu erhalten. Die Analyse von 45 invasiven Melanomen (mediane Tumordicke 0,62 mm nach Breslow) und von 176 atypischen pigmentierten Nicht-Melanomen ergab in einer kreuzvalidierten statistischen Analyse eine 89%ige Sensitivität und eine 80%ige Spezifität. Ein weiterentwickeltes Gerät (Mk2 Skin Polarprobe) wird derzeit in einer Multizenterstudie zur Datengewinnung eingesetzt.

Seidenari et al. analysierten digitalisierte Bilder, die mit einer polarisierenden 1-CCD-Videokamera aufgenommen wurden, mittels der Software BDB-Dermo-MIPS (Burroni-

Dell'Eva Biomedical Engineering Group). Bei den Bildern handelte es sich um Aufnahmen von 31 Melanomen (mediane Tumordicke 0,73 mm nach Breslow) und 59 melanozytären Nävi [15]. Die Anzahl der dysplastischen melanozytären Nävi wurde nicht angegeben. Es wurde eine 93%ige Sensitivität und eine 95%ige Spezifität für die Melanomdiagnose erreicht. Angaben zur Kreuzvalidierung wurden nicht angegeben. Diese Methode erreichte eine größere diagnostische Treffsicherheit für Melanome als unerfahrene und erfahrene klinisch tätige Ärzte. Die dermatoskopisch erfahrenen Untersucher erreichten bei dem gleichen Bildsatz eine 81%ige Sensitivität und eine 95%ige Spezifität. Unlängst analysierten Seidenari et al. eine andere Analysemethode bei Anwendung des gleichen Aufnahmesystems auf einem unabhängigen Testsatz von 18 Melanomen (Tumordicke <0,75 mm nach Breslow) und 365 melanozytären Nävi [14]. Wiederum wurde die Anzahl der dysplastischen melanozytären Nävi nicht angegeben. Bei einer geringen Anzahl von Melanomen erreichten sie eine 100%ige Sensitivität und eine 92%ige Spezifität für Melanome.

Ebenfalls vor kurzem publizierten Andreassi et al. ihre Ergebnisse, die sie mittels ihrem DDA-Mips-System (kalibrierte 3-CCD-Videokamera und mit Öl aufgenommene dermatoskopische Bilder) erreichten [1]. Die Autoren untersuchten 57 frühe Melanome (32 Melanome in situ, 25 Melanome mit einer Tumordicke <0,5 mm nach Breslow) und 90 melanozytäre Nävi, von denen 42 dysplastische melanozytäre Nävi waren. In einer multivariaten Analyse mit Kreuzvalidierung wurde eine 80,7%ige Sensitivität und eine 87,8%ige Spezifität für Melanome erreicht.

Dreiseitl et al. beschrieben ebenfalls vor kurzem die Ergebnisse einer Studie an 518 digitalen Bildern (207 benigne melanozytäre Nävi, 195 atypische melanozytäre Nävi und 116 frühe Melanome), die mit dem Mole-Max-System aufgenommen wurden [6]. Ein artifizielles neuronales Netzwerk wurde zur multivariaten Klassifizierung genutzt. 260 zufällig ausgewählte Läsionen wurden als Trainingssatz verwendet, die übrigen Läsionen bildeten den Testsatz. Die Bildanalyse erreichte für melanozytäre Nävi versus dysplastische melanozytäre Nävi und für dysplastische melanozytäre Nävi versus Melanome eine Fläche unter der ROC-Kurve von 0,895 bzw. von 0,929.

Das VIDKO-System (Regensburg, Deutschland) entwickelte ein System zur Klassifikation pigmentierter Hautveränderungen in Kooperation mit verschiedenen Arbeitsgruppen [18]. Erste Ergebnisse zeigten eine korrekte Klassifikation in mehr als 90% der pigmentierten Hauttumoren.

Das DANAOS-Konsortium (Diagnostic And Neuronal Analysis Of Skin Cancer, Zentren für Neuroinformatik, Bochum, Deutschland) arbeitet mit 13 europäischen Zentren zusammen. Von diesen werden standardisierte Datensets mit digitalisierten dermatoskopischen Bildern, die mit einer kalibrierten 3-CCD aufgenommen werden, gesammelt. Ergebnisse stehen bisher noch aus.

Die Bewertung der diagnostischen Treffsicherheit und der Vergleich von automatischen Analyse-Systemen ist ein vielschichtiges Problem. Die mediane Tumordicke nach Breslow ist bei den verschiedenen Datensätzen von Melanomen eine gute Vergleichsmöglichkeit für die Analyseergebnisse. Der Vergleich der jeweiligen Spezifität für die Melanomdiagnose ist problematischer. Viele der Arbeitsgruppen beschränken die untersuchten Nicht-Melanome auf benigne melanozytäre Läsionen. In diesen Fällen gibt der Anteil der dysplastischen melanozytären Nävi einen Hinweis auf die Komplexität des Datensatzes. Der Datenbestand der Nicht-Melanome sollte repräsentativ für die pigmentierten Veränderungen sein, mit denen das jeweilige System in der praktischen Anwendung getestet wird. In einer (dermatologischen) Praxis würde dies auch pigmentierte seborrhoische Keratosen, Hämangiome und Dermatofibrome als nichtmelanozytäre Läsionen beinhalten. Da seborrhoische Keratosen einen morphologisch komplexen Aufbau in Textur und Farben zeigen, können diese häufig auftretenden Läsionen die Spezifität der automatischen Analyse-Systeme signifikant senken, wenn diese Systeme und deren Algorithmen nur auf melanozytären Läsionen basieren.

Generell wurde bisher weder in der Literatur noch auf Kongressen über die Reproduzierbarkeit der Analysen berichtet. Der wichtigste Test für die Reproduzierbarkeit ist das endgültige diagnostische Modell. Meiner Meinung nach ist eine solche Analyse obligatorisch, um die Robustheit eines jeden diagnostischen Systems aufzuzeigen.

Eine notwendige Voraussetzung für die Reproduzierbarkeit ist die adäquate Kalibrierung der Systeme. Diese Kalibrierung der dermatoskopischen Expertensysteme beinhaltet die Korrektur der unterschiedlichen Lichtverhältnisse und Farbkalibrierung. Eine nicht ausreichende Kalibrierung führt zu schlechter Reproduzierbarkeit, insbesondere wenn Farbinformationen für die Analyse verwendet werden. Für die meisten Systeme fehlen Daten zur Reproduzierbarkeit und Angaben über Kalibrierungsprozesse oder sind nur unvollständig.

Der Nutzen dermatoskopischer Expertensysteme kann nur im Rahmen von multizentrischen klinischen Studien mit Analyse der Reproduzierbarkeit ermittelt werden. Jedoch erscheint es realistisch, soweit es bis zum jetzigen Zeitpunkt aus der Literatur ersichtlich ist, dass die dermatoskopische Bildanalyse, nach Evaluation an einem adäquat kalibrierten Datensatz, dem klinischen Experten in der Diagnosestellung in Zukunft möglicherweise gleichwertig oder leicht überlegen sein wird.

KAPITEL 10 Teledermatologie am Beispiel angewandter Teledermatoskopie

S. Grinschgl, I. H. Wolff, R. Hofmann-Wellenhof, H. P. Soyer

Durch den rasanten Fortschritt der Computertechnologie wurde die Einführung der Telemedizin als bahnbrechendes diagnostisches Instrument ermöglicht. Medizinische Fachgebiete wie Radiologie, Kardiologie, Psychiatrie, Notfallmedizin, Pathologie, Onkologie und insbesondere auch die Dermatologie haben in der Entwicklung telemedizinischer Projekte eine Vorreiterrolle übernommen. Ob dieser Fortschritt auch zugunsten aller im Gesundheitssystem Beteiligten nutzbar gemacht werden kann und ob die Schwelle zur revolutionären Entwicklung erst überschritten werden muss, soll im Folgenden diskutiert werden.

Teledermatologie impliziert die Nutzung der Kommunikationstechnologie für die Betreuung von Patienten bzw. Bereitstellung von professionellen Gesundheitsdiensten über räumliche und zeitliche Distanzen. Grundsätzlich ist das Prinzip der Teledermatologie sehr einfach. Ein Patient mit einem bestimmten Hautproblem begibt sich an einen für ihn leicht erreichbaren Ort mit einem Gesundheitsdienst und an einem entfernten Ort stellt ein Dermatologe seine Fachkenntnisse und sein Fachwissen für diesen Gesundheitsdienst zur Verfügung. Ein Dermatologe bzw. eine Dermatologengruppe kann dabei sein/ihr Tätigkeitsgebiet zumindest theoretisch über den gesamten Globus ausweiten und dadurch sein spezifisches Fachwissen und seine Fähigkeiten Gesundheitsdiensten und somit Patienten zur Verfügung stellen, die bis dahin aufgrund räumlicher, geopolitischer, beruflicher, finanzieller oder militärischer Gründe keinen Zugriff auf dermatologische Fachkenntnisse hatten [1].

Vom Facharzt für Dermatologie wird eine möglichst exakte Diagnosefindung und das Festlegen einer entsprechenden Therapie aufgrund der ihm verfügbaren Informationen erwartet. Prinzipiell sind drei teledermatologische Szenarien denkbar:

1) Exakte Diagnose, konkrete Behandlungsvorschläge und Empfehlung weiterführender Maßnahmen aufgrund der vorliegenden Krankengeschichte, der spezifischen Anamnese sowie etwaige vorliegender Laborbefunde. Besondere Bedeutung kommt der Beurteilung digitaler Bilder zu, wobei durch Übermittlung von Übersichtsaufnahmen auch das Verteilungsmuster der Hautläsionen in die Interpretation aufgenommen wird.
2) Aufgrund der vorliegenden Informationen sind mehrere differentialdiagnostische Überlegungen in Betracht zu ziehen. Es kommen daher bestimmte diagnostische Möglichkeiten in Frage bzw. es wird ein exakter diagnostischer Algorithmus festgelegt. Die geforderten weiterführenden Informationen bzw. notwendigen zusätzlichen Untersuchungen sind durchzuführen und entsprechende Befunde virtuell bereitzustellen.
3) Ein Behandlungsfall kann teledermatologisch nicht gelöst werden und daher ist die direkte Betreuung nach persönlichem Erscheinen des Patienten notwendig.

Im Fall von 2) und 3) ergibt sich eine Weiterbetreuung durch den vor Ort ansässigen praktischen Arzt bzw. den für die Primärversorgung zuständigen Gesundheitsdienst vor Ort.

Grundsätzliche infrastrukturelle Voraussetzung für teledermatologische Konsultationen

Teledermatologie besteht streng logistisch aus zwei Komponenten bzw. Variablen mit gegenseitiger Wechselwirkung. Organisatorische, juristische und finanzielle Problembereiche müssen zur Etablierung eines telemedizinischen Zentrums dabei bereits im Vorfeld geklärt sein.
1. IT-Infrastruktur für Datenerfassung, Datenverarbeitung und Datenübermittlung
2. Experten zur Interpretation der Daten.

■ **Ad 1.** Als Kommunikationsnetz wird primär auf das Internet, welches über das Telefonkabelsystem übertragen wird, zurückgegriffen. Auch Übertragungsmöglichkeiten über „Telekabel" im städtischen Bereich oder über Satelliten für entlegene Ortschaften sind weitere Optionen. Neben einer standardisierten Übermittlung von klinischen und anamnestischen Daten kommt in der Teledermatologie der Übermittlung digitaler Bilder eine entscheidende Bedeutung zu. Die Bildqualität setzt sich aus den Qualitäten der räumlichen Auflösung, der Anzahl der Grautöne und der Anzahl der Farben zusammen. Prinzipiell können digitale Fotografien relativ leicht die Anforderungen bester Bildqualität erfüllen. Digitale Videos für ‚real-time-Konsultationen', welche über das Internet übertragen werden müssen und heute oftmals lange Wartedauer beim Übermitteln erfordern, können aufgrund der – trotz bereits effektiver Komprimierungsverfahren – riesigen zu transportierenden Datenmengen erst in Zukunft hochqualitativen Standards genügen. Derzeit reichen die Übertragungsraten via Internet von 56000 bits bis 128 kbit/s (ISDN-Standard) in Österreich; weiter gibt es noch auf Ballungszentren konzentrierte Netze, die auf das Telekabelnetz zurückgreifen. Auch die etwas kostspieligere Variante einer Datenübertragung über Satellit kann heute für Datenübermittlung in entlegene Regionen in Anspruch genommen werden.

Zur Wahrung des Datenschutzes sind zahlreiche effektive Verschlüsselungsverfahren in Gebrauch und werden bei teledermatologischen Datentransfers angewandt.

■ **Ad 2.** Die Wegersparnis bei Nichtvorhandensein von spezieller ärztlicher Expertise macht die Teledermatologie für den Patienten interessant. Die Verkürzung etwaiger Wartezeiten und die Verhinderung der Verzögerung wichtiger Behandlungsschritte sind weitere attraktive Anreize für teledermatologische Dienste. Gleichzeitig kann der Dermatologe sein Tätigkeitsfeld räumlich fast unbegrenzt bei Nutzung einer entsprechenden IT-Infrastruktur ausweiten. Bereits heute findet ein dermatologischer Datenaustausch sowohl zwischen Fachärzten als auch zwischen Fachärzten und Allgemeinmedizinern statt. Auch direkte Anfragen von Patienten an Fachärzte sind im zunehmen. Die Qualität der teledermatologischen Konsultation hängt naturgemäß von der Geschicklichkeit und Erfahrung der mit telemedizinischen Projekten befassten Ärzte ab. Die Etablierung standardisierter ‚Work-flows' für die teledermatologische Konsultation sind wichtige Determinanten einer funktionierenden telemedizinischen Einrichtung [2].

Bedeutung der Teledermatologie

Schon jetzt greifen zahlreiche dermatologische Institutionen auf telemedizinische Einrichtungen zurück. Allerdings kann und muss man davon ausgehen, dass die technologische Entwicklung im Bereich der Telemedizin in Bezug auf Schnelligkeit, Ausgereiftheit der technischen Ausrüstung und Kosteneffektivität längst ihre eigenen Gesetze entwickelt hat.

Auch nach eigenen Erfahrungen sind Patienten bereit, für die Inanspruchnahme von teledermatologischen Untersuchungen zusätzliche Kosten auf sich zu nehmen. Die Möglichkeit Bilder ohne Qualitätsverlust zu speichern und bei Bedarf nach Monaten und Jahren wiederum abzurufen, Hautveränderungen über Jahre verlässlich zu dokumentieren und zusätzlich noch die Möglichkeit des weltweit digitalen Datentransfers erfüllen nicht nur wissenschaftliche Anforderungen, sondern erscheinen auch den Patienten – bewusst oder unbewusst – als zunehmend notwendige Ausstattungsmerkmale einer zeitgemäß eingerichteten dermatologischen Institution.

Interessanterweise liegen erst wenige wissenschaftliche Arbeiten über die Teledermatologie vor und im Folgenden soll beispielhaft auf zwei rezente Publikationen näher eingegangen werden.

Perednia und Brown [3] berichteten 1995 zum ersten Mal über einen teledermatologischen Pilotversuch in einer ländlichen Region im Osten Oregons (USA). Diese Studie zeigte erfolgreich die Möglichkeiten der Leistungsfähigkeit dieser Technik für Regionen auf, in denen dermatologische Fachberatung nicht zugänglich ist.

Zelickson und Homan [4] führten 1997 eine teledermatologische Untersuchung mit Hilfe des vorhandenen Telefonnetzes an einer Klinik in Minneapolis (USA) durch. Dabei wurden Bilder von 30 verschiedenen Hautkrankheiten von 29 Patienten digital durch Krankenschwestern erfasst und anschließend von mehreren Dermatologen vorläufig telediagnostisch befundet. Die Telediagnose und die direkte Diagnose am Patienten waren in 88% der Fälle übereinstimmend. Weitere Studien in den letzten zwei Jahren zeigten auf, dass die Teledermatologie ein sehr hilfreiches diagnostisches Mittel speziell in ländlichen Gemeinden darstellt, die über keine dermatologische Versorgung verfügen.

Teledermatoskopie

Die Teledermatoskopie ist eine der neuesten Entwicklungen der Teledermatologie und profitiert von der technischen Entwicklung im Bereich der Dermatoskopie mit Verfügbarkeit zahlreicher neuer Geräte und dem rasanten Fortschritt der Informationstechnologie entsprechender Software.

Die Dermatoskopie hat sich heute zu einem ausgereiften Verfahren für die Diagnose, und insbesondere auch das Monitoring, von pigmentierten Hautveränderungen entwickelt und lässt sich hervorragend in teledermatologische Projekte implementieren. Die Dermatoskopie erlaubt dabei die Beurteilung von morphologischen Eigenschaften, die für das freie Auge nicht sichtbar sind. Dermatoskopie in den Händen von Fachleuten erhöht die diagnostische Genauigkeit von pigmentierten Hautläsionen. Die Genauigkeit der Melanomdiagnostik konnte mit Hilfe der Dermatoskopie von 65–80% auf 70–95% abhängig von der Erfahrung des Untersuchers erhöht werden [5].

Piccolo et al. [6] fanden in einer Studie an 66 pigmentierten Hautläsionen eine Übereinstimmung von 90% zwischen Telediagnose anhand dermatoskopischer Bilder und direkter Diagnose (Face-to-face-Diagnose). Die Bilder wurden dabei mit einer hochauflösenden Videokamera aufgenommen und anschließend in Form von jpeg-files via e-mails von L'Aquila (Italien) nach Graz (Österreich) übermittelt. Diese Studie, basierend auf der Standbild-Telemedizintechnik, zeigte auf, dass die teledermatoskopische Diagnose durch Experten einer klassischen Visite – zumindest das diagnostische Ergebnis betreffend – nahezu gleichwertig ist.

In einer nachfolgenden Multizenter-Studie konnte Piccolo et al. [7] den Übereinstimmungsgrad von teledermatoskopischen Diagnosen und direkter Diagnose anhand von 43 pigmentierten Hauttumoren (11 Melanome, 23 Nävuszellnävi, 3 Basalzellkarzinome, 3 Lentigines, 2 seborrhoische Keratosen und 1 Angiokeratom) aufzeigen. Ein besonderer Aspekt dieser Studie betraf den unterschiedlichen Ausbildungsgrad der in diese Studie involvierten Kollegen. Dabei zeigt sich, dass nur ausgewiesene Experten auf dem Gebiet der Dermatoskopie hervorragende Resultate erzielten und somit das Ergebnis der ersten Studie von Piccolo et al. bestätigten.

Zur Entwicklung standardisierter Grundlagen für die dermatoskopische Diagnose pigmentierter Hauttumoren wurde von Juli bis Oktober 2000 ein „Consensus Net Meeting on Dermoscopy" mit 40 Experten durchgeführt (siehe auch *www.dermoscopy.org*). Dabei wurde die Verlässlichkeit und Reproduzierbarkeit der verschiedenen diagnostischen Algorithmen analysiert. Das ausschließlich im Internet stattfindende „consensus meeting" bestand aus zwei Teilen: Im ersten Teil wurde die Anwendung eines Algorithmus zur Differenzierung melanozytärer von nichtmelanozytären Hautläsionen getestet. Der zweite Teil stellte sich die Aufgabe die derzeit gängigen Algorithmen zur Differenzierung von Melanomen und gutartigen melanozytären Läsionen, wie die Musteranalyse, die ABCD-Methode nach Stolz, die 7-Punkte-Checkliste nach Argenziano und das diagnostische System von Menzies kritisch zu überprüfen. Dieses virtuelle „consensus meeting", dessen Ergebnisse derzeit in Ausarbeitung sind, werden – nach Ansicht der Autoren dieses Beitrages – die weitere Entwicklung der Teledermatoskopie positiv beeinflussen.

Literaturverzeichnis

Kapitel 1: Von der Dermatoskopie zur digitalen Bildanalyse

1. Andreassi L, Perotti R, Rubegni P, Burroni M, Cevenini G, Biagioli M, Taddeucci P, Dell'Eva G, Barbini P (1999) Digital dermoscopy analysis for the differentiation of atypical nevi and early melanoma. Arch Dermatol 135:1459–1465
2. Argenziano G, Fabbrocini G, Carli P, De Giorgi V, Sammarco E, Delfino M (1998) Epiluminescence microscopy for the diagnosis of doubtful melanocytic skin lesions – Comparison of the ABCD rule of dermatoscopy and a new 7-Point checklist based on pattern analysis. Arch Dermatol 134: 1563–1570
3. Argenziano G, Soyer HP, De Georgi V, Piccolo D (2000) Interactive atlas of dermoscopy. EDRA – Medical Publishing and New Media, Milan
4. Bahmer FA, Fritsch P, Kreusch J, Pehamberger H, Rohrer C, Schindera I, Smolle J, Soyer HP, Stolz W (1990) Diagnostische Kriterien in der Auflichtsmikroskopie. Konsensus-Treffen der Arbeitsgruppe Analytische Morphologie der Arbeitsgemeinschaft Dermatologische Forschung, 17. November 1989 in Hamburg. Hautarzt 41:513–514
5. Bahmer FA, Fritsch P, Kreusch J, Pehamberger H, Rohrer C, Schindera I, Smolle J, Soyer HP, Stolz W (1990) Terminology in surface microscopy. Consensus meeting of the Committee on Analytical Morphology of the Arbeitsgemeinschaft Dermatologische Forschung, Hamburg, Federal Republic of Germany, Nov. 17, 1989. J Am Acad Dermatol 23:1159–1162
6. Binder M, Kittler H, Seeber A, Steiner A, Pehamberger H, Wolff K (1998) Epiluminescence microscopy-based classification of pigmented skin lesions using computerized image analysis and an artificial neural network. Melanoma Res 8:261–266
7. Blum A, Rassner G, Garbe C (2000) Auflichtmikroskopie und digitale Bildanalyse pigmentierter Hautveränderungen. Tagung am 3. und 4. Dezember 1999 in Tübingen. Hautarzt 10:786–788
8. Braun-Falco O, Stolz W, Bilek P, Merkle T, Landthaler M (1990) Das Dermatoskop. Eine Vereinfachung der Auflichtmikroskopie von pigmentierten Hautveränderungen. Hautarzt 41:131–136
9. Cascinelli N, Ferrario M, Bufalino R, Zurrida S, Galimberti V, Mascheroni L, Bartoli C, Clemente C (1992) Results obtained by using a computerized image analysis system designed as an aid to diagnosis of cutaneous melanoma. Melanoma Res 2:163–170
10. Cascinelli N, Ferrario M, Tonelli T, Leo E (1987) A possible new tool for clinical diagnosis of melanoma: the computer. J Am Acad Dermatol 16:361–367
11. Dal Pozzo V, Benelli C, Roscetti E (1999) The seven features for melanoma: a new dermoscopic algorithm for the diagnosis of malignant melanoma. Eur J Dermatol 9:303–308
12. Dhawan AP (1988) An expert system for the early detection of melanoma using knowledge-based image analysis. Anal Quant Cytol Histol 10:405–416
13. Dhawan AP (1985) Early detection of cutaneous malignant melanoma by the three-dimensional nevoscopy. Comput Methods Programs Biomed 21:59–68
14. Dummer W, Doehnel KA, Remy W (1993) Videomikroskopie in der Differentialdiagnose von Hauttumoren und der sekundären Prävention des malignen Melanoms. Hautarzt 44:772–776
15. Ercal F, Chawla A, Stoecker WV, Lee HC, Moss RH (1994) Neural network diagnosis of malignant melanoma from color images. IEEE Trans Biomed Imag 41:837–845
16. Goldman L (1958) A simple portable skin microscope for surface microscopy. Arch Dermatol 78:246
17. Goldman L (1951) Some investigative studies of pigmented nevi with cutaneous microscopy. J Invest Dermatol 16:407–410
18. Green A, Martin N, McKenzie G, Pfitzner J, Quintarelli F, Thomas BW, O'Rourke M, Knight N (1991) Computer image analysis of pigmented skin lesions. Melanoma Res 1:231–236

19. Green A, Martin N, Pfitzner J, O'Rourke M, Knight N (1994) Computer image analysis in the diagnosis of melanoma. J Am Acad Dermatol 31:958–964
20. Haas N, Ernst TM, Stüttgen G (1984) Makrofotografie im transmittierten Licht. Ein Beitrag zur horizontalen Strukturanalyse pigmentierter Hauttumoren. Z Hautkr 59:985–989
21. Handels H, Ross T, Kreusch J, Wolff HH, Pöppl SJ (1999) Computer-supported diagnosis of melanoma in profilometry. Meth Inform Med 38:43–49
22. Hinselmann H (1933) Die Bedeutung der Kolposkopie für den Dermatologen. Dermatol Wochenschr 96:533–545
23. Hoegl L, Stolz W, Braun-Falco O (1993) Historische Entwicklung der Auflichtmikroskopie. Hautarzt 44:182–185
24. Kenet RO, Kang S, Kenet BJ, Fitzpatrick TB, Sober AJ, Barnhill RL (1993) Clinical diagnosis of pigmented lesions using digital epiluminescence microscopy. Grading protocol and atlas. Arch Dermatol 129:157–174
25. Kini P, Dhawan AP (1992) Three-dimensional imaging and reconstruction of skin lesions. Comput Med Imaging Graph 16:153–161
26. Kittler H, Seltenheim M, Dawid M, Pehamberger H, Wolff K, Binder M (1999) Morphologic changes of pigmented skin lesions: A useful extension of the ABCD rule for dermatoscopy. J Am Acad Dermatol 40:558–562
27. Kreusch J, Rassner G (1991) Auflichtmikroskopie pigmentierter Hauttumoren. Thieme, Stuttgart New York
28. Kreusch J, Rassner G, Trahn C, Pietsch Breitfeld B, Henke D, Selbmann HK (1992) Epiluminescent microscopy: a score of morphological features to identify malignant melanoma. Pigment Cell Res Suppl 2:295–298
29. MacKie RM (1971) An aid to the preoperative assessment of pigmented lesions of the skin. Br J Dermatol 85:232–238
30. Menzies SW, Bischof LM, Peden G, Talbot HG, Gutenev A, Thompson RL, McNamara KW, Burlutski G, McCarthy WH, Skladnev VN (1997) Automated instrumentation for the diagnosis of invasive melanoma: image analysis of oil epiluminescence microscopy. In: Altmeyer P, Hoffmann K, Stücker M (eds) Skin Cancer and UV-Radiation. Springer, Berlin Heidelberg New York, pp 1064–1070
31. Menzies SW, Crotty KA, Ingvar C, McCarthy WH (1996) An atlas of surface microscopy of pigmented skin lesions. McGraw-Hill, Sydney New York London
32. Menzies SW, Ingvar C, Crotty KA, McCarthy WH (1996) Frequency and morphologic characteristics of invasive melanomas lacking specific surface microscopic features. Arch Dermatol 132:1178–1182
33. Nachbar F, Stolz W, Merkle T, Cognetta AB, Vogt T, Landthaler M, Bilek P, Braun-Falco O, Plewig G (1994) The ABCD rule of dermatoscopy. High prospective value in the diagnosis of doubtful melanocytic skin lesions. J Am Acad Dermatol 30:551–559
34. Pehamberger H, Steiner A, Wolff K (1987) In vivo epiluminescence microscopy of pigmented skin lesions. I. Pattern analysis of pigmented skin lesions. J Am Acad Dermatol 17:571–583
35. Remy W, Doehnel KA (1991) Das flexible elektronische Mikroskop (Scopeman). Dtsch Dermatol 39:65–67
36. Saphier J (1920) Die Dermatoskopie. I. Mitteilung. Arch Dermatol Syph 128:1–19
37. Schiffner R, Gläßl A, Burgdorff T, Landthaler M, Stolz W (2000) Neue Entwicklung in der Dermatoskopie. In: Plettenberg A, Meigel WN (Hrsg) Dermatologie an der Schwelle zum neuen Jahrtausend. Aktueller Stand von Klinik und Forschung. Springer, Berlin Heidelberg New York, pp 32–33
38. Schindewolf T, Schiffner R, Stolz W, Albert R, Abmayr W, Harms H (1994) Evaluation of different image acquisition techniques for a computer vision system in the diagnosis of malignant melanoma. J Am Acad Dermatol 31:33–41
39. Schindewolf T, Stolz W, Albert R, Abmayr W, Harms H (1993) Classification of melanocytic lesions with color and texture analysis using digital image processing. Anal Quant Cytol Histol 15:1–11
40. Seidenari S, Pellacani G, Giannetti A (1999) Digital videomicroscopy and image analysis with automatic classification for detection of thin melanomas. Melanoma Res 9:163–171
41. Seidenari S, Pellacani G, Pepe P (1998) Digital videomicroscopy improves diagnostic accuracy for melanoma. J Am Acad Dermatol 39:175–181
42. Steiner A, Pehamberger H, Wolff K (1987) In vivo epiluminescence microscopy of pigmented skin lesions. II. Diagnosis of small pigmented skin lesions and early detection of malignant melanoma. J Am Acad Dermatol 17:584–591
43. Soyer HP, Argenziano G, Chimenti S et al. (2001) Dermoscopy of pigmented skin lesions. An atlas based on the Consensus Net Meeting on Dermoscopy 2000. EDRA – Medical Publishing and New Media, Milano
44. Soyer HP, Smolle J, Hodl S, Pachernegg H, Kerl H (1989) Surface microscopy. A new approach to the diagnosis of cutaneous pigmented tumors. Am J Dermatopathol 11:1–10
45. Soyer HP, Smolle J, Kerl H, Stettner H (1987) Early diagnosis of malignant melanoma by surface microscopy. Lancet 2:803

46. Stolz W, Braun-Falco O, Bilek P, Landthaler M (1993) Farbatlas der Dermatoskopie. Blackwell, Berlin
47. White R, Rigel DS, Friedman RJ (1991) Computer applications in the diagnosis and prognosis of malignant melanoma. Dermatol Clin 9:695–702

Kapitel 2: Physikalische Grundlagen der Dermatoskopie

1. Anderson RR, Parrish JA (1981) The optics of human skin. J Invest Dermatol 77:13–19
2. Bahmer FA, Rohrer C (1986) Rapid and simple macrophotography of the skin. Br J Dermatol 114:135–136
3. Braun-Falco O, Stolz W, Bilek P et al. (1990) Das Dermatoskop. Eine Vereinfachung der Auflichtmikroskopie von pigmentierten Hautveränderungen. Hautarzt 41:131–136
4. Fritsch P, Pechlaner R (1981) Differentiation of benign from malignant melanocytic lesions using incident light microscopy. In: Ackerman AB (ed) Pathology of Malignant Melanoma. Masson, New York
5. Kreusch J (1995) Instruments for surface microscopy of the skin (incident light microscopy, epiluminescence microscopy). In: Berardesca E, Elsner P, Wilhelm KP, Maibach HI (eds) Bioengineering of the skin: methods and instrumentation. CRC Press, Boca Raton New York London Tokyo, pp 105–112
6. Kreusch J, Rassner G (1991) Auflichtmikroskopie pigmentierter Hauttumoren. Thieme, Stuttgart
7. MacKie RM (1971) An aid to the preoperative assessment of pigmented lesions of the skin. Br J Dermatol 85:232–238
8. Menzies SW, Crotty KA, Ingvar C, McCarthy WH (1996) An Atlas of Surface Microscopy of Pigmented Skin Lesions. 1st ed. McGraw-Hill, Sydney
9. Stolz W, Braun-Falco O, Bilek P, Landthaler M (1993) Farbatlas der Dermatoskopie. Blackwell, Berlin

Kapitel 3: Geräte der Dermatoskopie

Keine Literaturangaben

Kapitel 4: Dermatoskopisch sichtbare Strukturen

4.1 Grundlagen

1. Argenziano G, Soyer HP, De Georgi V, Piccolo D (2000) Interactive atlas of dermoscopy. EDRA - Medical Publishing and New Media, Milano
2. Bahmer FA, Fritsch P, Kreusch J et al. (1990) Diagnostische Kriterien in der Auflichtmikroskopie. Konsensus-Treffen der Arbeitsgruppe Analytische Morphologie der Arbeitsgemeinschaft Dermatologische Forschung, 17. November 1989 in Hamburg. Hautarzt 41:513–514
3. Braun-Falco O, Stolz W, Bilek P, Merkle T, Landthaler M (1990) Das Dermatoskop. Eine Vereinfachung der Auflichtmikroskopie von pigmentierten Hautveränderungen. Hautarzt 41: 131–136
4. Haas N (1988) Mikrotopographie der Hautoberfläche und des Pigmentnetzes. Ärztl Kosmetol 18:137–144
5. Kreusch J, Koch F (1996) Auflichtmikroskopische Charakterisierung von Gefäßmustern in Hauttumoren. Hautarzt 47:264–272
6. Kreusch J, Rassner G (1991) Auflichtmikroskopie pigmentierter Hauttumoren. Thieme, Stuttgart New York
7. Menzies SW, Crotty KA, Ingvar C, McCarthy WH (1996) An atlas of surface microscopy of pigmented skin lesions. McGraw-Hill, Sydney New York London
8. Soyer HP, Argenziano G, Chimenti S et al. (2001) Dermoscopy of pigmented skin lesions. An atlas based on the Consensus Net Meeting on Dermoscopy 2000. EDRA - Medical Publishing and New Media, Milano
9. Soyer HP, Kenet RO, Wolf IH, Kenet BJ, Cerroni L (2000) Clinicopathological correlation of pigmented skin lesions using dermoscopy. Eur J Dermatol 10:22–28
10. Steiner A, Pehamberger H, Wolff K (1987) In vivo epiluminescence microscopy of pigmented skin lesions. II. Diagnosis of small pigmented skin lesions and early detection of malignant melanoma. J Am Acad Dermatol 17:584–591
11. Stolz W, Braun-Falco O, Bilek P, Landthaler M (1993) Farbatlas der Dermatoskopie. Blackwell, Berlin
12. Wolf IH, Kerl H, Soyer HP, Binder M, Pehamberger H, Fritsch P, Wolff K (1997) Epiluminszenzmikroskopie zur Diagnose pigmentierter Hauttumoren. Hautarzt 48:353–362
13. Yadav S, Vossaert KA, Kopf AW, Silverman M, Grin Jorgensen C (1993) Histopathologic correlates of structures seen on dermoscopy (epiluminescence microscopy). Am J Dermatopathol 15:297–305

4.2 Gesichtsbereich

1. Holman DCJ, Mulroney CD, Armstrong BK (1980) Epidemiology of preinvasive and invasive malignant melanoma in Western Australia. Int J Cancer 25:317–323
2. Magnus K (1981) Habits of sun exposure and risk of malignant melanoma: An analysis of incidence rates in Norway 1955–1977 by cohort, sex, age and primary tumor side. Cancer 48:2329
3. English DR, Heenan PJ, Holman CD et al. (1987) Melanoma in Western Australia in 1980–81: incidence and characteristics of histological types. Pathology 19:383–392
4. Cohen HJ, Cox E, Manton K, Woodbury M (1987) Malignant melanoma in the elderly. J Clin Oncol 5:100–106
5. Garbe C (1992) Sonne und malignes Melanom. Hautarzt 43:251–257
6. Cohen LM (1995) Lentigo maligna and lentigo maligna melanoma. J Am Acad Dermatol 33: 923–936
7. Walter SD, Marret LD, From L et al. (1990) The association of cutaneous malignant melanoma with the use of sunbeds and sunlamps. Am J Epidemiol 131:232–243
8. Carey FA, Hogan JM (1990) The relationship of sun exposure and solar elastosis to skin cancer in high risk population. Ir J Med Sci 159:44–47
9. Weiss J, Bertz J, Jung EG (1991) Malignant melanoma in southern Germany: different predictive value of risk factors for melanoma subtypes. Dermatologica 183:109–113
10. Foley PA, Marks R, Dorevitch AP (1993) Lentigo maligna is more common on the driver's side. Arch Dermatol 129:1211–1212
11. G+J Branchenbild Auslandstourismus, Gruner + Jahr Marktanalyse, 1995
12. G+J Branchenbild Auslandstourismus, Gruner + Jahr Marktanalyse, 1996
13. Steiner A, Pehamberger H, Wolff K (1987) In vivo epiluminescence microscopy of pigmented skin lesions. II. Diagnosis of small pigmented skin lesions and early detection of malignant melanoma. J Am Acad Dermatol 17:584–591
14. Soyer HP, Smolle J, Leitinger G et al. (1995) Diagnostic reliability of dermatoscopic criteria for detecting malignant melanoma. Dermatology 190:25–30
15. Stolz W, Riemann A, Cognetta SP et al. (1994) ABCD rule of dermatoscopy: a new practical method for early recognition of malignant melanoma. Eur J Dermatol 4:521–527
16. Stolz W, Braun-Falco O, Bilek P, Landthaler M (1994) Color atlas of dermatoscopy. Blackwell, Berlin
17. Stolz W, Bilek P, Landthaler M et al. (1989) Skin surface microscopy. Lancet II:864–865
18. Pehamberger H, Binder M, Steiner A, Wolff K (1993) In vivo epiluminescence microscopy: Improvement of early diagnosis of melanoma. J Invest Dermatol 100:356–362
19. Menzies SW, Crotty KA, Ingvar C (1996) An Atlas of Surface Microscopy of Pigmented Skin Lesions. McGraw-Hill, Sydney
20. Argenziano G, Fabbrocini G, Carli P et al. (1998) Epiluminescence microscopy for the diagnosis of doubtful melanocytic skin lesions. Comparison of the ABCD rule of dermatoscopy and a new 7-point checklist based on pattern analysis. Arch Dermatol 134:1563–1570
21. Schiffner R, Schiffner-Rohe J, Vogt Th et al. (2000) Improvement of early Recognition of Lentigo maligna using Dermatoscopy. J Am Acad Dermatol 42:25–32

4.3 Akren

1. Margolis RJ, Tong AK, Byers HR, Mihm MCJ (1989) Comparison of acral nevomelanocytic proliferations in Japanese and whites. J Invest Dermatol 92:222S–226S
2. Green A, McCredie M, MacKie R et al. (1999) A case-control study of melanomas of the soles and palms (Australia and Scotland). Cancer Causes Control 10:21–25
3. Saida T, Oguchi S, Ishihara Y (1995) In vivo observation of magnified features of pigmented lesions on volar skin using video macroscope. Usefulness of epiluminescence techniques in clinical diagnosis. Arch Dermatol 131:298–304
4. Akasu R, Sugiyama H, Araki M et al. (1996) Dermatoscopic and videomicroscopic features of melanocytic plantar nevi. Am J Dermatopathol 18:10–18
5. Kawabata Y, Tamaki K (1998) Distinctive dermatoscopic features of acral lentiginous melanoma in situ from plantar melanocytic nevi and their histopathologic correlation. J Cutan Med Surg 2:199–204
6. Oguchi S, Saida T, Koganehira Y et al. (1998) Characteristic epiluminescent microscopic features of early malignant melanoma on glabrous skin. A videomicroscopic analysis. Arch Dermatol 134:563–568
7. Stolz W, Braun-Falco O, Bilek P, Landthaler M (1993) Farbatlas der Dermatoskopie. Berlin, Blackwell Wissenschafts-Verlag GmbH
8. Nachbar F, Stolz W, Merkle T et al. (1994) The ABCD rule of dermatoscopy. J Am Acad Dermatol 30:551–559

4.4 Nägel

1. Anonymous (1996) Guidelines of care for nail disorders. J Am Acad Dermatol 34:529–533
2. Baran R, Haneke E (1984) Diagnostik und Therapie der streifenförmigen Nagelpigmentierung. Hautarzt 35:359–365
3. Baran R, Kechijan P (1989) Longitudinal melanonychia (melanonychia striata): Diagnosis and management. J Am Acad Dermatol 21:1165–1175
4. Baran R, Simon C (1988) Longitudinal melanonychia: A symptom of Bowen's disease. J Am Acad Dermatol 18:1359–1360
5. Briggs JC (1985) Subungual malignant melanoma. A review article. Br J Plast Surg 38:174–176
6. Glatt PM, Spector JA, Roses DF et al. (1996) The management of pigmented lesions of the nailbed. Ann Plast Surg 37:125–134
7. Jeanmougin M, Civatte J (1983) Nail dyschromia. Int J Dermatol 22:279–280
8. Koralewski F, Vakilzadeh F, Macher E (1977) Streifenförmige Nagelpigmentierung. Hautarzt 28:203–205
9. Kreusch J, Rassner G (1992) Auflichtmikroskopische Beurteilung pigmentierter Nagelveränderungen. Dt Dermatol 40:1–6
10. Kreusch J, Rassner G (1991) Auflichtmikroskopie pigmentierter Hauttumoren. Ein Bildatlas. Thieme, Stuttgart New York
11. Lumpkin LR III, Rosen T, Tschen JA (1984) Subungual squamous cell carcinoma. J Am Acad Dermatol 11:735–738
12. Levit EK, Kagen MH, Scher RK, Grossman M, Altman E (2000) The ABC rule for clinical detection of subungual melanoma. J Am Acad Dermatol 42:269–274
13. Molina D, Sanchez JL (1995) Pigmented longitudinal bands of the nail. A clinicopathologic study. Am J Dermatopath 17:539–541
14. Paul E, Kleiner H, Bödeker RH (1992) Epidemiologie und Prognose subungualer Melanome. Hautarzt 43:286–290
15. Rudolph RI (1987) Subungual basal cell carcinoma presenting as longitudinal melanonychia. J Am Acad Dermatol 16:229–233
16. Tosti A, Baran R, Riraccini BM, Cameli N, Fanti PA (1996) Nail matrix nevi: A clinical and histopathological study of twenty-two patients. J Am Acad Dermatol 34:765–771
17. Zaias N (1972) Onychomycosis. Arch Dermatol 105:263–274
18. Zuehlke RL, Taylor WB (1970) Black nails with Proteus mirabilis. Arch Dermatol 102:154–155

4.5 Atypische melanozytäre Nävi (Clark-Nävi)

1. Clark WHJ, Reimer RR, Greene M et al. (1978) Origin of familial malignant melanomas from heritable melanocytic lesions: 'the B-K mole syndrom'. Arch Dermatol 114:732–738
2. Elder DE, Goldman LI, Goldman SC et al. (1980) Dysplastic nevus syndrom: a phenotypic association of sporadic cutaneous melanoma. Cancer 46:1787–1794
3. Barnhill RL, Roush GC, Duray PH (1990) Correlation of histologic architectural and cytoplasmic features with nuclear atypia in atypical (dysplastic) nevomelanocytic nevi. Hum Pathol 21:51–58
4. Seywright MM, Doherty VR, MacKie RM (1986) Proposed alternative terminology and subclassification of so called "dysplastic naevi". J Clin Pathol 39:189–194
5. Ackerman AB, Magana-Garcia M (1990) Naming acquired melanocytic nevi: Unna's, Miescher's, Spitz's, Clark's. Am J Dermatopathol 12:193–209
6. Friedman RJ, Heilman ED, Rigel DS, Kopf AW (1985) The dysplastic nevus. Clinical and pathologic features. Dermatol Clin 3:239–249
7. McBride A, Rivers JK, Kopf AW et al. (1991) Clinical features of dysplastic nevi. Dermatol Clin 9:717–722
8. Garbe C, Büttner P, Weiss J et al. (1994) Associated factors in the prevalence of more than 50 common melanocytic nevi, atypical melanocytic nevi, and actinic lentigines: Multicenter case-control study of the central malignant melanoma registry of the German Dermatological Society. J Invest Dermatol 75:700–705
9. Hofmann-Wellenhof R, Blum A, Wolf IH et al. (2001) Dermoscopic classification of atypical melanocytic nevi (Clark nevi). Arch Dermatol 137:1575–1580
10. Cohen LM, Bennion SD, Johnson TW, Golitz LE (1997) Hypermelanotic nevus: clinical, histopathologic, and ultrastructural features in 316 cases. Am J Dermatopathol 19:23–30
11. Clark WHJ, Elder DE, Guerry IV D et al. (1984) A study of tumor progression: the precursor lesions of superficial spreading and nodular melanoma. Hum Pathol 15:1147–1165
12. Grob JJ, Bonerandi JJ (1998) The 'ugly duckling' sign: identification of the common characteristics of nevi in an individual as a basis for melanoma screening. Arch Dermatol 134:103–104

4.6 Musteranalyse melanozytärer Hautveränderungen

1. Steiner A, Pehamberger H, Wolff K (1987) In vivo epiluminescence microscopy of pigmented skin lesions. II. Diagnosis of small pigmented

skin lesions and early detection of malignant melanoma. J Am Acad Dermatol 17:584–591
2. Pehamberger H, Steiner A, Wolff K (1987) In vivo epiluminescence microscopy of pigmented skin lesions. I. Pattern analysis of pigmented skin lesions. J Am Acad Dermatol 17:571–583
3. Binder M, Püspöck-Schwarz M, Steiner A et al. (1997) Epiluminescence microscopy of small pigmented skin lesions: short-term formal training improves the diagnostic performance of dermatologists. J Am Acad Dermatol 36:197–202
4. Binder M, Schwarz M, Winkler A et al. (1995) Epiluminescence microscopy. A useful tool for the diagnosis of pigmented skin lesions for formally trained dermatologists. Arch Dermatol 131:286–291
5. Saida T (1996) Malignant melanoma on the sole: how to detect the early lesions efficiently. Pigment Cell Res 13:135–139
6. Schiffner R, Schiffner-Rohe J, Vogt T et al. (2000) Improvement of early recognition of lentigo maligna using dermatoscopy. J Am Acad Dermatol 42:25–32
7. Menzies SW, Crotty KA, McCarthy WH (1995) The morphologic criteria of the pseudopod in surface microscopy. Arch Dermatol 131:436–440
8. Kittler H, Seltenheim M, Dawid M et al. (2000) Frequency and characteristics of enlarging common melanocytic nevi. Arch Dermatol 136:316–320
9. Hofmann-Wellenhof R, Wolf P, Smolle J et al. (1998) Influence of UVB therapy on dermoscopic features of acquired melanocytic nevi. J Am Acad Dermatol 37:559–563
10. Stanganelli I, Bauer P, Bucchi L et al. (1997) Critical effects of intense sun exposure on the expression of epiluminescence microscopy features of acquired melanocytic nevi. Arch Dermatol 133:979–982
11. Stanganelli I, Rafanelli S, Bucchi L (1996) Seasonal prevalence of digital epiluminescence microscopy patterns in acquired melanocytic nevi. J Am Acad Dermatol 34:460–464

4.7 Dermatoskopische Identifizierung kleiner, atypischer Melanome

1. Freedberg KA, Geller AC, Miller DR, Lew RA, Koh HK (1999) Screening for malignant melanoma: A cost effectiveness analysis. J Am Acad Dermatol 41:738–745
2. Gebhardt K, Steinert M (2000) Wie das Screening erfolgreich und kostengünstig sein kann. Dt Ärzteblatt 97:A-823–824
3. Goldsmith LA, Koh HK, Bewerse BA et al. (1996) Full proceedings from the National Conference to Develop a National Skin Cancer Agenda. J Am Acad Dermatol 35:748–756
4. Grant-Kels JM, Bason ET, Grin CM (1998) The misdiagnosis of malignant melanoma. J Am Acad Dermatol 40:539–548
5. Grin CM, Kopf AW, Welkovich B, Bart RS, Levenstein MJ (1990) Accuracy in the clinical diagnosis of malignant melanoma. Arch Dermatol 126:763–766
6. Koch SE, Lange JR (2000) Amelanotic melanoma: The great masquerader. J Am Acad Dermatol 42:731–734
7. Kölmel KF (1996) Prävention des malignen Melanoms der Haut. Onkologe 2:428–440
8. Menzies SW, Ingvar C, Crotty, KA, McCarthy WH (1996) Frequency and Morphologic Characteristics of Invasive Melanoma Lacking Specific Surface Microscopic Features. Arch Dermatol 132:1178–1182
9. Neuber H, Lippold A, Hundeiker M (1991) Nichtdiagnostizierbare maligne Melanome. Hautarzt 42:220–222
10. Piepkorn M, Meyer LJ, Goldgar D et al. (1989) The dysplastic melanocytic nevus: A prevalent lesion that correlates poorly with clinical phenotype. J Am Acad Dermatol 20:407–415
11. Rampen FHJ, Casparie-van Velsen IJ, van Huystee BEW, Kiemeney LA, Schouten LJ (1995) False-negative findings in skin cancer and melanoma screening. J Am Acad Dermatol 33:59–63
12. Schmoeckel C, Wagner-Grösser G, Braun-Falco O (1985) Klinische Diagnostik initialer maligner Melanome. Hautarzt 36:558–562
13. Shaw HM, McCarthy WH (1992) Small-diameter malignant melanoma: A common diagnosis in New South Wales, Australia. J Am Acad Dermatol 27:679–682

4.8 Melanommetastasen

1. Ackerman AB, Maize JC (1987) Pigmented lesions of the skin. Lea & Febiger, Philadelphia
2. Altmeyer P (1996) Pitfalls in the diagnosis of pigmented skin tumors. In: Altmeyer P, Hoffmann K, Stücker M (eds) Skin cancer and UV-radiation. Springer, Berlin Heidelberg New York, pp 971–982
3. Argenziano G, Fabbrocini G, De Giorgio V, Delfino M (1999) Epiluminescence microscopy: criteria of cutaneous melanoma progression. J Am Acad Dermatol 37:68–74
4. Christophers E, Sterry W, Schubert C, Bräuer H (1987) Elementa dermatologica. Eukerdruck, Marburg
5. Conley J (1990) Melanoma of the head and neck. Thieme, Stuttgart New York

6. Garbe C, Schaumburg-Lever G (1997) Klinik und Histologie des malignen Melanoms. In: Garbe C, Dummer R, Kaufmann R, Tilgen W (Hrsg) Dermatologische Onkologie. Springer, Berlin Heidelberg New York, S 247–270
7. Hauschild A (1997) Adjuvante Therapie des Melanoms. In: Garbe C, Dummer R, Kaufmann R, Tilgen W (Hrsg) Dermatologische Onkologie. Springer, Berlin Heidelberg New York, S 352–357
8. Hoffmann K, Eckert L, Tölg S et al. (1998) Verfahren und Anordnung zur Analyse der Beschaffenheit einer Oberfläche. Patentnr.: 19725633, Anmeldenr.: 5342872, Aktenzeichen 19725633, S 3–52
9. Hundeiker M (1990) Entwicklung und Früherkennung der malignen Melanome. In: AG für Krebsbekämpfung Nordrhein-Westfalen (Hrsg). Kampf dem Krebs. Schürmann & Klagges, Bochum, S 37–47
10. Kaserer C, Koller J (1991) Epidermotrope Melanommetastasen. In: Waclawiczek HW, Gebhart W, Manfreda D, Schlag P (Hrsg) Das maligne Melanom. Springer, Berlin Heidelberg New York, S 169–172
11. Kenet RO, Kang S, Kenet BJ et al. (1993) Clinical diagnosis of pigmented lesions using digital epiluminescence microscopy. Grading protocol and atlas. Arch Dermatol 129:157–174
12. Kornberg R, Harrts M, Ackerman AB (1978) Epidermotropically metastatic malignant melanoma. Arch Derm 114:67–69
13. Kreusch J, Rassner G (1991) Auflichtmikroskopie pigmentierter Hauttumoren. Thieme, Stuttgart New York
14. Kuhn A, Mahrle G (1992) Problemfälle bei der histologischen Diagnostik melanozytärer Hauttumoren. In: Burg G, Hartmann AA, Konz B (Hrsg) Onkologische Dermatologie. Springer, Berlin Heidelberg New York, S 85–88
15. McGovern VJ (1976) Metastatic melanoma. In: McGovern VJ (ed) Malignant melanoma. Wiley Medical Publication, New York London Sydney Toronto, pp 15–120
16. Menzies SW, Ingvar C, McCarthy WH (1996) A sensitivity and specificity analysis of the surface microscopy features of invasive melanoma. Melanoma Res 6:55–62
17. Menzies SW, Crotty KA, Ingvar C, McCarthy WH (1996) An atlas of surface microscopy of pigmented lesions. McGraw-Hill, Sydney
18. Pang BK, Kossard S (1992) Surface microscopy in the diagnosis of micropapular cutaneous metastatic melanoma. J Am Acad Dermatol 27: 775–776
19. Rongioletti F, Miracco C, Gambini C et al. (1996) Tumor vascularity as a prognostic indicator in intermediate-thickness (0.76–4 mm) cutaneous melanoma. Am J Dermatopathol 18: 474–477
20. Schulz C (1996) Gefäßveränderungen melanozytärer Tumoren in der Auflichtmikroskopie. Zentralbl Haut 167:594
21. Schulz H (1999) Kutane Metastasen maligner Melanome. hautnah derm 15:220–223
22. Schulz H (2000) Epiluminescence microscopy features of cutaneous malignant melanoma metastases. Melanoma Res 10:273–280
23. Schulz H (2001) Auflichtmikroskopische Aspekte initialer kutaner Melanommetastasen. Hautarzt 52:21–25
24. Stolz W, Braun-Falco O, Bilek P, Landthaler M (1993) Farbatlas der Dermatoskopie. Blackwell, Berlin
25. Stolz W, Braun-Falco O, Bilek P et al. (1994) Color atlas of dermatoscopy. Blackwell, Oxford
26. Stücker M, Horstmann I, Röchling A et al. (1996) Differential diagnosis of skin tumors using tumor microcirculation. In: Altmeyer P, Hoffmann K, Stücker M (eds) Skin cancer and UV-radiation. Springer, Berlin Heidelberg New York Tokyo, pp 999–1006
27. Weidner F, Altendorf A, Neumüller G (1981) Metastasierungsmuster. In: Weidner F, Tonak J (Hrsg) Das maligne Melanom der Haut. Perimed, Erlangen, S 75–86

4.9 Pigmentierte Basalzellkarzinome

1. Maloney M, Jones D, Sexton F (1992) Pigmented basal cell carcinoma; investigation of 70 cases. J Am Acad Dermatol 27:74–78
2. Betti R, Gualandri L, Cerri A et al. (1997) Clinical features and histologic pattern analysis of pigmented basal cell carcinomas in an Italian population. J Dermatol 25:691–694
3. Bleehen S (1975) Pigmented basal cell epithelioma. Br J Dermatol 93:361–370
4. Tezuka T, Ohkuma M, Hirose I (1977) Melanosomes of pigmented basal cell epitheliomas. Dermatologica 154:14–22
5. Lao L-M, Kumakiri M, Kiyohara T et al. (2001) Sub-populations of melanocytes in pigmented basal cell carcinoma: a quantitative, ultrastructural investigation. J Cutan Pathol 28:34–43
6. Menzies SW, Westerhoff K, Rabinovitz H et al. (2000) Surface microscopy of pigmented basal cell carcinoma. Arch Dermatol 136:1012–1016
7. Menzies SW, Crotty K, Ingvar C, McCarthy W (1996) An Atlas of Surface Microscopy of Pigmented Skin Lesions. McGraw-Hill, Sydney
8. Menzies SW, Crotty K, McCarthy W (1995) The morphologic criteria of the pseudopod in surface microscopy. Arch Dermatol 131:436–440

4.10 Vaskularisierungsmuster von pigmentierten und nichtpigmentierten Hauttumoren

1. Hundeiker M (1972) Zur Darstellung der Gefäßarchitektur der Haut. Arch Derm Forsch 245:163–169
2. Hundeiker M, Brehm K (1972) Capillararchitektur im Basaliom. Hautarzt 23:169–171
3. Kreusch J, Rassner G (1991) Auflichtmikroskopie pigmentierter Hauttumoren. Ein Bildatlas. Thieme, Stuttgart New York, pp 86–87
4. Kreusch J, Koch F (1996) Auflichtmikroskopische Charakterisierung von Gefäßmustern in Hauttumoren. Hautarzt 47:264–272
5. Maricq HR (1992) Capillary abnormalities, Raynaud's phenomenon, and systemic sclerosis in patients with localized scleroderma. Arch Dermatol 128:630–632
6. Moretti G, Ellis RA, Mescon H (1959) Vascular patterns in the face. J Invest Dermatol 33:103–112
7. Müller O (1922) Die Kapillaren der menschlichen Körperoberfläche in gesunden und kranken Tagen. Enke, Stuttgart
8. Schulz H (1992) Angiektatische Strukturelemente benigner und maligner Pigmentzelltumore in der Auflichtmikroskopie. Akt Dermatol 18:295–298
9. Srivastava A, Laidler P, Hughes L, Woodcock J, Shedden EJ (1986) Neovascularization in human cutaneous melanoma: A quantitative morphological and Doppler ultrasound study. Eur J Canc Clin Oncol 22:1205–1209
10. Stolz W, Braun-Falco O, Bilek P, Landthaler M (1993) Farbatlas der Dermatoskopie. Blackwell, Berlin, pp 39–86

Kapitel 5: Histologisches Korrelat dermatoskopischer Bilder

5.1 Grundlagen

1. Pehamberger H, Steiner A, Wolff K (1987) In vivo epiluminescence microscopy of pigmented skin lesions. I. Pattern analysis of pigmented skin lesions. J Am Acad Dermatol 17:571–583
2. Steiner A, Pehamberger H, Wolff K (1987) In vivo epiluminescence of pigmented skin lesions. II. Diagnosis of small pigmented skin lesions and early detection of malignant melanoma. J Am Acad Dermatol 17:584–591
3. Kreusch J, Rassner G, Trahn C, Pietsch-Breitfeld B, Henke D, Selbmann HK (1992) Epiluminescent microscopy: A score of morphological features to identify malignant melanoma. Pigm Cell Res S2:295–298
4. Pehamberger H, Binder M, Steiner A, Wolff K (1993) In vivo epiluminescence microscopy: Improvement of early diagnosis of melanoma. J Invest Dermatol 100:356–362
5. Steiner A, Binder M, Schemper M, Wolff K, Pehamberger H (1993) Statistical evaluation of epiluminescence microscopy criteria for melanocytic pigmented skin lesions. J Am Acad Dermatol 29:581–588
6. Nilles M, Boedeker RH, Schill WB (1994) Surface microscopy of naevi and melanomas: Clues to melanoma. Br J Dermatol 130:349–355
7. Stolz W, Braun-Falco O, Bilek P, Landthaler M, Cognetta AB (1994) Color atlas of dermatoscopy. Blackwell Science Ltd., Berlin
8. Stolz W, Riemann A, Cognetta AB et al. (1994) ABCD-rule of dermatoscopy: A new practical method for early recognition of malignant melanoma. Eur J Dermatol 7:521–528
9. Soyer HP, Smolle J, Leitinger G, Rieger E, Kerl H (1995) Diagnostic reliability of dermoscopic criteria for detecting malignant melanoma. Dermatology 190:25–30
10. Saida T, Oguchi S, Ishihara Y (1995) In vivo observation of magnified features of pigmented lesions on volar skin using video macroscope: Usefulness of epiluminescence techniques in clinical diagnosis. Arch Dermatol 131:298–304
11. Stanganelli I, Burroni M, Rafanelli S, Bucchi L (1995) Intraobserver agreement in interpretation of digital epiluminescence microscopy. J Am Acad Dermatol 33:584–589
12. Menzies SW, Ingvar C, Crotty KA, McCarthy WH (1996) Frequency and morphologic characteristics of invasive melanomas lacking specific surface microscopic features. Arch Dermatol 132:1178–1182
13. Mayer J (1997) Systematic review of the diagnostic accuracy of dermatoscopy in detecting malignant melanoma. Med J Aust 167:206–210
14. Soyer HP, Smolle J, Hödl S, Pachernegg H, Kerl H (1989) Surface microscopy: A new approach to the diagnosis of cutaneous pigmented tumors. Am J Dermatopathol 11:1–11
15. Yadav S, Vossaert KA, Kopf AW, Silverman M, Grin-Jorgensen C (1993) Histopathologic correlates of structures seen on dermoscopy (epiluminescence microscopy). Am J Dermatopathol 15:297–305
16. Guillod J, Skaria A, Salomon D, Saurat J-H (1997) Epiluminescence videomicroscopy: Black dots and brown globules revisited by stripping the stratum corneum. J Am Acad Dermatol 36:371–377
17. Provost N, Kopf AW, Rabinovitz HS, Toussaint S, Kamino HH (1997) Globulelike dermoscopic structures in pigmented seborrheic keratosis. Arch Dermatol 133:540–541

18. Soyer HP, Kenet RO, Wolf IH, Kenet BJ, Cerroni L (2000) Clinicopathologic correlation of pigmented skin lesions using dermoscopy. Eur J Dermatol 10:22–28
19. Fritsch P, Pechlaner R (1981) Differentiation of benign from malignant melanocytic lesions using incident light microscopy. In: Ackerman AB (ed) Pathology of malignant melanoma. Masson Publishing, New York, pp 301–312
20. Krischer J, Skaria A, Guillod J, Lemonnier E, Salomon D, Braun R et al. (1987) Epiluminescence light microscopy of melanocytic lesions after dermoepidermal split. Dermatology 195: 108–111
21. Cohen LM, Bennion SD, Johnson TW, Golitz LE (1997) Hypermelanotic nevus: Clinical, histopathologic, and ultrastructural features in 316 cases. Am J Dermatopathol 19:23–30
22. Kreusch J, Koch F (1996) Auflichtmikroskopische Charakterisierung von Gefäßmustern in Hauttumoren. Hautarzt 47:264–272
23. Argenziano G, Scalvenzi M, Staibano S, Brunetti B, Piccolo D, Delfino M, De Rosa G, Soyer HP (1999) Dermatoscopic pitfalls in differentiating pigmented Spitz naevi from cutaneous melanomas. Br J Dermatol 141:788–793
24. Argenziano G, Fabbrocini G, Carli P, De Giorgi V, Delfino M (1997) Epiluminescence microscopy: Criteria of cutaneous melanoma progression. J Am Acad Dermatol 37:68–74

5.2 Fallbeispiele melanozytärer Hautveränderungen

1. Argenziano G, Fabbrocini G, Carli P et al. (1999) Clinical and dermatoscopic criteria for the preoperative evaluation of cutaneous melanoma thickness. J Am Acad Dermatol 40:61–68
2. Argenziano G, Scalvenzi M, Staibano S et al. (1999) Dermatoscopic pitfalls in differentiating pigmented Spitz naevi from cutaneous melanomas. Brit J Dermatol 141:788–793
3. Ascierto PA, Palmieri G, Celentano E et al. (2000) Sensitivity and specificity of epiluminescence microscopy: evaluation on a sample of 2731 excised cutaneous pigmented lesions. Brit J Dermatol 142:893–898
4. Cerroni L, Kerl H (2001) Tutorial on melanocytic lesions. Am J Dermatopathol 23:237–241
5. Cohen LM, Bennion SD, Johnson TW, Golitz LE (1997) Hypermelanotic nevus: clinical, histopathologic, and ultrastructural features in 316 cases. Am J Dermatopathol 19:23–30
6. Farmer ER, Gonin R, Hanna MP (1996) Discordance in the histopathologic diagnosis of melanoma and melanocytic nevi between expert pathologists. Hum Pathol 27:528–531
7. Fritsch P, Pechlaner R (1981) Differentiation of benign from malignant melanocytic lesions using incident light microscopy. In: Ackerman AB (ed) Pathology of malignant melanoma. Masson, New York, pp 301–312
8. Guillod JF, Skaria AM, Salomon D, Saurat JH (1997) Epiluminescence videomicroscopy: black dots and brown globules revisited by stripping the stratum corneum. J Am Acad Dermatol 36:371–377
9. Kreusch J, Rassner G (1990) Das auflichtmikroskopische Bild lentiginöser Junktionsnävi. Hautarzt 41:274–276
10. Kreusch J, Rassner G (1991) Auflichtmikroskopie pigmentierter Hauttumoren. Thieme, Stuttgart New York
11. Kreusch J, Rassner G (1991) Auflichtmikroskopische Analyse von histologisch unauffälligen und dysplastischen Naevuszellnaevi sowie von Frühmelanomen. In: Meigel W, Lengen W, Schwenzer G (Hrsg) Diagnostik & Therapie maligner Melanome, Diesbach Berlin, S 47–51
12. Menzies SW (1999) Automated epiluminescence microscopy: Human vs machine in the diagnosis of melanoma. Arch Dermatol 135:1538–1540
13. Pehamberger H, Steiner A, Wolff K (1987) In vivo epiluminescence microscopy of pigmented skin lesion. I. Pattern analysis of pigmented skin lesions. J Am Acad Dermatol 17:571–583
14. Schulz Ch, Stücker M, Schulz H, Altmeyer P, Hoffmann K (1999) Korrelation auflichtmikroskopischer Charakteristika maligner Melanome mit den Tumor-Invasionsstufen nach Clark. Hautarzt 50:785–790
15. Schulz H (1994) Maligne Melanome in der Auflichtmikroskopie. Hautarzt 45:15–19
16. Soyer HP, Argenziano G, Chimenti S, Ruocco V (2002) Dermoscopy of pigmented lesions (Part I). J Am Acad Dermatol, in press
17. Soyer HP, Argenziano G, Chimenti S, Ruocco V (2002) Dermoscopy of pigmented lesions (Part II). J Am Acad Dermatol, in press
18. Soyer HP, Smolle J, Kresbach H et al. (1988) Zur Auflichtmikroskopie von Pigmenttumoren der Haut. Hautarzt 39:223–227
19. Stolz W, Riemann A, Cognetta AB et al. (1994) ABCD rule of dermatoscopy: a new practical method for early recognition of malignant melanoma. Eur J Dermatol 4:521–527
20. Tronnier M, Garbe C, Bröcker EB et al. (1997) Standards der histopathologischen Diagnose maligner Melanome. Hautarzt 48:720–729
21. Yadav S, Vossaert KA, Kopf AW et al. (1993) Histopathologic correlates of structures seen on dermoscopy (epiluminescence microscopy). Am J Dermatopathol 15:297–305

5.3 Vereinfachte und sichere Diagnose

1. Pehamberger H, Steiner A, Wolff K (1987) In vivo epiluminescence microscopy of pigmented skin lesions. I. Pattern analysis of pigmented skin lesions. J Am Acad Dermatol 17:571–583
2. Steiner A, Pehamberger H, Wolff K (1987) In vivo epiluminescence microscopy of pigmented skin lesions. II. Diagnosis of small pigmented skin lesions and early detection of malignant melanoma. J Am Acad Dermatol 17:584–591
3. Kopf AW, Salopek TG, Slade J et al. (1995) Techniques of cutaneous examination for the detection of skin cancer. Cancer 75:684–690
4. Mayer J (1997) Systematic review of the diagnostic accuracy of dermatoscopy in detecting malignant melanoma. Med J Aust 167:206–210
5. Menzies SW, Westerhoff K, Rabinovitz H et al. (2000) Surface microscopy of pigmented basal cell carcinoma. Arch Dermatol 136:1012–1016
6. Yadav S, Vossaert KA, Kopf AW et al. (1993) Histopathologic correlates of structures seen on dermoscopy (epiluminescence microscopy). Am J Dermatopathol 15:297–305
7. Soyer HP, Kenet RO, Wolf IH et al. (2000) Clinicopathological correlation of pigmented skin lesions using dermoscopy. Eur J Dermatol 10: 22–28
8. Clemente C, Cook M, Ruiter D, Mihm MC Jr. (2001) For and on behalf of The World Health Organization Melanoma Programme. Histopathologic diagnosis of melanoma. WHO Melanoma Programme Grafiche Rekord, Trezzano S.N., Milano, Italy, p 5
9. Piccolo D, Smolle J, Argenziano G et al. (2000) Teledermoscopy – results of a multicentre study on 43 pigmented skin lesions. J Telemed Telecare 6:132–137

Kapitel 6: Differenzierung von melanozytären und nicht-melanozytären Hauttumoren

6.1 Differenzierung nach Krensch

1. Anderson RR, Parrish JA (1981) The Optics of Human Skin. J Invest Dermatol 77:13–19
2. Argenziano G, Fabbrocini G, Carli P, De Giorgi V, Sammarco E, Delfino M (1998) Epiluminescence microscopy for the diagnosis of doubtful melanocytic skin lesions. Comparison of the ABCD rule of dermatoscopy and a new 7-point check list based on pattern analysis. Arch Dermatol 134:1563–1570
3. Dal Pozzo V, Benelli C, Roscetti E (1999) The seven features for melanoma: a new dermoscopic algorithm for the diagnosis of malignant melanoma. Eur J Dermatol 9:303–308
4. Fritsch P, Pechlaner R (1981) Differentiation of benign from malignant melanocytic lesions using incident light microscopy. In: Ackerman AB (eds) Pathology of malignant melanoma, Masson Publication, New York, pp 301–312
5. Haas N (1988) Mikrotopographie der Hautoberfläche und des Pigmentnetzes. Ärztl Kosmetol 18:137–144
6. Kreusch J, Rassner G (1991) Standardisierte auflichtmikroskopische Unterscheidung melanozytischer und nichtmelanozytischer Pigmentmale. Hautarzt 42:77–83
7. Kreusch J, Rassner G (1991) Auflichtmikroskopie pigmentierter Hauttumoren. Thieme, Stuttgart New York
8. Kreusch J, Koch F (1996) Auflichtmikroskopische Charakterisierung von Gefäßmustern in Hauttumoren. Hautarzt 47:264–272
9. MacKie RM (1972) Cutaneous microscopy in vivo as an aid to preoperative assessment of pigmented lesions of the skin. Br J Plast Surg 25:123–129
10. Menzies SW, Ingvar C, Crotty KA, McCarthy WH (1996) Frequency and morphologic characteristics of invasive melanomas lacking specific surface microscopic features. Arch Dermatol 132:1178–1182
11. Menzies SW, Westerhoff K, Rabinovitz H et al. (2000) Surface microscopy of pigmented basal cell carcinoma. Arch Dermatol 136:1012–1016
12. Pehamberger H, Steiner A, Wolff K (1987) In vivo epiluminescence microscopy of pigmented skin lesions. I. Pattern analysis of pigmented skin lesions. J Am Acad Dermatol 17:571–583
13. Plewig G (1976) Pigmentierte Zysten. Hautarzt 27:340–343
14. Saphier J (1921) Die Dermatoskopie. II. Mitteilung. Arch Derm Syph 132:69–86
15. Soyer HP, Smolle J, Hödl S, Pachernegg H, Kerl H (1989) Surface microscopy. A new approach to the diagnosis of cutaneous pigmented tumors. Am J Dermatopathol 11:1–10
16. Soyer HP, Smolle J, Kresbach H et al. (1988) Zur Auflichtmikroskopie von Pigmenttumoren der Haut. Hautarzt 39:223–227
17. Steiner A, Pehamberger H, Wolff K (1987) In vivo epiluminescence microscopy of pigmented skin lesions. II. Diagnosis of small pigmented skin lesions and early detection of malignant melanoma. J Am Acad Dermatol 17:584–591
18. Stolz W, Riemann A, Cognetta AB et al. (1994) ABCD rule of dermatoscopy: a new practical method for early recognition of malignant melanoma. Eur J Dermatol 4:521–527
19. Unna PG (1893) Die Diaskopie der Hautkrankheiten. Berl Klin Wochenschr 42:1016–1021

20. Yadav S, Vossaert KA, Kopf AW, Silverman M, Grin-Jorgensen C (1993) Histopathologic correlates of structures seen on dermoscopy (epiluminescence microscopy). Am J Dermatopathol 15:297–305

6.2 Differenzierung nach Stolz

1. Kreusch J, Rassner G (1991) Auflichtmikroskopie pigmentierter Hauttumoren. Thieme, Stuttgart New York
2. Menzies SW, Westerhoff K, Rabinovitz H et al. (2000) Surface microscopy of pigmented basal cell carcinoma. Arch Dermatol 136:1012–1016
3. Nachbar F, Stolz W, Merkle T et al. (1994) The ABCD rule of dermatoscopy. High prospective value in the diagnosis of doubtful melanocytic skin lesions. J Am Acad Dermatol 30:551–559
4. Soyer HP, Argenziano G, Chimenti S et al. (2001) Dermoscopy of pigmented skin lesions. An atlas based on the Consensus Net Meeting on Dermoscopy 2000. Edra, Milan
5. Stolz W, Braun-Falco O, Bilek P, Landthaler M (1993) Farbatlas der Dermatoskopie. Blackwell, Berlin
6. Stolz W und die Mitglieder des DermoGenius®-Teams (2000) Konventionelle und computerunterstützte Dermatoskopie pigmentierter Hautveränderungen. Das Kompendium. Linos AG, München

Kapitel 7: Diagnostische Algorithmen bzw. Scores der Dermatoskopie

7.1 Die ABCD-Regel für melanozytäre Hauttumoren

1. Binder M, Kittler H, Steiner A et al. (1999) Revaluation of the ABCD rule for epiluminescence microscopy. J Am Acad Dermatol 40:171–176
2. Feldmann R, Fellenz C, Gschnait F (1998) Die ABCD-Regel der Dermatoskopie: eine Analyse von 500 melanozytären Läsionen. Hautarzt 49:473–476
3. Kittler H, Seltenheim M, Dawid M et al. (1999) Morphologic changes of pigmented skin lesions: a useful extension of the ABCD rule for dermatoscopy. J Am Acad Dermatol 40:558–562
4. Nachbar F, Stolz W, Merkle T et al. (1994) The ABCD rule of dermatoscopy. High prospective value in the diagnosis of doubtful melanocytic skin lesions. J Am Acad Dermatol 30:551–559
5. Rao BK, Marghoob AA, Stolz W et al. (1997) Can early malignant melanoma be differentiated from atypical melanocytic nevi by in vivo techniques?

Part I: Clinical and dermoscopic characteristics. Skin Research and Technology 3:8–14
6. Soyer HP, Argenziano G, Chimenti S et al. (2001) Dermoscopy of pigmented skin lesions. An atlas based on the Consensus Net Meeting on Dermoscopy 2000. Edra, Milan
7. Stolz W, Braun-Falco O, Bilek P, Landthaler M (1993) Farbatlas der Dermatoskopie. Blackwell, Berlin
8. Stolz W, Riemann A, Cognetta AB et al. (1994) ABCD rule of dermatoscopy: a new practical method for early recognition of malignant melanoma. Eur J Dermatol 4:521–527
9. Stolz W und die Mitglieder des DermoGenius®-Teams (2000) Konventionelle und computerunterstützte Dermatoskopie pigmentierter Hautveränderungen. Das Kompendium. Linos AG, München

7.2 Menzies-Score für pigmentierte Hauttumoren

1. Menzies SW, Ingvar C, Crotty K, McCarthy WH (1996) Frequency and morphologic characteristics of invasive melanomas lacking specific surface microscopic features. Arch Dermatol 132:1178–1182
2. Menzies SW, Crotty K, Ingvar C, McCarthy W (1996) An atlas of surface microscopy of pigmented skin lesions. McGraw-Hill, Sydney
3. Westerhoff K, McCarthy WH, Menzies SW (2000) Increase in the sensitivity for melanoma diagnosis by primary care physicians using skin surface microscopy. Br J Dermatol 143:1016–1020
4. Menzies SW, Crotty K, McCarthy WH (1995) The morphologic criteria of the pseudopod in surface microscopy. Arch Dermatol 131:436–440

7.3 7-Point-list für melanozytäre Hauttumoren

1. Cohen D, Sangueza O, Fass E, Stiller M (1993) In vivo cutaneous surface microscopy: revised nomenclature. Int J Dermatol 32:257–258
2. Grin CM, Kopf AW, Welkovich B et al. (1990) Accuracy in the clinical diagnosis of malignant melanoma. Arch Dermatol 126:763–766
3. Miller M, Ackerman AB (1992) How accurate are dermatologists in the diagnosis of melanoma? Degree of accuracy and implications. Arch Dermatol 128:559–560
4. Mayer J (1997) Systematic review of the diagnostic accuracy of dermoscopy in detecting malignant melanoma. Med J Aust 167:206–210
5. Pehamberger H, Steiner A, Wolff K (1987) In vivo epiluminescence microscopy of pigmented

skin lesions. I. Pattern analysis of pigmented skin lesions. J Am Acad Dermatol 17:571–583
6. Steiner A, Pehamberger H, Wolff K (1987) In vivo epiluminescence microscopy of pigmented skin lesions. II. Diagnosis of small pigmented skin lesions and early detection of malignant melanoma. J Am Acad Dermatol 17:584–591
7. Pehamberger H, Binder M, Steiner A, Wolff K (1993) In vivo epiluminescence microscopy: improvement of early diagnosis of melanoma. J Invest Dermatol 100(suppl):356S–362S
8. Steiner A, Binder M, Schemper M et al. (1993) Statistical evaluation of epiluminescence microscopy criteria for melanocytic pigmented skin lesions. J Am Acad Dermatol 29:581–588
9. Bahmer FA, Fritsch P, Kreusch J et al. (1990) Terminology in surface microscopy. J Am Acad Dermatol 23:1159–1162
10. Binder M, Schwarz M, Winkler A et al. (1995) Epiluminescence microscopy: a useful tool for the diagnosis of pigmented skin lesions for formally trained dermatologists. Arch Dermatol 131:286–291
11. Binder M, Puespoeck-Schwarz M, Steiner A, et al. (1997) Epiluminescence microscopy of small pigmented skin lesions: short-term formal training improves the diagnostic performance of dermatologists. J Am Acad Dermatol 36: 197–202
12. Stolz W, Riemann A, Cognetta AB et al. (1994) ABCD rule of dermatoscopy: a new practical method for early recognition of malignant melanoma. Eur J Dermatol 4:521–527
13. Nachbar F, Stolz W, Merkle T et al. (1994) The ABCD rule of dermatoscopy. J Am Acad Dermatol 30:551–559
14. Stolz W, Braun-Falco O, Bilek P et al. (eds) (1994) Color atlas of dermatoscopy. Blackwell, Oxford
15. NIH Consensus conference (1992) Diagnosis and treatment of early melanoma. JAMA 268: 1314–1319
16. Soyer HP, Smolle J, Leitinger G et al. (1995) Diagnostic reliability of dermoscopic criteria for detecting malignant melanoma. Dermatology 190:25–30
17. Soyer HP, Smolle J, Hodl S et al. (1989) Surface Microscopy: a new approach to the diagnosis of cutaneous pigmented tumors. Am J Dermatopathol 11:1–10
18. Yadav S, Vossaert KA, Kopf AW et al. (1993) Histopathologic correlates of structures seen on dermoscopy (epiluminescence microscopy). Am J Dermatopathol 15:297–305
19. Argenziano G, Fabbrocini G, Carli P et al. (1997) Epiluminescence microscopy: criteria of cutaneous melanoma progression. J Am Acad Dermatol 37:68–74
20. Menzies SW, Crotty KA, Ingvar C et al. (eds) (1996) An atlas of surface microscopy of pigmented skin lesions. McGraw-Hill, Sydney
21. Kreusch J, Rassner G (1991) Auflichtmikroskopie pigmentierter Hauttumoren. Thieme, Stuttgart
22. Menzies SW, Ingvar C, McCarthy WH (1996) A sensitivity and specificity analysis of the surface microscopy features of invasive melanoma. Melanoma Res 6:55–62
23. Kreusch JF, Koch F (1997) Vascular structures are an important feature for diagnosis of melanoma and other skin tumors by incident light microscopy. Melanoma Res 7:S38
24. Menzies SW, Crotty KA, McCarthy WH (1995) The morphologic criteria of the pseudopod in surface microscopy. Arch Dermatol 131:436–440
25. Kenet RO, Kang S, Kenet BJ et al. (1993) Clinical diagnosis of pigmented lesions using digital epiluminescence microscopy: grading protocol and atlas. Arch Dermatol 129:157–174
26. Steiner A, Pehamberger H, Binder M, Wolff K (1992) Pigmented Spitz nevi: improvement of the diagnostic accuracy by epiluminescence microscopy. J Am Acad Dermatol 27:697–701
27. Rao BK, Marghoob AA, Stolz W et al. (1997) Can early malignant melanoma be differentiated from atypical melanocytic nevi by in vivo techniques? Skin Res Tech 3:8–14
28. Argenziano G, Fabbrocini G, Carli P, De-Giorgi V, Sammarco E, Delfino M (1998) Epiluminescence microscopy for the diagnosis of doubtful melanocytic skin lesions. Comparison of the ABCD rule of dermatoscopy and a new 7-point checklist based on pattern analysis. Arch Dermatol 134:1563–1570

7.4 Vereinfachte ABC-Regel für melanozytäre Hauttumoren

1. Argenziano G, Fabbrocini G, Carli P et al. (1998) Epiluminescence microscopy for the diagnosis of doubtful melanocytic skin lesions – Comparison of the ABCD rule of dermatoscopy and a new 7-Point checklist based on pattern analysis. Arch Dermatol 134:1563–1570
2. Binder M, Steiner A, Schwarz M et al. (1994) Application of an artificial neural network in epiluminescence microscopy pattern analysis of pigmented skin lesions: a pilot study. Br J Dermatol 130:460–465
3. Blum A, Hofmann-Wellenhof R, Steins A et al. (2000) Anamnestische Angaben von Patienten verbessern die dermatoskopische Diagnose von melanozytären Hauttumoren. H + G 75:II
4. Breslow A (1970) Thickness, cross-sectional areas and depth of invasion in the prognosis of cutaneous melanoma. Ann Surg 172:902–908

5. Dal Pozzo V, Benelli C, Roscetti E (1999) The seven features for melanoma: a new dermoscopic algorithm for the diagnosis of malignant melanoma. Eur J Dermatol 9:303–308
6. Grant Kels JM, Bason ET, Grin CM (1999) The misdiagnosis of malignant melanoma. J Am Acad Dermatol 40:539–548
7. Kittler H, Seltenheim M, Dawid M et al. (1999) Morphologic changes of pigmented skin lesions: A useful extension of the ABCD rule for dermatoscopy. J Am Acad Dermatol 40:558–562
8. Mayer J (1997) Systematic review of the diagnostic accuracy of dermatoscopy in detecting malignant melanoma. Med J Aust 167:206–210
9. Menzies SW, Crotty KA, Ingvar C, McCarthy WH (1996) An atlas of surface microscopy of pigmented skin lesions. McGraw-Hill, Sydney New York London
10. Menzies SW, Ingvar C, Crotty KA, McCarthy WH (1996) Frequency and morphologic characteristics of invasive melanomas lacking specific surface microscopic features. Arch Dermatol 132:1178–1182
11. Menzies SW, Ingvar C, McCarthy WH (1996) A sensitivity and specificity analysis of the surface microscopy features of invasive melanoma. Melanoma Res 6:55–62
12. Miller M, Ackerman AB (1992) How accurate are dermatologists in the diagnosis of melanoma? Degree of accuracy and implications. Arch Dermatol 128:559–560
13. Nachbar F, Stolz W, Merkle T et al. (1994) The ABCD rule of dermatoscopy. High prospective value in the diagnosis of doubtful melanocytic skin lesions. J Am Acad Dermatol 30:551–559
14. Pehamberger H, Binder M, Steiner A, Wolff K (1993) In vivo epiluminescence microscopy: improvement of early diagnosis of melanoma. J Invest Dermatol 100:356S–362S
15. Pehamberger H, Steiner A, Wolff K (1987) In vivo epiluminescence microscopy of pigmented skin lesions. I. Pattern analysis of pigmented skin lesions. J Am Acad Dermatol 17:571–583
16. Steiner A, Pehamberger H, Wolff K (1987) In vivo epiluminescence microscopy of pigmented skin lesions. II. Diagnosis of small pigmented skin lesions and early detection of malignant melanoma. J Am Acad Dermatol 17:584–591
17. Stolz W, Braun-Falco O, Bilek P, Landthaler M (1993) Farbatlas der Dermatoskopie. Blackwell, Berlin
18. Stolz W, Riemann A, Cognetta AB et al. (1994) ABCD rule of dermatoscopy: a new practical method for early recognition of malignant melanoma. Eur J Dermatol 4:521–527
19. Wolf IH, Smolle J, Soyer HP, Kerl H (1998) Sensitivity in the clinical diagnosis of malignant melanoma. Melanoma Res 8:425–429

Kapitel 8: Muster benigner melanozytärer Nävi im Verlauf

1. Elder D (1989) Human melanocytic neoplasms and their ethiologic relationship with sunlight. J Invest Dermatol 92:297S–303S
2. Elwood JM (1993) Recent developments in melanoma epidemiology. Melanoma Res 3:149–156
3. Elwood JM, Koh HK (1994) Etiology, epidemiology, risk factors, and public health issues of melanoma. Curr Opin Oncol 6:179–187
4. Koh HK, Lew RA, Prout MN (1989) Screening for melanoma/skin cancer: theoretic and practical considerations. J Am Acad Dermatol 20: 159–172
5. Koh HK, Geller AC, Miller DR, Lew RA (1995) The early detection of and screening for melanoma. International status. Cancer 75:674–683
6. Breslow A (1970) Thickness, cross-sectional areas and depth of invasion of cutaneous melanoma. Ann Surgery 172:902–908
7. Clark WH, From L, Bernardino EA, Mihm MC (1969) The histogenesis and biologic behavior of primary human malignant melanomas of the skin. Cancer Res 29:705–726
8. MacKie RM (1971) An aid to the preoperative assessment of pigmented lesions of the skin. Br J Dermatol 85:232–238
9. Binder M, Schwarz M, Winkler A et al. (1995) Epiluminescence microscopy. A useful tool for the diagnosis of pigmented skin lesions for formally trained dermatologists. Arch Dermatol 131:286–291
10. Pehamberger H, Steiner A, Wolff K (1987) In vivo epiluminescence microscopy of pigmented skin lesions. I. Pattern analysis of pigmented skin lesions. J Am Acad Dermatol 17:571–583
11. Pehamberger H, Binder M, Steiner A, Wolff K (1993) In vivo epiluminescence microscopy: improvement of early diagnosis of melanoma. J Invest Dermatol 100:356S–362S
12. Steiner A, Pehamberger H, Wolff K (1987) In vivo epiluminescence microscopy of pigmented skin lesions. II. Diagnosis of small pigmented skin lesions and early detection of malignant melanoma. J Am Acad Dermatol 17:584–591
13. Stolz W, Braun-Falco O, Bilek P, Landthaler M (1993) Farbatlas der Dermatoskopie. Blackwell, Berlin
14. Stolz W, Landthaler M (1994) Classification, diagnosis and differential diagnosis of malignant melanoma. Chirurg 65:145–152
15. Wolff K, Pehamberger H (1985) Malignes Melanom: Früherkennung und Prognose. Wiener klin Wochensch 97:451–455
16. Wolff K, Binder M, Pehamberger H (1994) Epiluminescence microscopy: a new approach to

the early detection of melanoma. Adv Dermatol 9:45–56
17. Puppin D, Salomon D, Saurat JH (1998) Amplified surface microscopy. J Am Acad Dermatol 28:923–927
18. Argenziano G, Soyer HP, De Giorgi V et al. (2000) Interactive atlas of Dermoscopy. Book and CD-Rom. EDRA
19. Kreusch J, Rassner G (1991) Auflichtmikroskopie pigmentierter Hauttumoren. Thieme, Stuttgart
20. Menzies SW, Crotty KA, Ingvar C, McCarthy WH (1996) An Atlas of surface microscopy of pigmented skin lesions. McGraw-Hill, Sydney
21. Menzies SW, Ingvar C, McCarthy WH (1996) A sensitivity and specificity analysis of the surface microscopy features of invasive melanoma. Melanoma Res 6:55–62
22. Stolz W, Schiffner R, Pillet L et al. (1996) Improvement of monitoring of melanocytic skin lesions with the use of a computerized acquisition and surveillance unit with a skin surface microscopic television camera. J Am Acad Dermatol 35:202–207
23. Kittler H, Pehamberger H, Wolff K, Binder M (2000) Follow-up of melanocytic skin lesions with digital epiluminescence microscopy: patterns of modifications observed in early melanoma, atypical nevi, and common nevi. J Am Acad Dermatol 43:467–476
24. Kittler H, Seltenheim M, Dawid M et al. (2000) Frequency and characteristics of enlarging common melanocytic nevi. Arch Dermatol 136: 316–320
25. Braun RP, Lemonnier E, Guillod J et al. (1998) Two types of pattern modification detected on the follow-up of benign melanocytic skin lesions by digitized epiluminescence microscopy. Melanoma Res 8:431–437
26. Yadav S, Vossaert KA, Kopf AW et al. (1993) Histopathologic correlates of structures seen on dermoscopy (epiluminescence microscopy). Am J Dermatopathol 15:297–305
27. Soyer HP, Kerl H (1993) Microscopie de surface des tumeurs cutanees pigmentées. Ann Dermatol Venereol 120:15–20
28. Soyer HP, Kenet RO, Wolf IH et al. (2000) Clinicopathological correlation of pigmented skin lesions using dermoscopy. Eur J Dermatol 10:22–28
29. Kenet RO, Kang S, Kenet BJ et al. (1993) Clinical diagnosis of pigmented lesions using digital epiluminescence microscopy. Grading protocol and atlas. Arch Dermatol 129:157–174
30. Guillod JF, Skaria AM, Salomon D, Saurat JH (1997) Epiluminescence videomicroscopy: black dots and brown globules revisited by stripping the stratum corneum. J Am Acad Dermatol 36:371–377
31. Stanganelli I, Rafanelli S, Bucchi L (1996) Seasonal prevalence of digital epiluminescence microscopy patterns in acquired melanocytic nevi. J Am Acad Dermatol 34:460–464
32. Stanganelli I, Bauer P, Bucchi L et al. (1997) Critical effects of intense sun exposure on the expression of epiluminescence microscopy features of acquired melanocytic nevi. Arch Dermatol 133:979–982

Kapitel 9: Automatische Bildanalyse dermatoskopischer Bilder zur Melanomdiagnose

1. Andreassi L, Perotti R, Rubegni P et al. (1999) Digital dermoscopy analysis for the differentiation of atypical nevi and early melanoma: a new quantitative semiology. Arch Dermatol 135:1459–1465
2. Anonymous (1999) Automated Epiluminescence Microscopy: Human vs machine in the diagnosis of melanoma. Arch Dermatol 135:1538–1540
3. Binder M, Kittler H, Seeber A et al. (1998) Epiluminescence microscopy-based classification of pigmented skin lesions using computerised image analysis and an artificial neural network. Melanoma Res 8:261–266
4. Cascinelli N, Ferrario R, Bufalino et al. (1992) Results obtained by using a computerized image analysis system designed as an aid to diagnosis of cutaneous melanoma. Melanoma Res 2: 163–170
5. Cristofolini M, Bauer P, Boi S et al. (1997) Diagnosis of cutaneous melanoma: accuracy of a computerized image analysis system (Skin View). Skin Res Technol 3:23–27
6. Dreiseitl S, Ohno-Machado L, Binder M (2000) Comparing trichotomous tests by three way ROC analysis. Med Decis Making 20:323–331
7. Green A, Martin N, Pfitzner J et al. (1994) Computer image analysis in the diagnosis of melanoma. J Am Acad Dermatol 31:958–964
8. Hall P, Claridge E, Morris Smith J (1995) Computer screening for early detection of melanoma – is there a future? Br J Dermatol 132:325–338
9. Lowe J, Balanda K, Del Mar C et al. (1994) General practitioner response during a public education program to encourage skin examinations. Med J Aust 161:195–198
10. Menzies S, Bischof L, Peden G et al. (1997) Automated instrumentation for the diagnosis of invasive melanoma: Image analysis of oil epiluminescence microscopy. In: Altmeyer P, Hoffman K, Stücker M (eds) Skin Cancer and UV Radiation. Springer, Berlin New York, pp 1064–1070

11. Menzies S, Crook B, McCarthy W et al. (1997) Automated instrumentation for the diagnosis of invasive melanoma. Skin Res Technol 3:200
12. Paine S, Cockburn J, Noy S, Marks R (1994) Early detection of skin cancer. Knowledge, perceptions and practices of general practitioners in Victoria. Med J Aust 161:188–195
13. Schindewolf T, Stolz W, Albert R et al. (1993) Comparison of classification rates for conventional and dermatoscopic images of malignant and benign melanocytic lesions using computerised colour image analysis. Eur J Dermatol 3:299–303
14. Seidenari S, Pellacani G, Giannetti A (1999) Digital videomicroscopy and image analysis with automatic classification for detection of thin melanomas. Melanoma Res 9:163–171
15. Seidenari S, Pellacani G, Pepe P (1998) Digital videomicroscopy improves diagnostic accuracy for melanoma. J Am Acad Dermatol 39:175–181
16. Sober A, Burstein J (1994) Computerized digital image analysis: an aid for melanoma diagnosis. J Dermatol 21:885–890
17. Stoecker W, Moss R (1992) Digital imaging in dermatology. Comput Med Imag Graphics 16: 145–150
18. Stolz W, Schiffner R, Horsch A et al. (1997) The advantage of image analysis for diagnosing and following-up melanocytic lesions. Melanoma Res 7 (suppl):20
19. Weinstock M, Goldstein M, Dube C et al. (1996) Basic skin cancer triage for teaching melanoma detection. J Am Acad Dermatol 34:1063–1066

Kapitel 10: Teledermatologie am Beispiel angewandter Teledermatoskopie

1. Thrall JH, Boland G (1998) Telemedicine in practice. Semin Nucl Med 28:145–157
2. Perednia AD (1997) Fear, loathing, dermatology, and telemedicine. Arch Dermatol 133:151–155
3. Perednia DA, Brown NA (1995) Teledermatology: one application of telemedicine. Bulletin of the Medical Library Association 83:42–47
4. Zelickson BD, Homan L (1997) Teledermatology in the nursing home. Arch Dermatol 133:171–174
5. Argenziano G, Soyer HP (2001) Dermoscopy of pigmented skin lesions – a valuable tool for early diagnosis of melanoma. Lancet Oncology 2:443–449
6. Piccolo D, Smolle J, Wolf IH et al. (1999) Face-to-face diagnosis vs telediagnosis of pigmented skin tumors: a teledermoscopic study. Arch Dermatol 135:1467–1471
7. Piccolo D, Smolle J, Argenziano G et al. (2000) Teledermoscopy – results of a multicentre study on 43 pigmented skin lesions. J Telemed Telecare 6:132–137

Sachverzeichnis

A

Absorption 7
Akren 28 ff.
Akrosyringien 29
Algorithmus, mehrstufiger melanozytärer 99
Ankopplung 7
Areale
– ahornblättrige 58
– grau-blaue 20
– radspeichenartige 57
– stahlblaue 20
– weiße narbenartige 19
Asymmetrie 103
Atlas 2

B

Basalzellkarzinome 57, 61, 97
Baumgefäße 61
Begrenzung 103
Bildanalyse
– automatische 133
– digitale 3 ff.
Bilddokumentation 6
"black dots„ (s. Punkte, schwarze)
Blutgefäße 59
Bowen-Karzinome 96
Brechungsindex 7

C

Computerdermatoskopie 3
Consensus Net Meeting 2
Crista limitans 28

D

Depigmentierung, narbenartige 44
Dermatofibrome 97, 101

Dermatoskop 11
Dermatoskopie, ABCD-Regel 103
Dermatoskopie-Punktwert (DPW) 103
Diagnostik, computergestützte 105
Diaskopie 1
Differenzialstruktur 103
Differenzierung 90
Digitalkamera 12

F

Farbe 103
Farbstoffe, mikrobiellen Ursprungs 32
Farbtöne 8, 90
Fehldiagnosen 85
Fibrose 20
Fleck, zentraler weißer 76
Follikelöffnung 23
– komedoartige 21
Fortbildung 2
Fremdkörper 32
Fresnel-Reflexion 7
Fußflächen 16

G

Gefäßbaum 61
Gefäße 72
Gefäßmuster 59
Gerät 11
Gesichtsbereich 16
Globuli 18, 57, 69
– braune 42

H

Haarnadelgefäße 63
Hämorrhagie 30, 32

Handflächen 16
Hersteller 12
Histiozytome 97
Histologie 67, 78, 85
Hutchinson-Zeichen 34
Hyperpigmentierung
– exzentrische 38
– multifokale (fleckige) 38
– zentrale 37
Hypopigmentierung 20, 72
– multifokale (fleckige) 38
– zentrale 37

I

Inspektion 47
Instrumente 11

J

Junktionszone 8

K

Kapillare 60
Keratinisierung 63
Keratoakanthome 96
Keratose
– aktinische 24, 96
– seborrhoische 63, 64, 74, 96
– solare 63
Kommagefäße 62
Konsensus-Konferenz 2
Kontaktmedizin 7
Kranzgefäße 62

L

Lakunen 21, 75
„lattice-like pattern" 16
Leistenhaut 28

Lentigines seniles 24
Lentigo maligna 23
Lentigo-maligna-Melanom, Gesicht 23
Licht, polarisiertes 7

M

Mamillen, akzessorische 101
Melanom
- akrolentiginöses 30
- subunguales 31
Menzies-Score 107
Metastasen 51
Morbus Bowen 63, 96
Muster
- atypisches 29
- fibrilläres 29
- gitterartiges 29
- homogenes 29
- paralleles 28
Musteranalyse 39

N

Nagel 31
Nagelfälze 60
Nagelveränderung 31
Nävi, atypische 35
Nävus Reed 42
Nester, ovoide 57
Netzmaschen 8
Netzmuster 18
Netzstege 8
Netzstruktur 17

O

Oberflächenstrukturen 16
Öffnungen, pseudofollikuläre 74

P

Papillenspitzen 8
Pigmentierung 71
- ahornblattartige 21, 76
- endogene 91
- exogene 91
Pigmentmuster 92
Pigmentnetz 18, 39, 67
Plattenepithelkarzinom 63
Polarisationsfilter 7
Pseudohornzysten 21, 74
Pseudonetz 16
Pseudopodien 18, 41
7-Punkte-Checkliste 110
Punkte, schwarze („black dots") 19, 43, 69
Punktgefäße 63

R

Reed 19
Reflexion 7
ABC-Regel 117
ABCD-Regel der Dermatoskopie 103
Regression 19, 72
Reteleisten 8

S

Sacculi 55
Schleier 43, 70
- weißer 19
Screening 46
Spindelzellnävus 19, 42
„starburst pattern" 19, 42
Stratum
- corneum 7, 8
- papillare 8
- reticulare 8
Streifen,
- radiale 70
- radiäre 19, 41

Streuung 7
Strukturen, rhomboidale 26
Sulcus superficialis 28

T

Teleangiektasien 21, 58, 59, 60
Teledermatologie 137
Teledermatoskopie 139
Topographie 16
Treffsicherheit, diagnostische 134
Tumoren, subunguale 33
Typ
- globulärer 36
- homogener 36
- retikulärer 35
- -I-Veränderung 129
- -II-Veränderung 129

U

Ultraschall-Kontaktgel 59
Ulzeration 58
Untersuchung 47

V

Vaskularisierungsmuster 59
Verlaufsdokumentation 6
Virusakanthome 96

W

whitish veil 43
World Congress of Dermoscopy 2

Z

Zeitbedarf 48

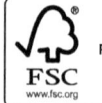

MIX
Papier aus verantwortungsvollen Quellen
Paper from responsible sources
FSC® C105338

If you have any concerns about our products,
you can contact us on
ProductSafety@springernature.com

In case Publisher is established outside the EU,
the EU authorized representative is:
Springer Nature Customer Service Center GmbH
Europaplatz 3, 69115 Heidelberg, Germany

Printed by Libri Plureos GmbH
in Hamburg, Germany